より上手く！より早く！

大圃流ESDセミナー

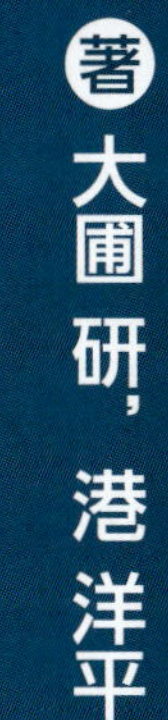

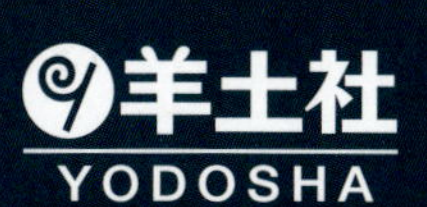

推薦の言葉

～本書は現代版 大圃流『論語』である～

大圃研医師は，若手を代表する内視鏡治療のエキスパートであると同時にトレーニング理論のエキスパートとして，あの“情熱大陸”にも出演した有名な医師であることは周知のことと思います．

“FRIDAY”にも以前“見開き”で掲載されたと聞き，不倫か？暴行か？と，ゲスな勘ぐりをしましたが，彼も当時は独身で不倫とは無縁，また外見とは裏腹に暴力などとは無縁な誠実な医師であり（というより最近知りましたが，学生時代は，私と同じ空手部だったとのこと，同じ空手部でも私のような硬派なタイプと彼のような一見軟派なタイプでだいぶ違います），FRIDAYにはあまり前例がないかと思いますが“内視鏡のエキスパート”ということで紹介され，私の心配は杞憂に終わりました．waveのかかった後ろ髪をなびかせ（？）ESDをしている姿はまるで映画のワンシーンのようであり，マスコミでとり上げられる1つの小さな理由はここにもあるのかもしれません．

話は大分脱線しましたが，そんな大圃医師の弟子達への豊富な指導経験をもとに，また弟子からの切なる希望に答える形で本企画が誕生したとのことです．

『論語』は，孔子と彼の高弟の言行を孔子の死後，弟子達が記録した書物ですが，まだ大圃医師が健在ということを除けば，あたかも，現代版『論語―ESDヴァージョン―』といった感じでしょうか？実際に紙に書いて説明したという何枚ものシェーマに基づき，「第1章 ESDを始める前に」「第2章 知っておきたい！Tips & Tricks」「第3章 Hands On：大圃流ESDの実践（食道，胃，大腸）」の3章構成で“大圃流”を惜しみなく伝授すべく執筆されています．

大圃医師はほとんど誰の指導も受けず，我流で現在の大圃流を完成させたとのことです．したがって，その1つひとつの動作に理由づけと信念をもってやってきており，その理由づけと信念について，本書ではわかりやすくかつ詳細に解説されています．さまざまな制約のもと実際に大圃道場に弟子入りすることは難しい方も，本書を手にし，熟読することで，あたかも大圃道場への弟子入りを擬似体験できることでしょう．

私は大腸ESDに関してはがんセンター流を主軸に，山本博徳先生・豊永高史先生・矢作直久先生など大腸ESDの先駆者の技術を自分なりにブレンドさせていただいて今の形になりつつありますが，これを機会に大圃流もとり入れてみようかと思いました．

本書を通じて，「大圃流ESD」をマスターすることで，ひとりでも多くの内視鏡医が“より上手く！より早く！”ESDがマスターできることを心より祈ります．

私も卒業試験受けさせてもらえますか？大圃先生？（“情熱大陸”より）

2016年9月

国立がん研究センター中央病院　内視鏡科
斎藤　豊

序

ESDは内視鏡治療の1つの術式であり，その術式には多くの流派があると思います．使用するデバイスはもちろんのこと，局注液，スコープ，フードに至るまで，流派なりの理由やこだわりがあるでしょう．どれが正しいという答えはないと思いますが，個人的にはあれこれ流派を混じない，純血主義をお勧めします．すべての手技に一貫した理由付けがあって納得しやすいからです．私は良くも悪くもESDの技術を独学で学び，そのスタイルをつくり上げてきました．ほとんど他の先生の影響を受けていません．ゆえに一般的に言われていることと異なる手技も多々ありますが，その1つひとつに私なりに理由付けと信念をもってやってきました．幸い若輩者なりに後進を育てる機会にも恵まれ，今では当センターを離れて独立して安定した治療成績を上げている先生も少なくありません．私の流儀に大きな間違いはないであろうことの証明ではないかと嬉しく思っています．ただ，これはあくまで私のやり方であり，決してこれが正しいとは限らず，当然押しつけるつもりもありません．理解・納得できたら，よかったら真似してみてください，というだけです．

これまで指導のたびにいつも同じ話や同じような図を書いて説明してきましたが，その走り書きの図をずっと大切に持っている研修生や，それをコピーしている研修生も少なくありませんでした．教え子が増えると，「大圃先生のESDの指導をまとめてほしい」,「教科書のようにまとめた本はないのか」という声も強くなってきました．そんな折に羊土社の鈴木さん，野々村さんより「教育に力を入れている大圃先生の技術を普及させるための本作りをしてみませんか？」という渡りに船の依頼をいただき，挑戦してみることにしました．

この本は少しESDの経験がある初級者から中級者，なかなか上達できない先生達を対象に，3章立てとなっています．私と当センターのトレイニーだった港君との指導のやりとりを記録したものがベースになっています．第1章は，ESDそのものの技術論ではなく，ESDを行う前に取得しておくべき内視鏡操作法についてです．実はここに第2章以降の手技を完成させる基本操作が詰まっています．ESDがうまくできない人は，皆この基本操作ができていないのです．この操作ができるようになってからESDを始めると驚くようなラーニングカーブを描いていきます．興味をもってもらえず読み飛ばされそうな章かと思いますが，しっかり理解してみてください．第2章は一連のESDの手技のなかの細かいコツを集めました．それを積み上げてESDが完成されていきます．どのくらい細かい視野，イメージで操作をしているのか，それを伝えるために動画をたくさん使っています．第3章は第1章，第2章をふまえた実際の症例での操作を，当センターで指導している現場での様子を動画を交えて解説しました．ただの読みもので退屈にならないように少しでも臨場感を伝えられればと思っています．

上達できないことを“センスがない”と片付けるのは簡単なことです．私は“上達できないのは指導者の責任である”と考えています．だから上達できないのはセンスがないのではなく何か理由があるはず，その人ごとの理由をくり返し私なりに解析してきました．上達できない人をできるようにすること，そのための方法を伝えられることが指導であると思います．この本では，私自身が現時点で解析してきた上達するためのコツを，皆さんに少しでも伝えられたらと思っています．

2016年9月

NTT東日本関東病院 内視鏡部
大圃 研

より上手く！ より早く！

大圃流ESDセミナー

contents

【切開・剥離】

【偶発症・その他】

第3章 Hands On：大圃流ESDの実践

大圃 研，港 洋平

動画視聴ページのご案内

動画について

本書内で movie マークのある稿では，本文や図に対応した動画を視聴することができます．

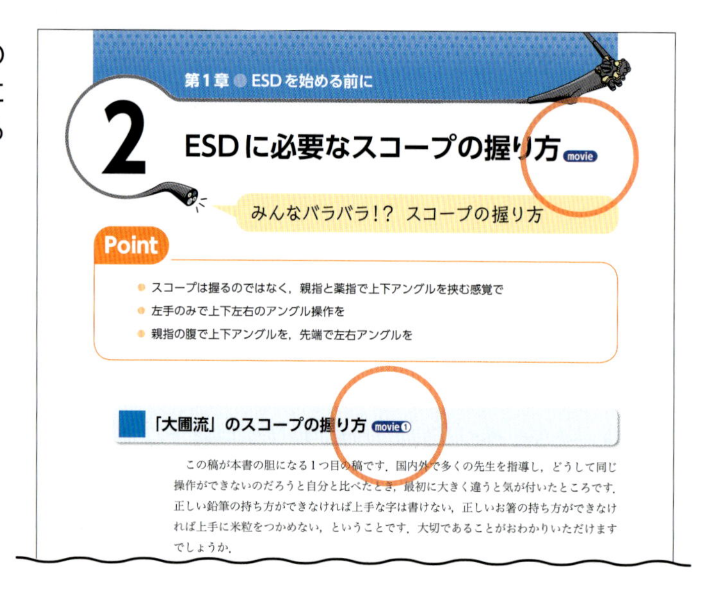

下記の方法でアクセスいただけます

利用手順

1 **羊土社ホームページ**にアクセス（下記URL入力または「羊土社」で検索）

https://www.yodosha.co.jp/

2 **［書籍・雑誌購入特典 利用・登録］ページに移動**

羊土社ホームページのトップページに入り口がございます

3 **書籍・雑誌購入特典等の利用・登録** 欄に下記コードをご入力ください

コード：iwv - auok - chho ※すべて半角アルファベット小文字

4 本書特典ページへのリンクが表示されます

※ 羊土社会員の登録が必要です．2回目以降のご利用の際はコード入力は不要です

※ 羊土社会員の詳細につきましては，羊土社HPをご覧ください

より上手く! より早く!

大圃流 ESDセミナー

1 ESD研修を行う資格とは

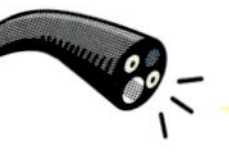

基本がない人は伸び悩む

Point

〈大圃流ESDを始める資格〉

- 全大腸内視鏡検査において以下すべてをクリアしていること
  ：盲腸到達率≧98％，平均挿入時間≦7分，平均総検査時間（挿入時間＋抜去時間）≦20分，（ADR：腫瘍検出率）≧40％以上，ループ形成せずに盲腸まで挿入≧60％，極力すべての病変に対して遠景・中景・近景の写真を撮影できること
- 大腸腫瘍の診断に質の高い内視鏡写真を撮影する技術があること（拡大観察を含めて）

※ADR：adenoma detection rate

1 ESDの開始基準

一般的なESDを開始する基準について皆さんどう思われますか？ いろいろな報告がありますが，大同小異，だいたい似ていますよね．それができてもESDがなかなか上達しない，と思っているからこの本を読んでいるのではないでしょうか．

ESDができる人は開始する基準を満たしていますが，その基準をクリアしていてもESDはできない，というのが本音ではないでしょうか．基準をクリアできる基本操作と，ESDができる基本操作は違うのです．最初からESDが可能な基本操作を念頭に基準をクリアすることが必要です．技術的なゴールはESDであり，開始基準のクリアではないということです．ラーニングカーブの良い先生，センスがあると言われる先生は，無意識だとしても最初からESDまで可能な技術を用いて開始基準をクリアしているのだと思います．

● 胃ESDの開始基準

①上部消化管の内視鏡検査経験が1,000例以上
②確実な狙撃生検ができる
③腫瘍の範囲診断を正確にできる（拡大観察を含めて）
④3病変以上の動物モデルのトレーニング

⑤40例以上の胃ESDの介助経験
⑥ESD剥離面に対する焼灼止血が20例以上

● 食道ESDの開始基準

①30例以上の胃ESD経験
②10例以上の食道ESDの介助経験
③10病変以上の動物モデルのトレーニング

● 大腸ESDの開始基準

①全大腸内視鏡検査をスムーズに行える（500例以上経験）
②質的・量的な診断能を有する（拡大観察を含めて）
③EMR，EPMRを確実に施行できる
④胃ESD経験が30例以上

上記は以前の当センターのESD開始基準です．論文などで報告されているものと相違ないと思います．ただ，正直これはなかなか判断しにくいなと思います．自分たちでも論文[1～3]や学会で報告してきておいてなんですが…だってスムーズに行えるって誰が決めるんでしょうか？ 確実に施行できるって何をもって客観的に判定するのでしょうか？ ESDが上手なレベルの先生はこの基準を満たすことは多いでしょうけど，逆にこれができても全然ESDが上達しない先生がいるというのがわかってきました．どういう先生かというと…，次からの**第1章-2，3**がマスターできていない先生です．**第1章-2，3**ができていない人にESDを教えても全然上手にならないのです．逆に**第1章-2，3**がマスターできていなくても，この基準を満たすことはできるのです．でも，ESDを見据えた基本操作というのは，次稿から解説する**第1章-2，3**に尽きると思っています．その操作ができる人が，基本的な内視鏡操作ができる人であり，ESD研修を開始できる技術的な資格のある先生であると思います．

2 大腸から始めるESDトレーニング

現在当センターでは大腸ESDから導入，その後，胃・食道ESDへと進むようにしています．実際，大腸ESDがある程度できるようになってから胃ESDにTryしてもらうと，ほぼ指導なく胃の中級レベルの病変は切除できます．しかし，胃ESDがある程度できる先生が大腸ESDにTryすると，大腸ESDは初級レベルでも完遂できず，最初から教え直しになってしまいます．胃ESDと大腸ESDと2回教え直しするのは大変なので，最初から教えるのが1回でいいように大腸ESDから始めているというのも本音です．

3 当センターでの開始基準

さて，そうはいっても，何か客観的ESD開始基準がないと，研修する先生のモチベーションも保てません．個人的な好き嫌いでESD開始OKと指示していると思われても困るので…そこで，当センターでは技術的基準をできるだけ客観的な数値目標で掲げています（冒頭の Point ）．

この基準を，次の**第1章-2，3**の操作を用いて行えるようになれば，ESDはあっという間に上達していきます．あえて診断能は含めていませんが，それが重要なのは言うまでもないことです．

また，当センターは検査と処置を同時に行っていますので，それを含めての検査時間であり，この基準をクリアできる頃には，ある程度のEMRなどはできるようになっています．施設によって対象患者層も異なりますから，数値目標はあくまで参考までにと思います．

大腸検査経験数にノルマはありません．大腸検査経験が少なくても Point をクリアしていれば筆者は大腸ESD研修にGoサインを出しています．当センターで大腸検査を開始した先生の大半は1～2年，1,000例未満の経験で Point 基準をクリアしています．そう考えると現実的にはそれほど高いハードルではないと思います．しかし，他施設である程度の大腸内視鏡検査の経験をもってから当院に来た先生のなかにはこれをクリアするのに苦労している先生がいるのも事実です．それは，次の**第1章-2，3**など含めて最初からESDに必要な技術を見据えて日々の内視鏡検査をしてきたかどうか，の差だと思います．この基準はクリアしようと意識するというよりは，自然にクリアできているのが理想です．抜去時間に気をとられると観察がおろそかになってADRが下がりますし，慌てて乱暴に挿入するとループの形成率が上がってしまうでしょう．考えて基準をクリアするより，日々の検査から抜き打ちで100例データを出してみる．ある時基準をパスしているはず，そのときこそ技術的にESD研修開始資格が備わったときと考えています．

そして，胃ESDは大腸ESDを40例経験したらGoサインを出しています．ある程度簡単な大腸ESDは完遂できるレベルであり，大腸ESD40例くらいが目安と考えています．食道ESDに関しては，大腸ESD40例後に動物モデル6病変をノルマにしています．食道は胃と異なり単純な形態の臓器なので，切除のストラテジーはワンパターンです．動物モデルでそのストラテジーを徹底的に理解していると，大腸ESDの技術があれば食道ESDは最初から独力で完遂できます．もちろん各臓器における一般的なESDの知識や見学件数最低30例程度ずつ，ESD介助経験も同等数程度あるのは言わずもがなです．

文　献

1）Ohata K, et al：Usefulness of training using animal models for colorectal endoscopic submucosal dissection: is experience performing gastric ESD really needed? Endosc Int Open, 4：E333-E339, 2016

2）Ohata K,　et al：Effective training system in colorectal endoscopic submucosal dissection. Dig Endosc, 1443-1661, 2012

3）Tsuji Y, et al：An effective training system for endoscopic submucosal dissection of gastric neoplasm. Endoscopy, 43：1033-1038, 2011

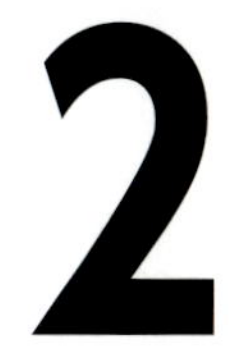

2 ESDに必要なスコープの握り方 movie

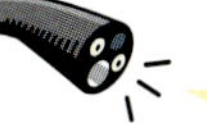

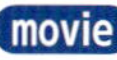

みんなバラバラ!? スコープの握り方

Point

- スコープは握るのではなく，親指と薬指で上下アングルを挟む感覚で
- 左手のみで上下左右のアングル操作を
- 親指の腹で上下アングルを，先端で左右アングルを

「大圃流」のスコープの握り方

この稿が本書の胆になる1つ目の稿です．国内外で多くの先生を指導し，どうして同じ操作ができないのだろうと自分と比べたとき，最初に大きく違うと気が付いたところです．正しい鉛筆の持ち方ができなければ上手な字は書けない，正しいお箸の持ち方ができなければ上手に米粒をつかめない，ということです．大切であることがおわかりいただけますでしょうか．

要は左手1本で上下左右のアングル操作を同時に，自在に行えればいいのであり，それができるならどんな持ち方でもいいかなと思います．筆者らは実際には中指と薬指を利用して左右アングルを回したり，またはアングルをロックしたりしています．

1）薬指と小指でグリップを握らない

薬指は上下左右アングルに常に触れているくらいで，図1a,bのようにグリップを握りしめていることはまずありません．スコープを握るというより，**上下のアングルを親指の腹と中指や薬指で挟んで持っている**，というのが基本的なスコープの握り方だと思います（図1c,d）．持ち手は握るというより，手のひらの上に乗っている感じです．

2）人差し指を吸引に，中指を送気ボタンに movie①

人差し指のみで吸引と送気を操作する先生がいます（図2）．送気と吸引を同時に押すことはESD操作で日常的にあるので，この癖は絶対に直してください．ヨーロッパではかなりの先生がしていて，日本の先生でも時々みかけます．大腸の挿入法で過送気の対策として，その操作法を指南しているのを以前見たことがありますが，ESDにはお勧めできません．

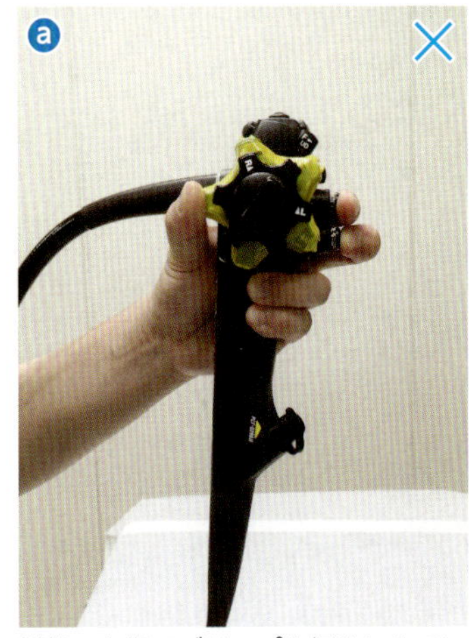

薬指・小指でグリップを握りしめています

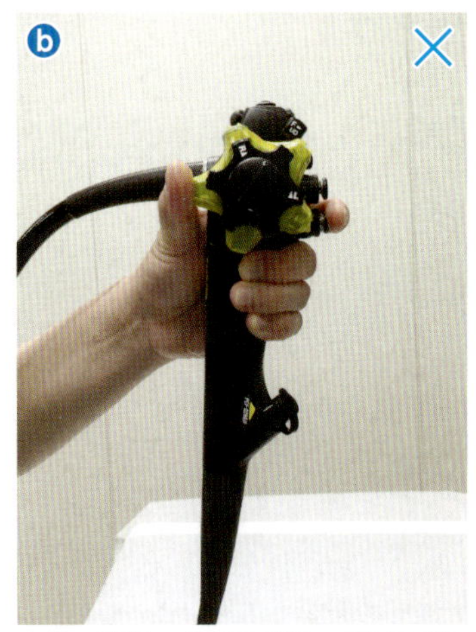

中指・薬指・小指でグリップを握りしめています

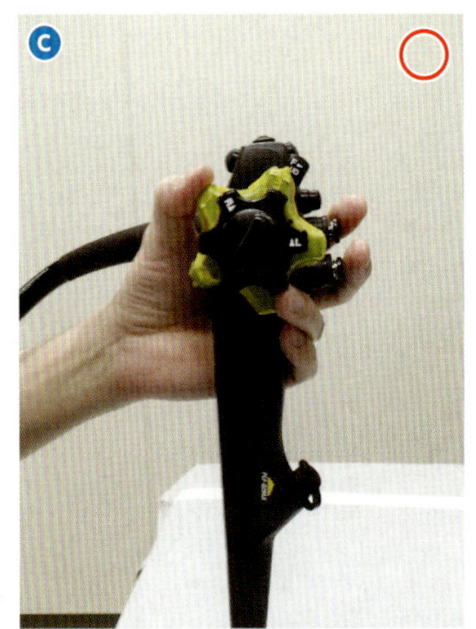

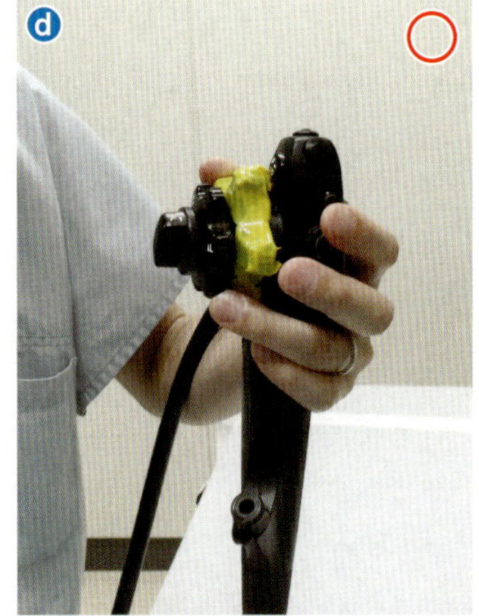

上下アングルを親指と薬指で挟んでアングルノブを持っています

図1　グリップを握り締めない

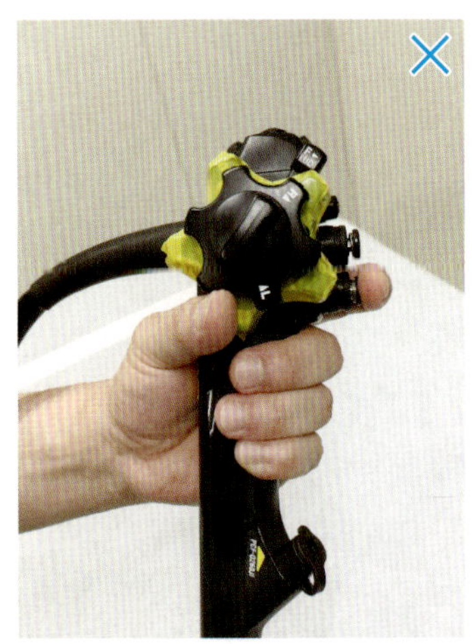

図2　吸引と送気ボタンの押し方（悪い例） movie❶

人差し指のみで送気と吸引を行っています．中指，薬指，小指の3本の指はがっしりグリップを握っています

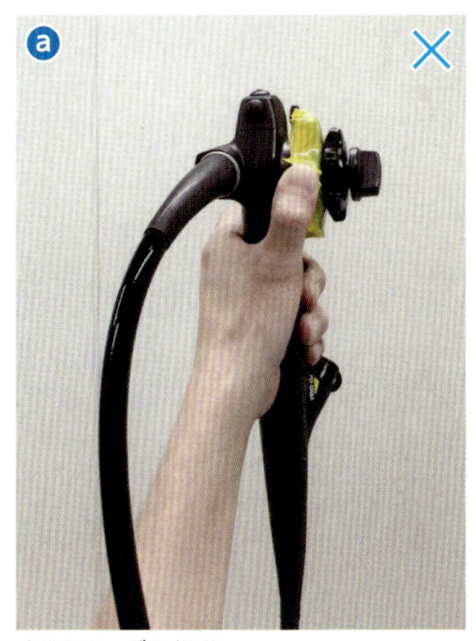

上下アングル操作

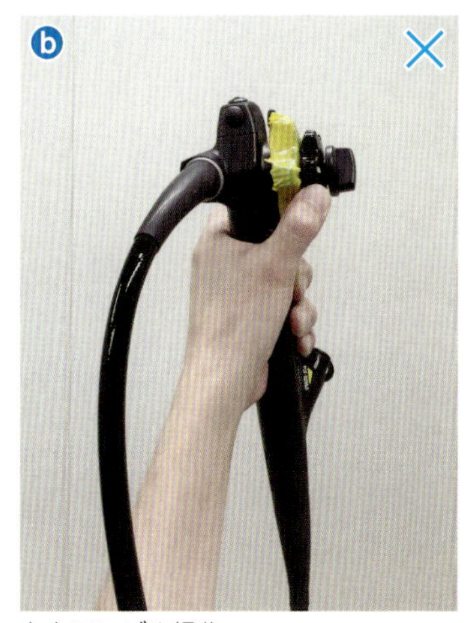

左右アングル操作

図3 お勧めできないアングル操作

親指の先端で上下アングル，左右アングルを別々に操作しています．
左右アングルが不要な時にはそれでいいですが，左右アングルを使用する場合は図4以降の操作が必要です

3）親指の腹で上下アングルを，先端で左右アングルを movie②

上下アングルと左右アングルを完全に分離して動かしている先生がいます（図3）．上下しか動かさないときには親指の先で上下アングルを動かしても構いませんが，左右アングルを使いたいときには親指の腹で上下アングルを動かし，親指の先端で左右アングルを動かしたりロックしたりしてください（図4）．それだけでは左右アングルの動きが足りないので，そこは中指，薬指でアシストします．視野を固定したりアングルをさらに追加するために中指，薬指でロックをします．

4）上下アングルを薬指でロックしながら追加していく movie③

3）の操作に関連しますが，アップアングルを1回の操作でフルアップまでもっていくのは難しいと思います．普通は継ぎ足してフルアップまでもっていくことになります．そのときに，薬指でアップアングルをロックして親指でアップアングルを継ぎ足していくようにしてください．ダウンアングルをかけていく場合も同様です．

5）左右アングルをロックしながら上下アングル操作 movie④

左右アングルを中指や薬指でロックした状態で，その指の下を通して上下アングルを操作します．この操作ができれば，アングルロックを使用する必要はなくなります．アングルロックを使用するには右手が必要になりますが，スコープから右手を離せない状況がESDには多々あります．アングルロックは使用せず，自分の指でロックしてください．筆者の大圃は男性としては手が小さくグローブのサイズは6～6.5またはSサイズですが，左手の中指や薬指を用いての，これらの左右アングルの操作で困ることはありません．逆にこの操作ができるスコープの握り方をすることが大切だと思います．ただ，手袋が5.5以下のサイズの先生や手のひらの厚みがある先生の場合，確かに中指や薬指を使用して左右

アングルをロックすることが難しくなってきます．その場合には，解決策としてアングルノブアタッチメント（オリンパス株式会社製）を使用することで左右アングルに中指・薬指が届くようになりますのでお勧めです（図5）．

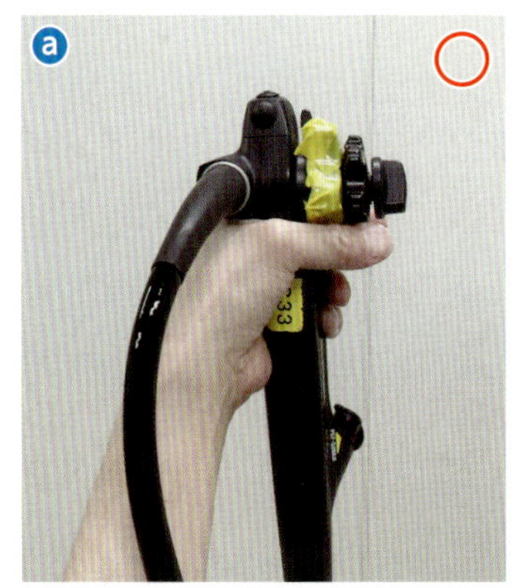

親指の腹でアップアングル

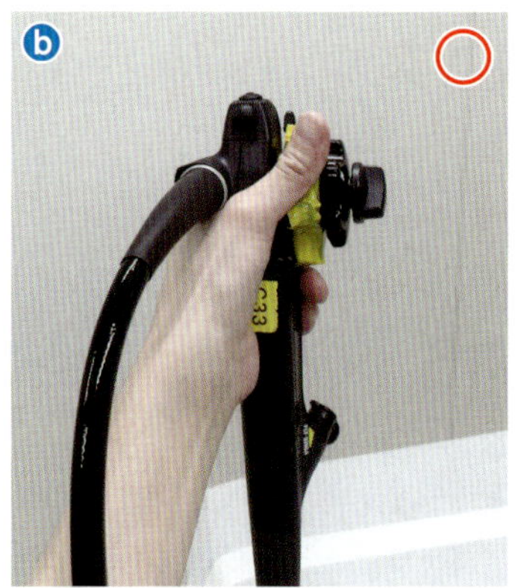

親指の腹でダウンアングル

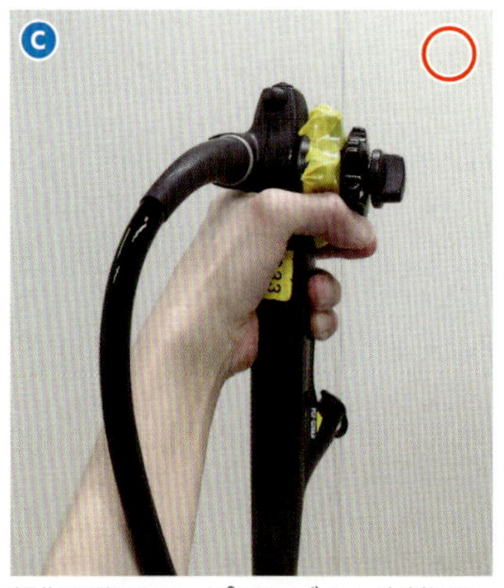

親指の腹でアップアングル＋先端でレフトアングル

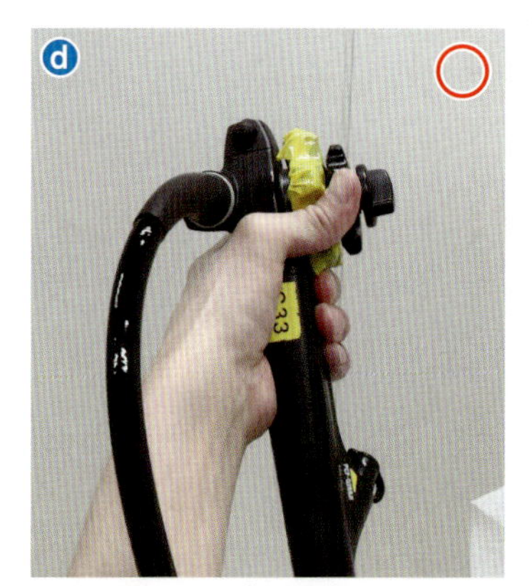

親指の腹でアップアングル＋先端でライトアングル

図4　親指の腹で上下アングル，先で左右アングル操作をする

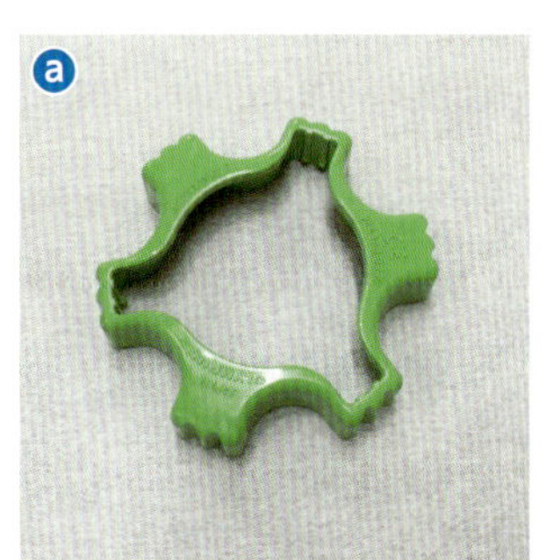

左右アングルに被せ使います

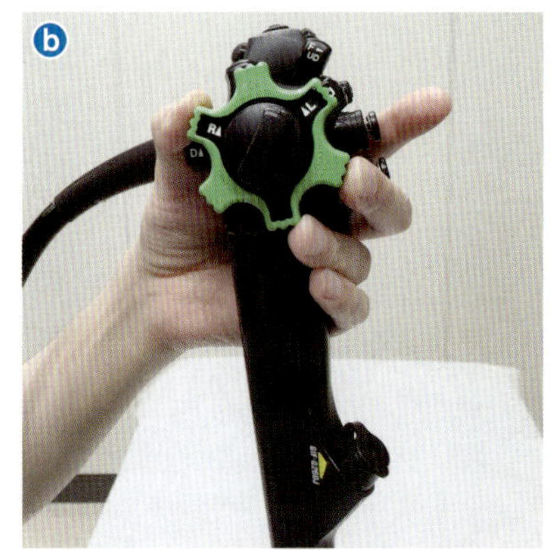

実際に装着したところです．中指や薬指が容易に左右アングルに届くようになっています

図5　アングルノブアタッチメント

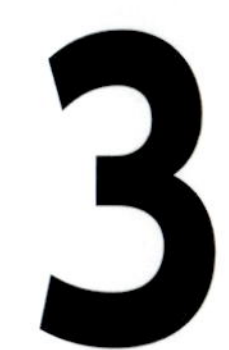

3 ESDに必要なスコープ操作法 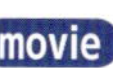

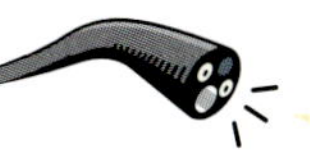

マジック？ 2本の手で4つの操作を同時に!?

Point

①スコープの出し入れ
②スコープの回転
③鉗子の出し入れ
④上下左右のアングル操作

── ESDをマスターするため同時に行えるようにする！

本稿が本書の胆になる2つ目の稿です．近年上手にESDができる人，上達がスムーズな人，との差は**第1章-2**と本稿の操作ができるか否かにかかっていると思います．

どうしても視野がつくれない場合があると思います．右手を離したらスコープが抜けてしまう…，呼吸変動に鉗子の動きがついていけない…，右手を離せないのはわかっているが少し鉗子を調節したい…，とにかく視野が維持できない場面は冒頭の Point の操作がほぼ解決してくれるはずです．上級者に変わったらできる，それはこれらの操作が無理なくできるからです．以下に詳述しましたが，これらの技を無意識でくり出せるようになることが重要です．

ESDは図1のごとく，①スコープの出し入れ，②スコープの回転，③鉗子の出し入れ，④上下左右のアングル操作と最大で4つの操作を同時に行うことが要求されます．しかしわれわれには2本の手しかありません．ここが根本的な問題であり，どうやって2本の手

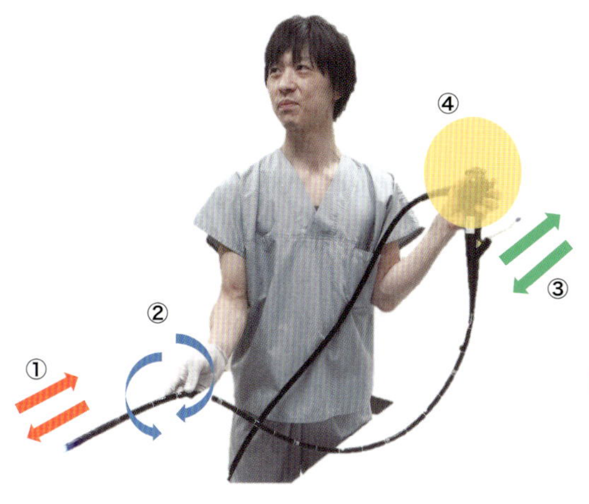

図1 ESDに必要な4つの操作

①スコープの出し入れ，②スコープの回転，③鉗子の出し入れ，④上下左右のアングル操作を2本の手で同時に行う必要があります

で4つの操作をするか？　そのためにいくつかのスコープ操作の工夫を行っています．その操作法のバリエーションを動画とともに提示しましょう．

1 左手のみで上下左右のアングル操作 movie⑤

右手は主にスコープを保持することに使い（Point ①,②），左手のみで上下左右のアングルを同時操作（Point ④）しています．こうすることで直線的なだけではなく，曲線的な切開・剥離操作が可能になります．Point ①,②,④の3つの操作を2本の手で行うことができます．これは**第1章-2**がしっかりできれば可能な操作です．

2 スコープを右手で保持しながら左手で鉗子を出し入れ—その1 movie⑥

右手はスコープ保持しつづける（Point ①,②）必要があるとき，左手で鉗子の出し入れ（Point ③）を行わざるを得ない場合もあります．ただし，この方法は一時的にアングルから手を離すので，アングルにほぼ力の加わっていない場合か，ある程度大まかな操作のときにしか使えません．ある程度デバイスの出し入れに勢いがあるので，鉗子の出し入れだけではなく，局注なども可能です．

慣れると非常に術者にとっては楽なテクニックで，筆者はかなり頻回にこの操作で鉗子の入れ替えや局注を行っています．Point ①,②,③**の3つ**の操作を2本の手で行っていることになります．**コツは，左手を持ち替える前段階で，持ち手を胸に接する位置に置いておくことです**（図2）．その状態にしておくとスムーズに持ち替えられます．

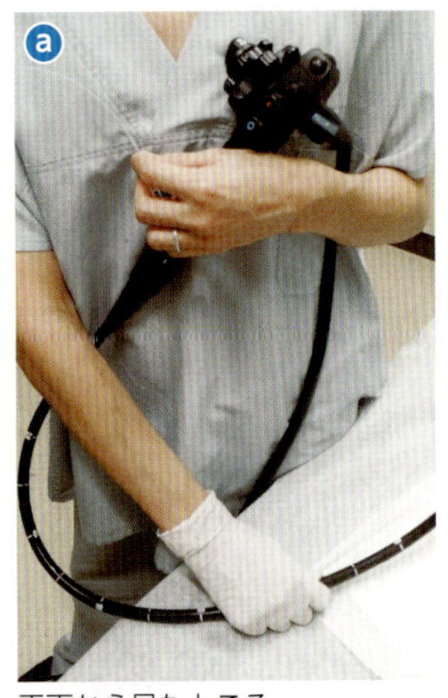

正面から見たところ

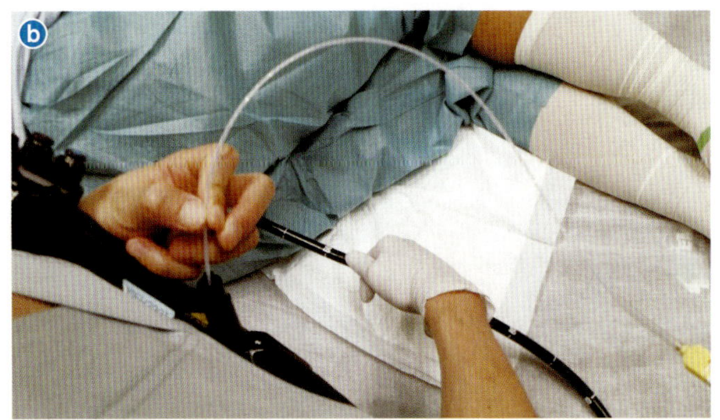

術者側から見たところ

図2　左手で鉗子の出し入れ＋右手でスコープの保持
左手の前腕と胸で持ち手をはさむようにして固定し，左手で鉗子の出し入れをする

3 スコープを右手で保持しながら左手で鉗子を出し入れ—その2 movie⑦

図3のようにスコープを右手で保持しながら左手の人差し指と中指で鉗子の出し入れをします.

2の別バージョンです. 比較的手の大きな術者に向いているようですが, 手袋でMサイズ, または7以上なら可能です（ちなみに筆者はSサイズまたは6～6.5なのでできないと思い込んでいてやりません）. 2と異なるのは, 左手である程度アングルを保持（Point ④）しながら鉗子の出し入れ（Point ③）ができることです. Point ④の操作は自在ではありませんが, 一応 Point ①～④の操作を2本の手で行っていることになります.

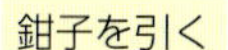

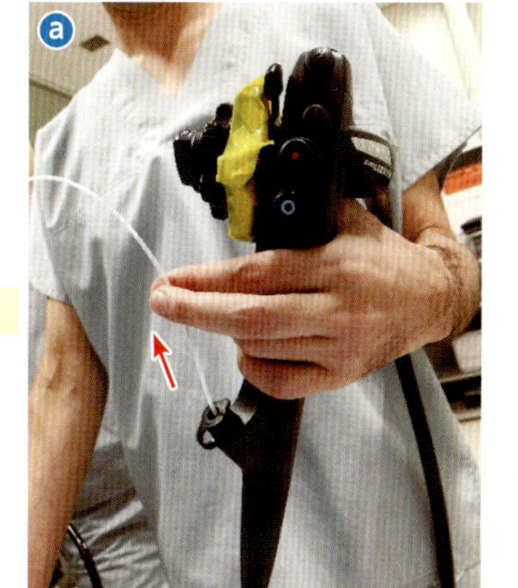

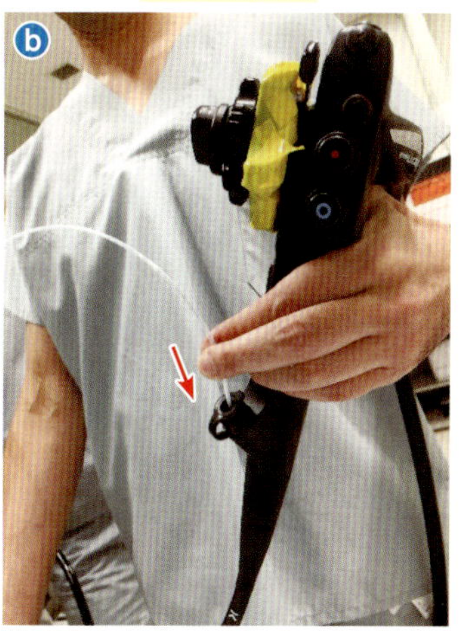

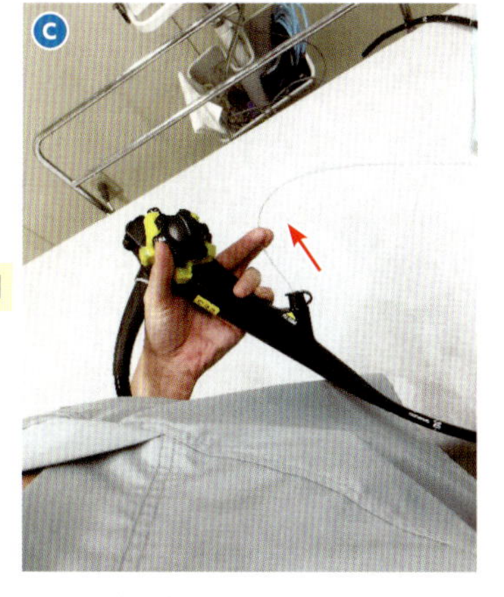

図3　左手での鉗子の出し入れ（右手はスコープで保持）
左手の人差し指と中指で鉗子の出し入れをする

4 左手でスコープ回転させ，右手で鉗子を出し入れ

movie ⑧

スコープの回転と鉗子の出し入れ操作を同時に行うには，左手の上げ下げでスコープを回転（Point ②）させて，右手で鉗子の出し入れ（Point ③）をします（図4）．このとき上下左右のアングル操作（Point ④）も同時に行います．Point ②～④の3つの操作を2本の手で行うことができます．スコープが自然に抜けてきたりするような状況でなければ右手はスコープから離すことも可能です．その場合は Point ①～④の4つの操作を2本の手で行っていることになります．

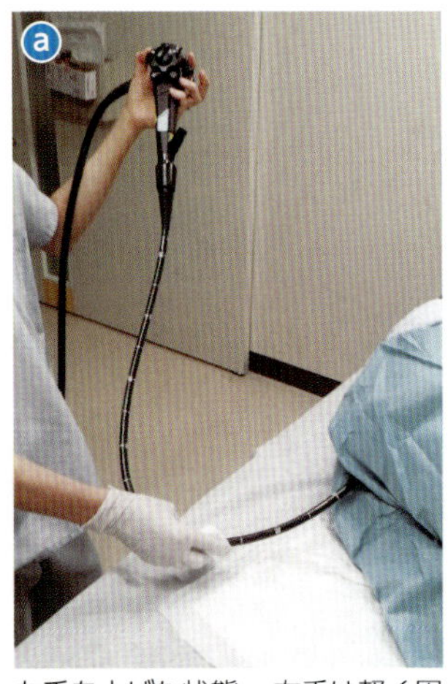

a 左手を上げた状態．右手は軽く固定しているだけであり，右手を離して鉗子の出し入れが可能

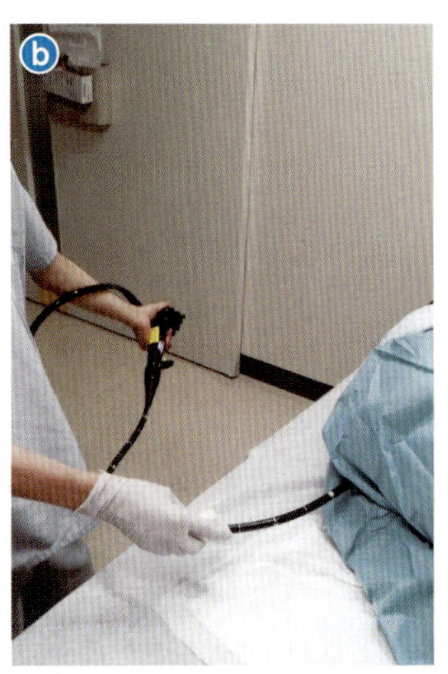

b 左手を下げた状態．右手は軽く固定しているだけであり，右手を離して鉗子の出し入れが可能

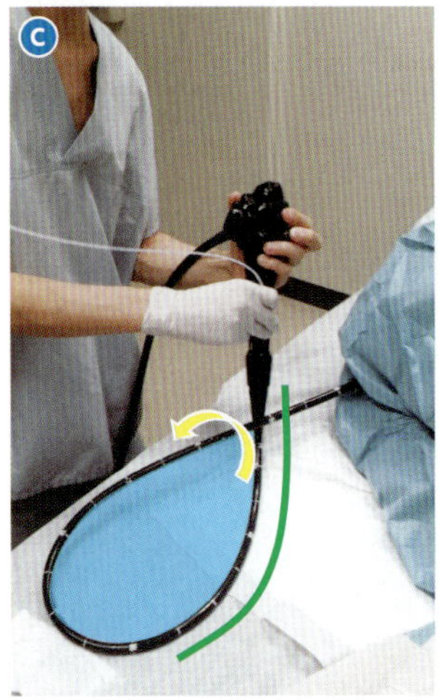

c 左手を下げた状態．体外ループは左側に回転（倒れている）していることが分かります．緑色（—）の部分で倒れている体外ループをかついでいるイメージです

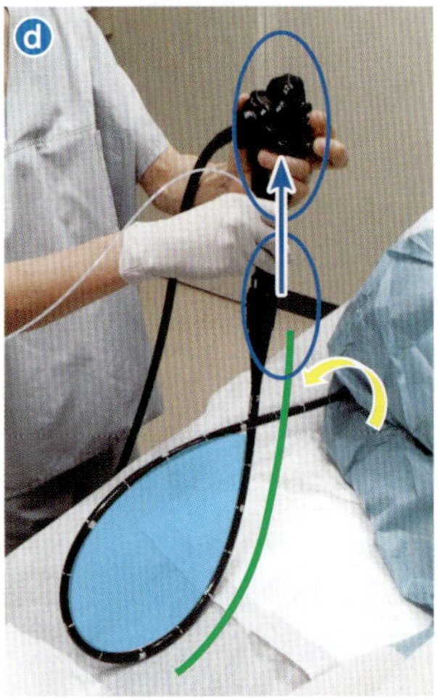

d 左に回転しようとするスコープを緑色（—）の部分で受けとめて，左手を上げることで体外ループを右に回転させていきます

図4　左手でスコープ回転

右手による鉗子の調節は，スコープによる調節よりも機敏で細かい操作を可能とし，呼吸変動による動きなどに対してすばやく鉗子の長さを微調整できます．

● スコープの回転

スコープの回転は，上部内視鏡の場合や大腸でも体外へ出ているスコープ長が短い場合は左手で回転させます．大腸の場合は図4a,bのように体外ループを回転させることもあります．図4c,dのように，体外ループを左手で持ち，手の位置を変えることで回転させて，スコープを回転させます．体外ループを安定させるには，肛門から出た部分のスコープは自然と左に回転するような位置とし，左手を動かしてスコープの緑の部分で黄色の部分が左へ回転しようとするのを受け止めて，かついで右に回していくイメージです．

右手をスコープから離す唯一の操作ですが，重要なのは右手を離したときに画面が微動だにしないことです．そういった左手の場所を探して，右手がスコープの保持に全く力が入っていない状況になったら右手を離すようにしてください．そこから左手を動かすことでスコープを回転させていきます．右手を離した瞬間に画面が動くようではこの操作をする意味はありません．

5 左手でアングル操作をしつつ，右手でスコープの保持と鉗子の出し入れを行う

movie ⑨

これは大圃流スコープ操作の最終形ですが，必ず必要な場面があります．左手でアングル操作（Point ④）をしつつ，右手でスコープの保持（Point ①,②）と鉗子の出し入れ（Point ③）を行います．右手は薬指と小指でスコープを保持し，親指と人さし指，中指の3本で鉗子の出し入れを行っています．こうすることで，Point ①～④の操作を2本の手で同時に行うことができます（図5a,b）．この操作をするときのポイントですが，右手をスコープから離すことができない状況で鉗子の出し入れが必要になったときに（図6a），スコープを保持している右手をしっかり空間のなかで固定し，アングル操作している左手を右手に近づけて鉗子を出し入れしてください（図6b）．そうすると，視野がぶれずに鉗子の出し入れが可能です．スコープを保持している右手をアングル操作している左手の方へ動かして鉗子を出し入れしようとする（図6c）と視野が動いてこの操作の意味がなくなります．視野を維持するためスコープを保持する右手はどうしても離せない（Point ①,②），でも少し鉗子の長さを調節したい（Point ③），アングルも同時に操作が必要（Point ④）というとき，非常に繊細な操作ですが，この操作が術中に必要なときが必ずあります．

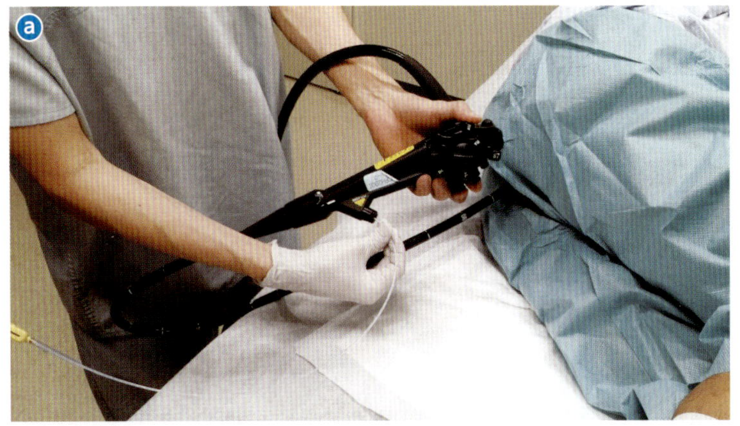

正面から見たところ

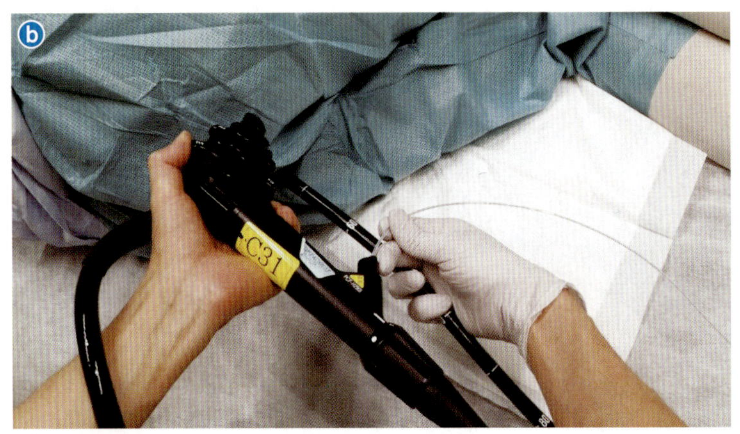

術者目線で見たところ

図5　右手で鉗子の出し入れ＋スコープの保持

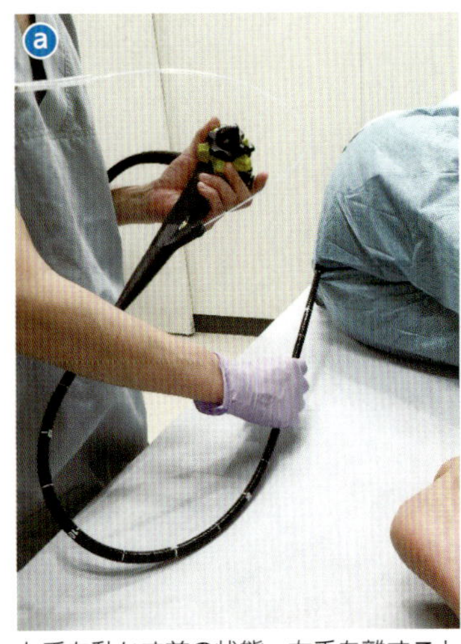

左手を動かす前の状態．右手を離すことができない状況で鉗子の出し入れが必要になる場合があります

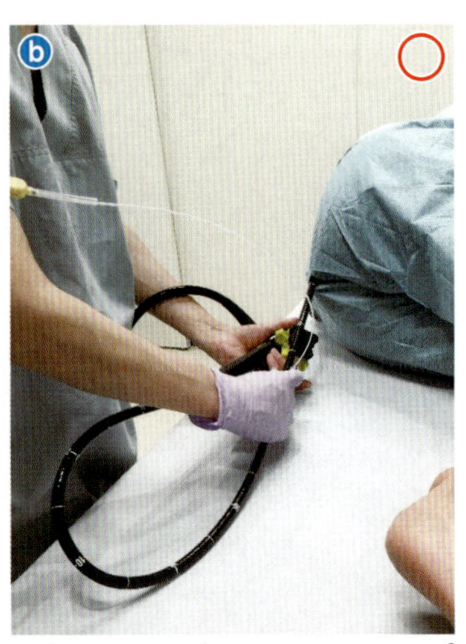

左手を右手に近づけたところ．スコープを保持している右手の位置は変わっていないことが分かります

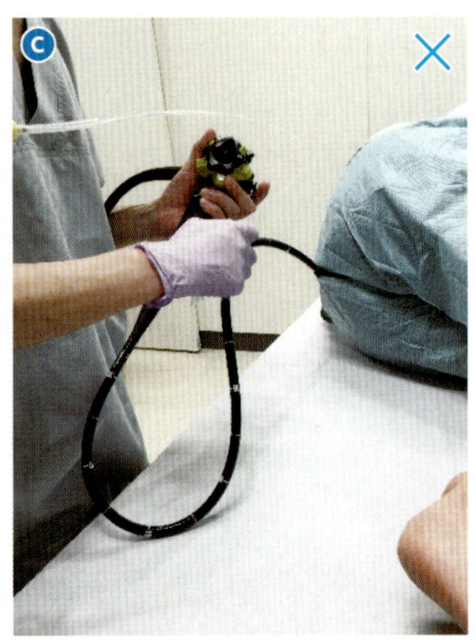

右手を左手に近づけてしまった場合．スコープを保持している右手の位置は変わってしまうので，画面がぶれてしまいます

図6　右手で鉗子の出し入れ＋スコープの保持

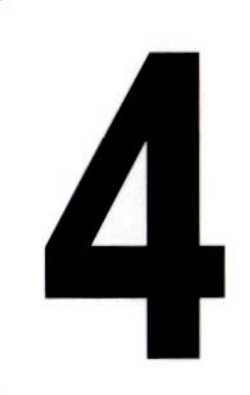

4 ESDを見据えたトレーニング法 movie

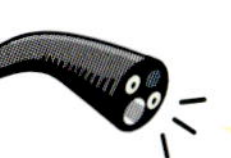

日々の修練はいかに!?

Point

〈大圓流ESDでの3つの厳禁事項〉

① 右手で左右アングル操作

② 介助者が鉗子の出し入れ

③ 介助者がスコープを持つ

第1章-2，3の操作がスムーズにできる人は，ESDはすぐできるようになると思います．多くの先生を指導してきて，上達の差はそれができるかどうかに行き着く，というのが私の結論です．そして，これらの操作を無意識で，自然にくり出せる必要があります．そのためにはどうしたらいいのでしょうか，指導のなかでわかってきたことがあります．**第1章-2，3**ができる先生は日常の内視鏡操作でこの**第1章-2，3**を自然と使っているのです．**第1章-2，3**の操作ができない先生は，日々の内視鏡操作で全くその操作をしていません．例えば右を見るのに，左右アングルで右を向くのではなく，アップと右ひねりで右を向くのです．とにかく**第1章-2，3**の操作を使わないで対応しようとします．**第1章-2，3**の操作を意識して日々トレーニングすることは**第1章-2，3**の操作ができるようになることにつながるのではないでしょうか．そのいくつかを紹介します．

1 レリーズとフリーズ movie 10

われわれは親指側をレリーズ，人差し指をフリーズボタンとして割り振りしています．上・下部消化管の検査を問わず，特に写真をレリーズしたときに上下左右アングルから指が離れます．この瞬間にアングルが動く先生と動かず固定できている先生がいます．特に上部内視鏡で反転操作をしているとき，レリーズするたびにアングルから指が離れニュートラルに戻り，次の写真を撮るときにまたアングルを最初から調整し直す先生がいます．**親指がレリーズにいったときに，中指や薬指を活用して，アングルを固定して画面が動かないように**してください．上下左右アングルを使用して視野をつくり，フリーズしたときにも同様に中指と薬指を活用してアングルを固定してください．

2 フルアップとフルダウン

movie⑪

1と類似した操作です．上部内視鏡の反転などフルアップのアングルをかけるとき，親指でアップをかけて，これ以上アングルを回せないところで，アップアングルをつぎ足す必要がでてきます．親指を離してアングルをつぎ足す必要がありますが，離れた瞬間に上下アングルが完全にフリーになってしまう先生がいます．フリーになった瞬間に上下アングルはニュートラル側に戻ってしまい，そこからアングルをかけ直しているのです．

そうではなくて，**親指が離れた瞬間に画面が動かない（アングルが動かない）ように，中指薬指で上下アングルを固定して，再度親指で追加のアップアングルをかけ直す**ようにしてください．フルダウンをかけていくときも同じで，**中指でダウンをかけながら，今度は親指でロック**をかけていきます．

3 アングル操作で上下左右を見る

movie⑫

大腸検査でスコープを抜去するときや胃を見下ろし観察しているときに，右左を見ようとして，スコープの回転だけで見る先生がいます．左右アングルを使って見るようにしてください．例えば大腸のひだを右に避けるとき，アップアングルと右ひねりで避ける場合も必要なことがありますが，右アングルで避けられるときにはできるだけアングルのみで避けるようにしてみてください．そうすると**スコープの軸は変わらないので，スコープそのものを回転させるより，視野が自然にでてくる**はずです．

上手な先生はスコープの回転と左右アングルを自然に両方使っていますが，アングル操作ができない先生は回転だけで視野をとりにいきがちです．胃の見下ろし操作でも，スコープの軸は一定のまま，アングル操作で滑らかに上下左右に首を振りながら観察することがよい修練になります．

4 拡大内視鏡観察でのピントの調整

movie⑬

大腸の病変を観察するときに重要なのは，大腸の拡大内視鏡操作で診断に十分耐え得るピントの合った写真を連続して撮影することです．拡大観察をするとき，レンズを対象と適度な距離として，最終的にズームレバーでピントを調節します．拡大内視鏡の写真が上手に撮れない先生は，ズームのピントを固定して，スコープそのものを動かしてレンズと対象の距離を調整しようとしているときがあります．最終ピント合わせはズームレバーのはずですが，上下アングルから親指が離れてズームレバーに親指がいくと，そういう先生は上下アングルが固定できていないために視野が動いてしまって病変が視野から外れた写真になってしまうのです．

遠景で弱拡から徐々にズームアップして，その間対象が視野から外れることなく近接していくためには，**親指が上下アングルとズームレバーとを離れて移動している間，中指・薬指によるアングルの固定ができていることが必要**です．左右アングルの微調整も必要です．さらに，トラウマティックカテーテルなどで病変を押さえたまま弱拡から徐々に近接して写真を撮っていくには，**カテーテルの長さも同時に少しずつ調節**していく必要があります．上下左右アングルから親指が離れても中指・薬指で上下左右のアングルが固定でき，かつスコープそのものの出し入れもしながらカテーテルの出し入れも同時に行う，さらには吸引も使いながら病変の角度の調整をする，という操作が必要になります．これら一連の操作をスムーズに画面がぶれることなく連続してできるようになることが大切です．

5 病変との距離をコントロールする

大腸内視鏡検査をしているときに，どんな病変であっても遠景，中景，近景の写真を撮ることもトレーニングとして重要です（図1）．実際の大腸検査では，近づこうとするとスコープが寄りすぎてしまう場合や，少し距離をとろうとするとすっとスコープが離れてしまう場合がしばしばあるはずです．おそらく，何となくスコープのおさまりのいい場所で安易に写真を撮ってしまっている先生も多いのではないでしょうか．現在の内視鏡は性能が良いので，それでもそれなりの写真がとれてしまうのです．でもESDはスコープのおさまりのいい場所だけで処置などできず，どんな病変に対しても，レンズと病変の距離を自在にコントロールできなければESDは不可能です．だからすべての病変に対して遠景，中

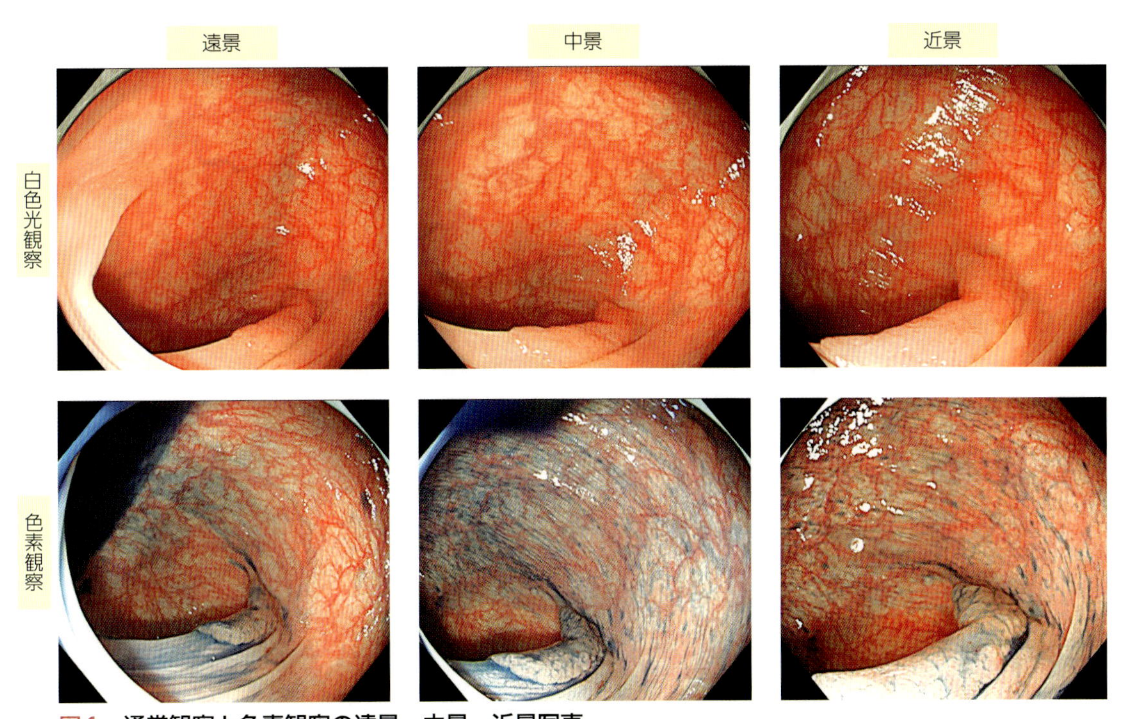

図1 通常観察と色素観察の遠景，中景，近景写真
上段は白色光観察，下段は色素観察．遠景，中景，近景の写真を同じ構図で撮影した様子

景，近景のすべての距離で静止してレリーズできる能力が必要なのです．管腔内の空気の出し入れ，スコープのパラドキシカルムーブメントのコントロール，鉗子による視野出しなどさまざまな技術を日常的に使うことでスコープコントロールに習熟していけるでしょう．

6 おわりに

1，**2**は親指をアングルから離したときに，中指・薬指でアングルをロック保持できるようになる練習です．**3**は左右アングルをスムーズに左手で操作できるようになる練習です．これらは**第1章-2**の操作につながるでしょう．**4**は**第1章-2**の操作に加えて**第1章-3**の操作のトレーニングにつながっていると思います．**5**はさまざまな病変に対して，適切なスコープとの距離をとれる＝安定した術野を保持できる，トレーニングになります．

当センターではすべての内視鏡検査中に，左右アングルに右手で触れること，介助者がスコープを保持すること，鉗子の出し入れをすること，を厳禁としています（図2）．介助者による操作は完全に術者にシンクロすることはないと考えているからです．いろいろな先生に，「これらの操作をすることがありますか？」と聞くと，大抵「稀にしかしません」とか「困ったときだけ」と返事がきます．私はいつも，「常にしている先生なんかいないでしょう，困ったときにしないかどうかです」と答えています．だから困ったときだけするのは意味がなく，一切禁止することが必要なのです．そしてこの日常内視鏡の操作を修練することが間違いなくESD成功への近道になります．

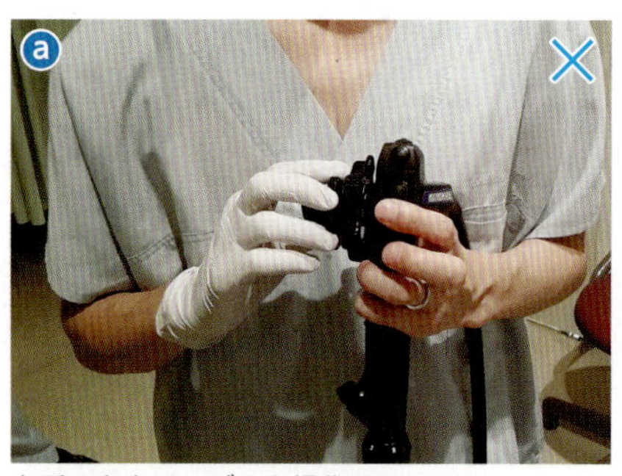

右手で左右アングルを操作すること

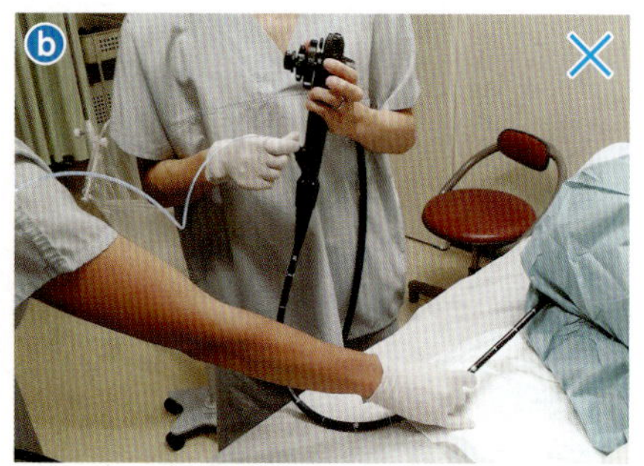

助手がスコープを保持すること

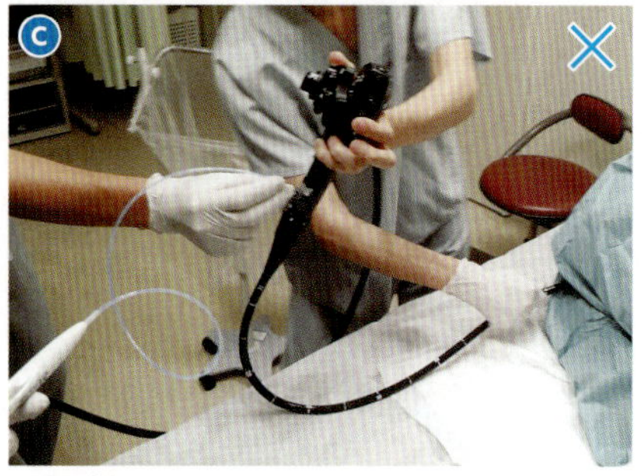

助手が鉗子の出し入れをすること

図2 当センターにおける禁止事項

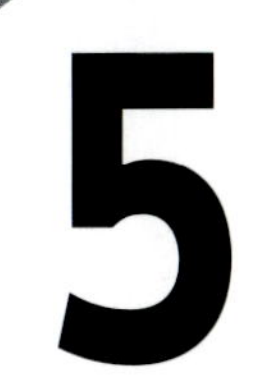

5 大圃流の機器設定と基本戦略

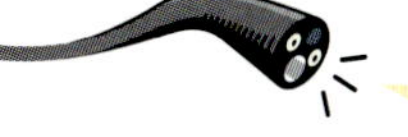

戦略の原則論は理解して臨みましょう

Point

- まず難しいところを先に処理，美味しいところは最後にとっておく
- 重力の向きを意識して
- 粘膜筋板の収縮による病変の移動を考えて

Point に書いた３つは手順を考えるうえでの３原則であり，定型的でない場面ではこの３原則からどう攻めるべきか導き出していきます．処置そのもののコツは**第2章**で詳述しますので，本稿の趣旨はあくまで手順の提示になります．

● 大腸・食道ESD（使用デバイス：Dual knife，IT-nano）

その基本戦略は**大原則**があり，まずそれをしっかり理解しましょう．原則はシンプルであり，それさえ理解すれば，**ESDができるか否かはスコープを自在に動かす技術があるかどうか**，ということだけです．

● 胃ESD（使用デバイス：Dual knife，IT knife 2）

「胃ESDが一番簡単だ」，「導入に適している」と言われていますが，全臓器を数多くやってきて思うのは，**一番難しくて面倒なのが胃**だということです．病変のロケーションによってストラテジーのバリエーションが多く，同じロケーションの病変であってもアプローチのしやすさに個体差が大きく，結果としてシンプルに定型化しにくいのです．本稿では胃の病変に関しては主だった部位の病変に対する手順のみ提示させていただきます．

● 機器と設定

われわれは高周波設定を治療中に変更することはまずありません．人手のない環境でESDを確立してきたからかもしれません．ですので，下記のごとく，臓器別にFixしたまま治療をしています（**表1**）．デバイスの種類もシンプルですが，設定は各々のデバイスで変えておりません．

表2に各々のシチュエーションでの高周波の使い分けをまとめました．

シンプルに言うと，①明らかに血管や脂肪が豊富でない限り切開波を使用，②止血もSoft凝固を使用せずそのままの凝固波で行う，③IT-nanoの食道粘膜下層剥離は凝固波を使用，に集約されます．また，参考までに局注液の使い分けもまとめています（**表3**）．

表1　高周波設定

設定	VIO300D		ICC200	
食道・大腸	切開	凝固	切開	凝固
	Endocut I Effect 3 Cut duration2 Cut interval2	Swift 凝固 Effect 3 45W	Endocut 65W	Forced 45W
胃	切開	凝固	切開	凝固
	Endocut I Effect 2 Cut duration2 Cut interval2	Swift 凝固 Effect 3 45W	Endocut 85W	Forced 65W

表2　高周波の使い分け

部位	操作	切開	凝固
食道 (Dualknife, IT-nano)	粘膜切開	◎	×
	辺縁トリミング（脂肪と血管多）	×	◎
	辺縁トリミング（脂肪と血管乏）	◎	○
	粘膜下層剥離（Dual knife）	○	○
	粘膜下層剥離（IT-nano）	×	◎
	止血	×	◎
大腸 (Dualknife)	粘膜切開	◎	×
	辺縁トリミング（脂肪と血管多）	×	◎
	辺縁トリミング（脂肪と血管乏）	◎	○
	粘膜下層剥離（Dual knife）	◎	○
	止血	×	◎
胃 (Dualknife, IT knife 2)	粘膜切開	◎	×
	辺縁トリミング（脂肪と血管多）	×	◎
	辺縁トリミング（脂肪と血管乏）	◎	○
	粘膜下層剥離（脂肪と血管多）	×	◎
	粘膜下層剥離（脂肪と血管乏）	◎	○
	止血	×	◎

表3　局注液（すべてインジゴカルミン混）

食道	ヒアルロン酸（ムコアップ® 原液）
胃	生理食塩液，大彎近傍と彎窿部，強度線維化例のみ部分的にヒアルロン酸（ムコアップ® 原液）
大腸	ヒアルロン酸（ムコアップ® 原液）

1 大腸ESDの基本戦略

1）病変の位置確認

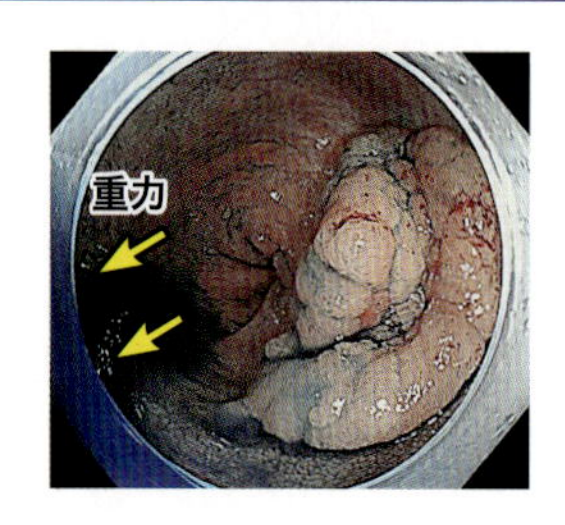

病変を順方向で見たところ，35 mm程度のLST-G病変，重力は病変の対側からやや左側にかかっていることがわかります．

2）局注

まず病変の肛門側に局注をしっかりします．十分な量を打ち込みます．

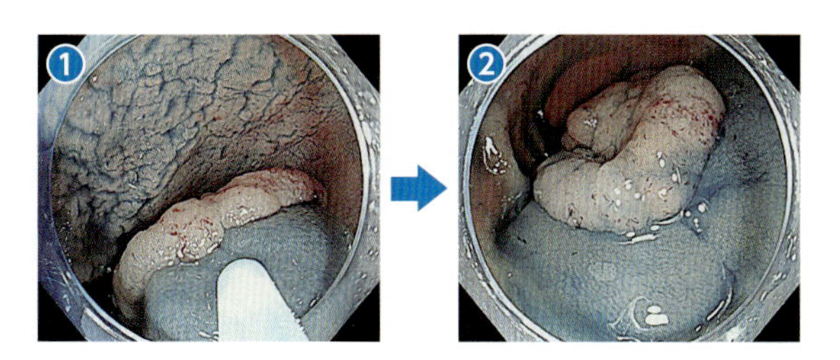

3）U字切開

肛門側をU字型に切開をします（----）．このとき直線的に切開せず，曲線でU字に切開することが大切です．

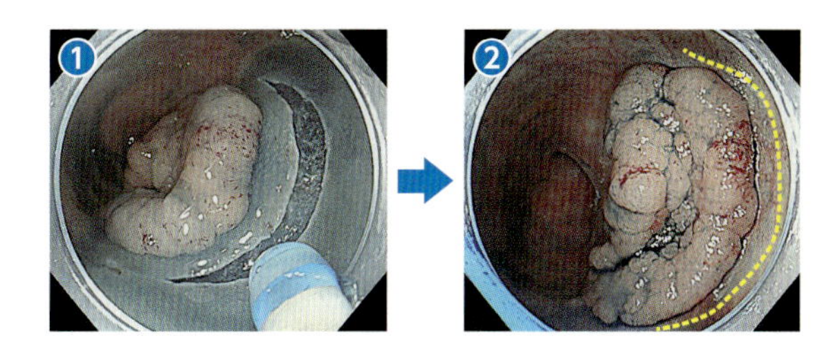

4）剥離

局注がしっかり残っているうちに，手早く剥離に入ります．このとき，シースが粘膜の下に入るようにして剥離することがポイントです（ⓐ）．ⓑのようにシースが粘膜の下に入らない状態で剥離を進めると，剥離された粘膜が焼けてしまいます．そうすると，フラップを早くつくって病変の下に潜り込みたいのですが，フラップが焼けてしまってなかなか潜れなくなってしまいます．

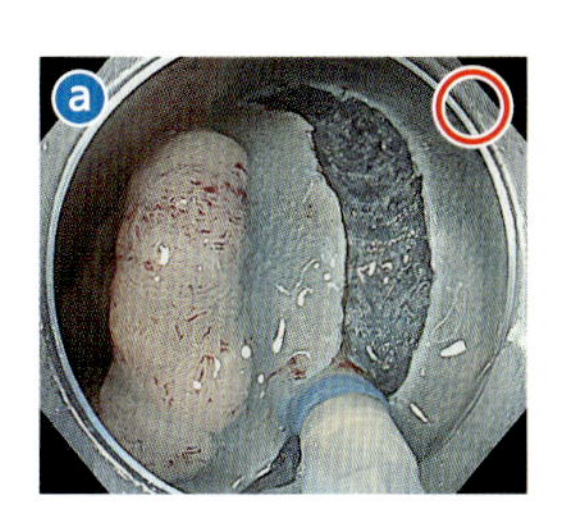

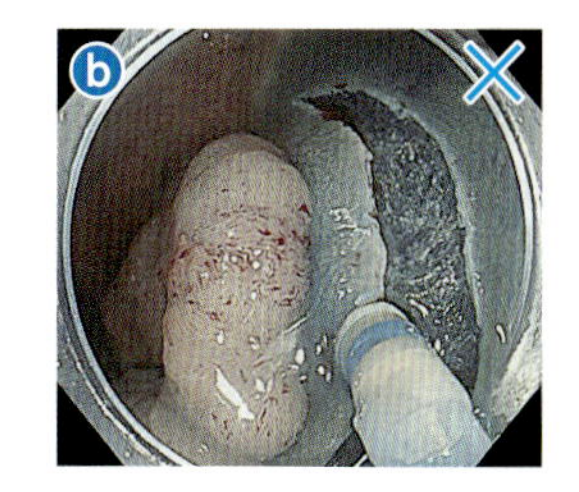

5）潜り込みをつくる

十分スコープが潜れるくらいになるまで剥離（■）をします．

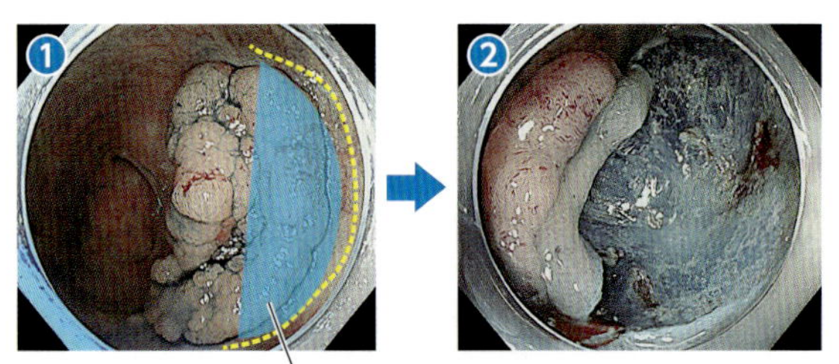

6）重力側の切開

十分安全にスコープが潜れるようになったら，重力に近い方（この場合は左方向）の横方向の切開を追加します（----）．切開をしたら，先ほどと同様にシースを粘膜の下に入れて横方向のトリミングと剥離を追加します（▨）．

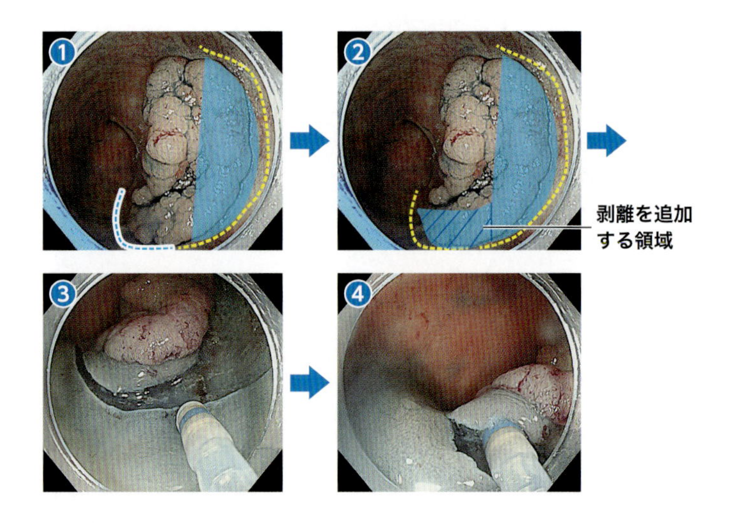

7）口側の切開

次に左方向の切開につなげるように口側の切開（----）を行います．肛門側は切開が浅くなりがちなので，しっかりトリミングを行います．正常粘膜の方向に向けて（本症例では口側の方向）剥離するイメージでトリミングをします．

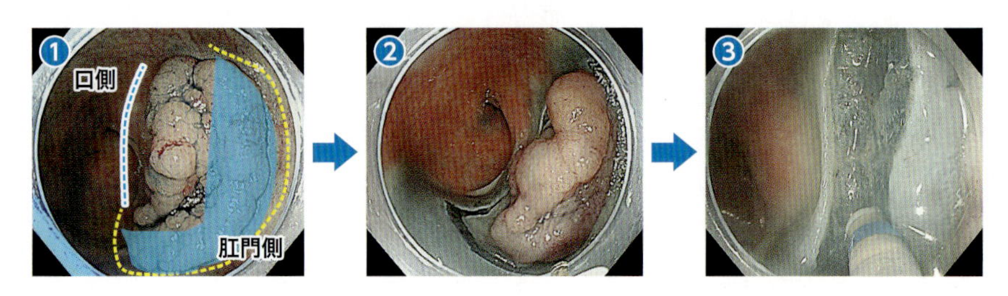

8）肛門側から口側へ剥離

肛門側の剥離から病変左方向の剥離を進めます．病変の左方向からそのまま口側まで剥離を進めます．完全に口側に剥離を進めます．

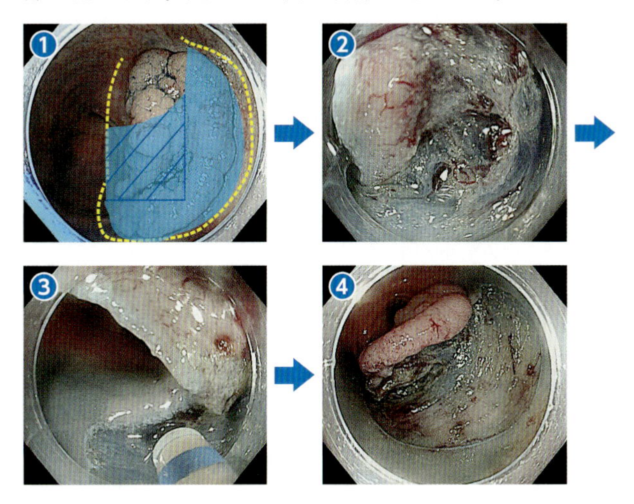

9）全周切開

重力に近い方と反対側，つまり右側の粘膜切開を追加（----）して全周切開をします．

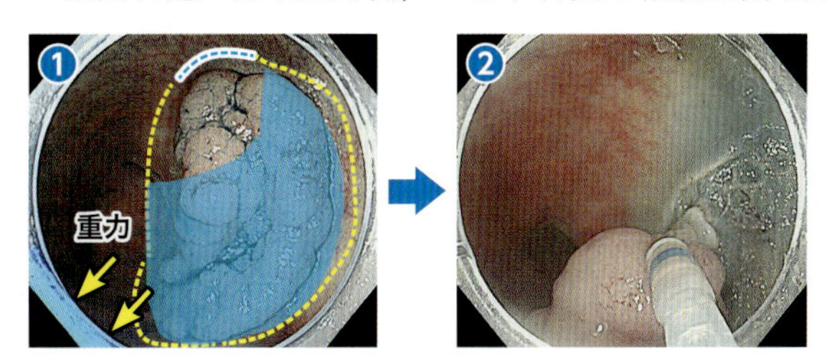

10）重力を利用して剥離

重力で粘膜下層が立って剥離しやすくなってくるので，そのまま病変を剥ぎ落していきます．

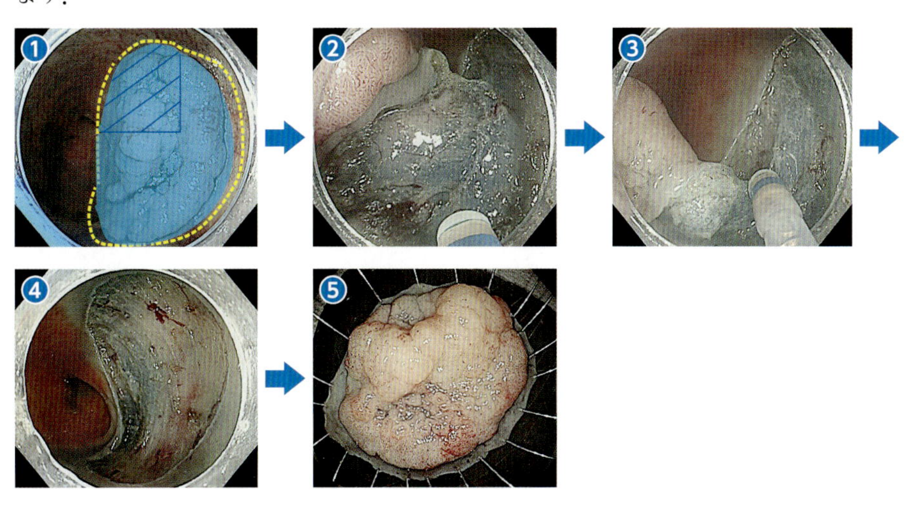

2 食道の基本戦略

1）病変の位置確認

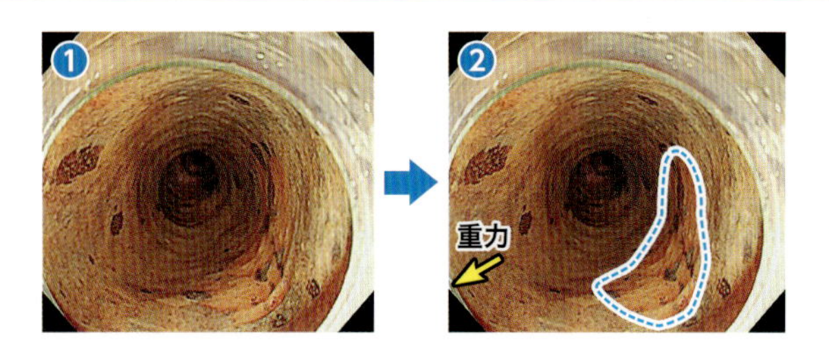

病変は3時から6時方向に広がる20 mm強のⅡb病変（----）．重力は病変の対側9時から8時方向にかかっています．

2）マーキング

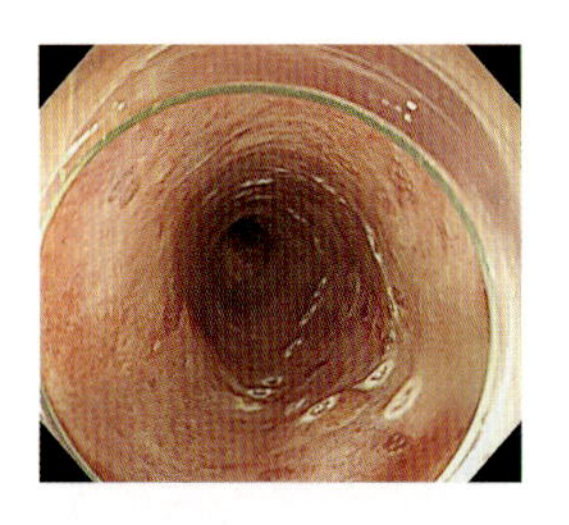

まず病変の境界ぎりぎりから2〜3 mm程度までのところにマーキングを行います．狭窄を考慮し，食道病変の場合は必要以上に健状粘膜を切除しないようにします．たとえ狭窄が問題にならない程度の病変であっても，管腔が狭くなると異時性病変の切除などで支障をきたす場合もあります．常に不必要に広いマーキングは控えるようにします．

3）局注

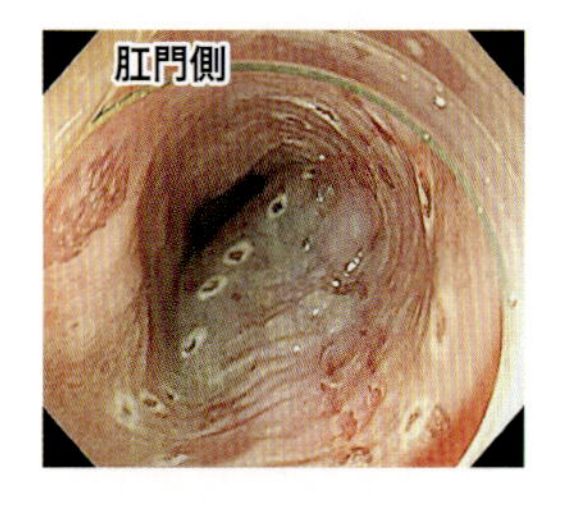

病変の肛門側からやや左方向に局注をします．

4）肛門側から切開

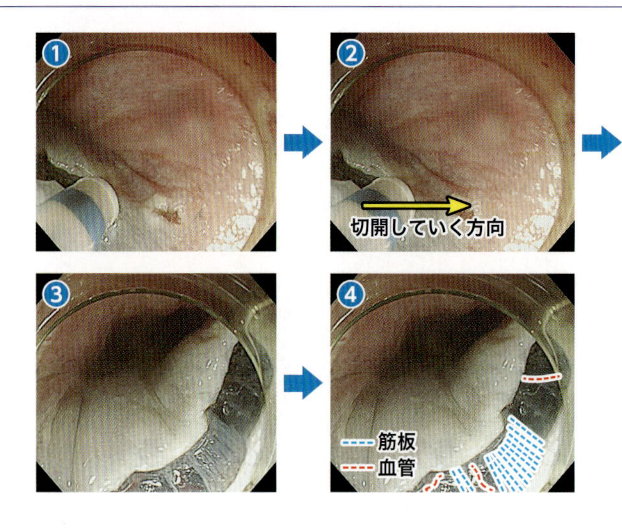

肛門側からやや左方向にかけての切開をします．最初は左から右へ，筋板の深さに届くかどうかくらいに浅目に切開します．

5）終点をつくる

筋板とその下の血管網を凝固波でなぞるようにトリミングし，しっかりと剥離の終点（----）をつくります．

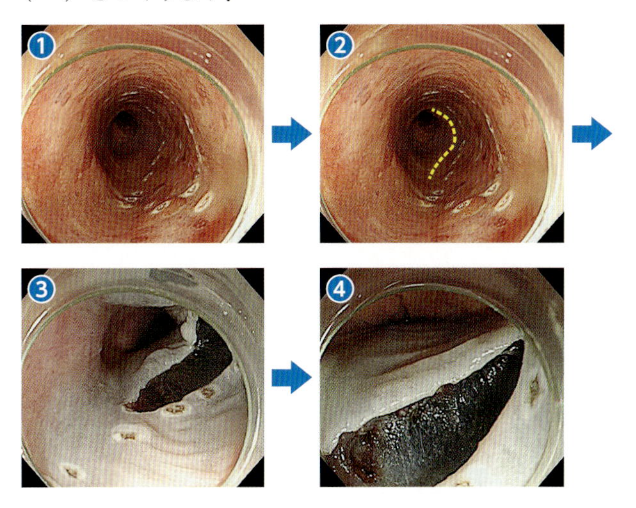

6）追加局注

追加の局注を病変左側に行います．一度打った局注をスコープでつぶさないように，肛門側から順次追加局注をします．

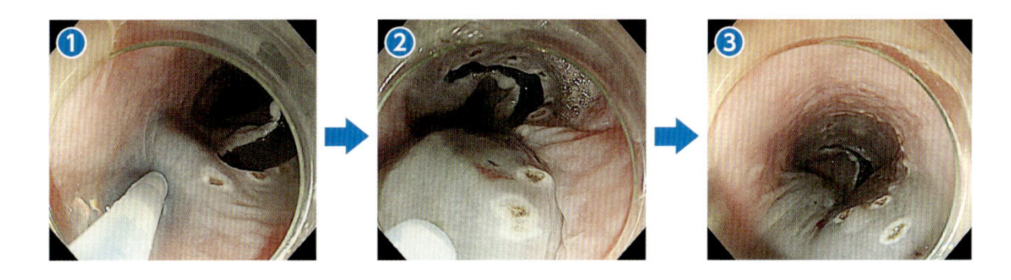

7）切開

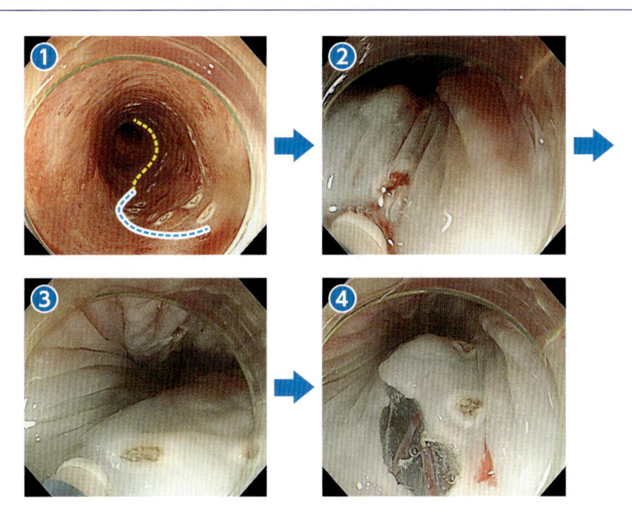

重力側の病変左側（----）を，口側から肛門側へ，先端系のナイフで切開を行います．やはり筋板と血管を残す程度に，浅く切開します．

8）トリミング・剥離

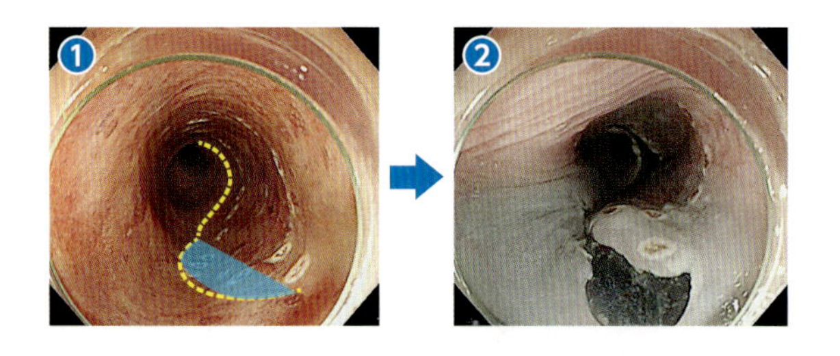

病変左側のトリミングと剥離（■）を行います．

9）追加の切開

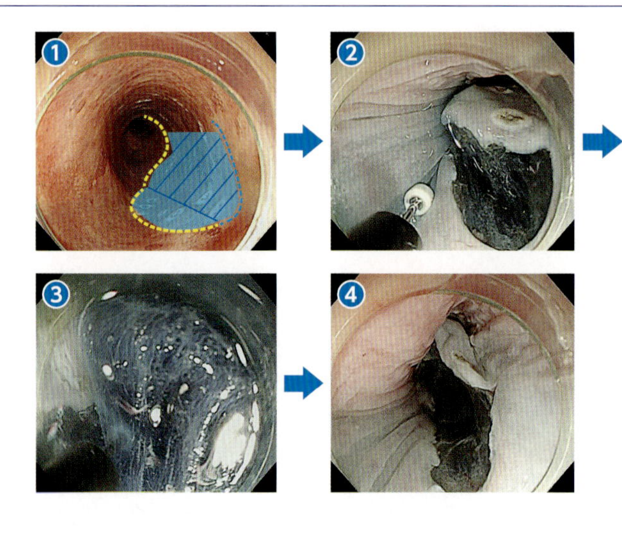

口側の切開（----）を追加して，さらに病変左側の剥離を進めます（▨）．

10）全周切開

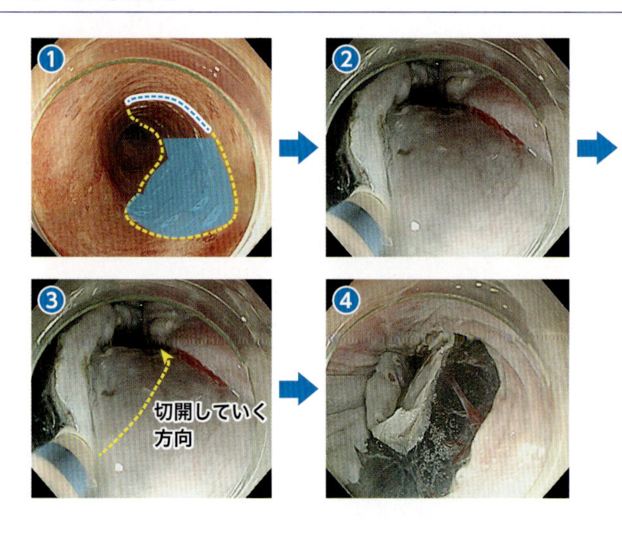

左側が十分剥離され，重力の影響でめくれたような状態になってきたら，残りの粘膜（----）を切開し全周切開を行います．

11）剥離

長軸方向に細長く残された粘膜下層を，口側から剥離していきます．重力が左方向にかかっているので，粘膜下層は重力でテンションがかかって展開しています．そのまま肛門側へ剥がし落とします．

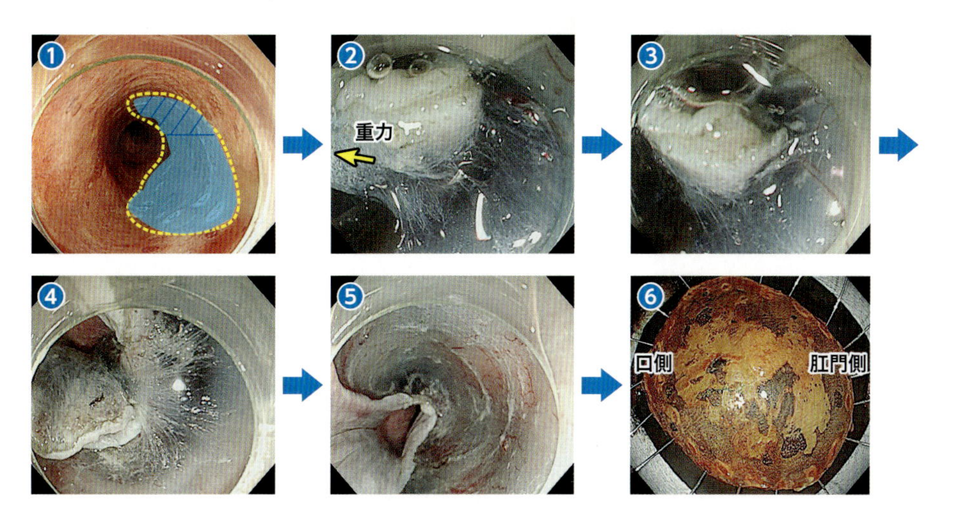

3 胃ESDの基本戦略

1）前庭部大彎病変

1 病変の位置確認

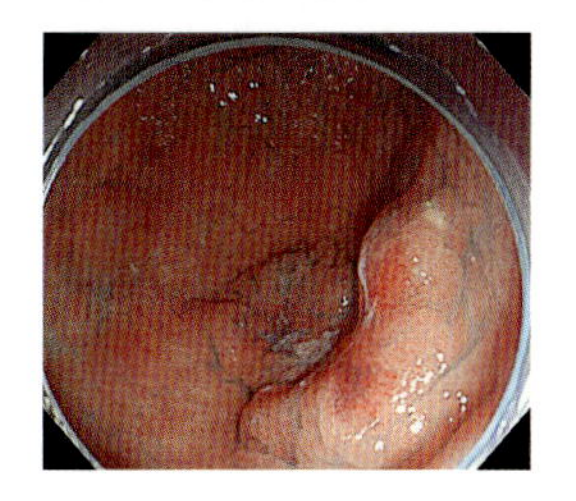

病変は前庭部大彎やや後壁よりの20 mm大のII c病変．

2 マーキング

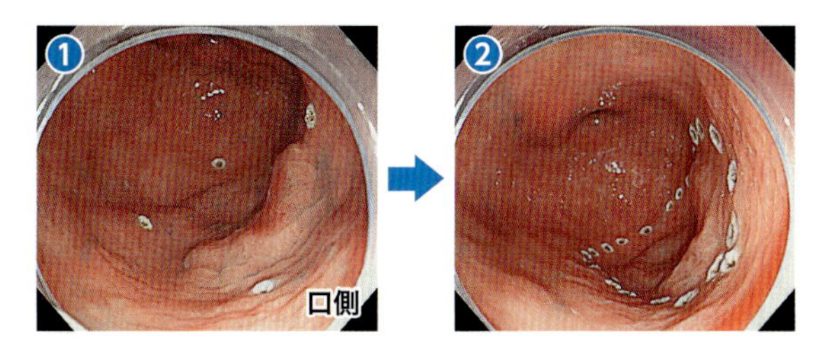

まず病変の境界ぎりぎりから2～3 mm程度までの所にマーキングを行います．病変を乗り越えて肛門側のマーキングをしようとすると，病変にスコープが擦ってしまい病変の出血などをきたし病変の境界がわかりづらくなることがあるため，口側から開始します．慣れないときはまずは前後左右に4点マーキング（❶）をした後にその間を埋めていく方法も有効です（❷）．

3 局注

病変の肛門側からプレカットの範囲を考慮した局注をします．病変を後壁から大彎の方へスライドさせるために，まず肛門側からやや後壁よりを切開します．局注もまず肛門からやや後壁に向けて行います．

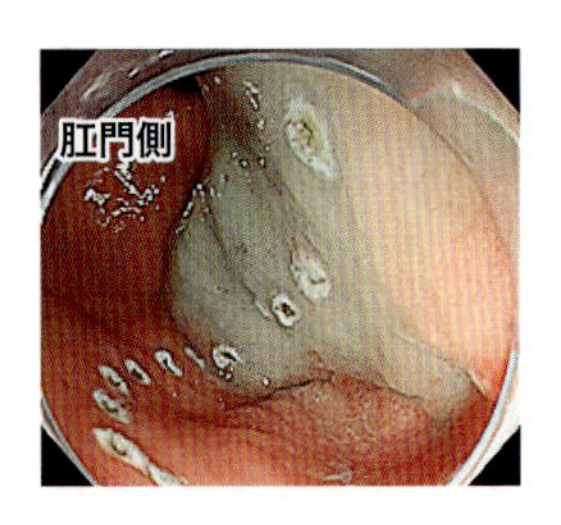

4 プレカット

プレカット（▬）は筋板を残さないように十分に行います．筋板とその下の血管網を凝固波でなぞるようにトリミングし，しっかりと剥離の終点をつくります．

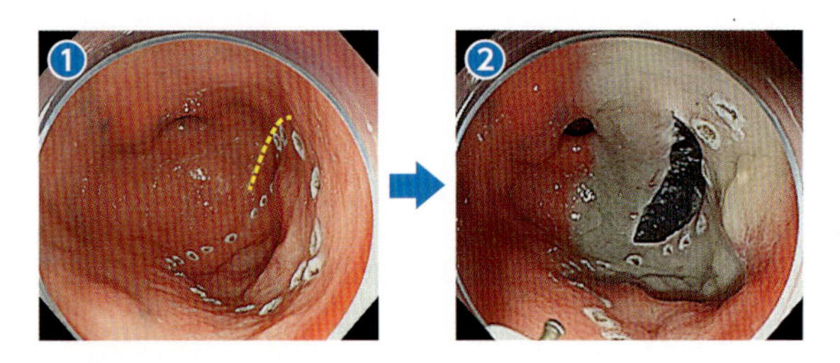

5 追加局注

後壁側へ追加で局注をしていきます．次の切開ラインまで十分な局注をします．

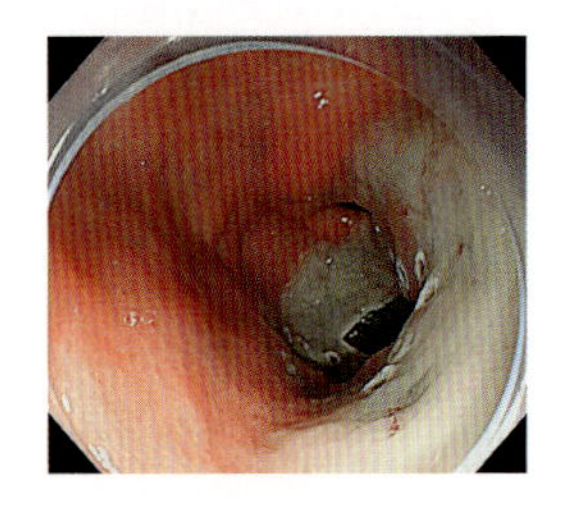

6 追加の切開

病変はやや後壁寄りのため，まずはIT knife 2で後壁側を切開（----）し，処置のしやすい大彎側へ病変を移動させます．

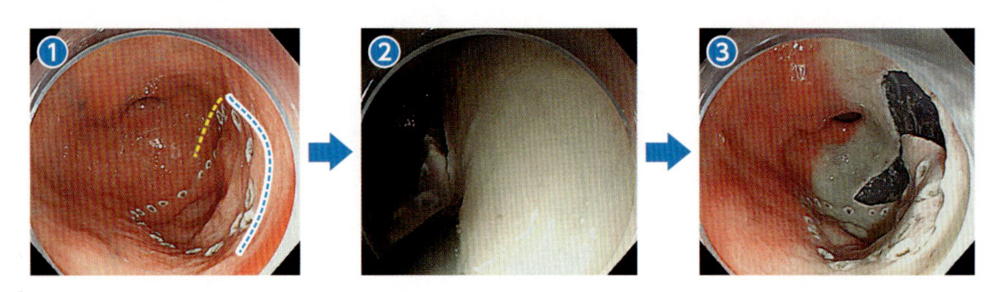

7 全周切開

前壁側に局注をし，同様に肛門側から口側へ切開し，全周切開（----）を行います．

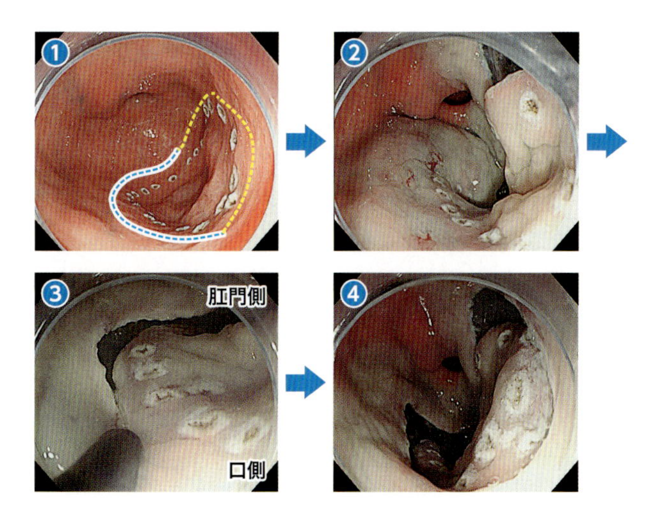

8 剥離

粘膜下層剥離は後壁側（▭）から始めます．

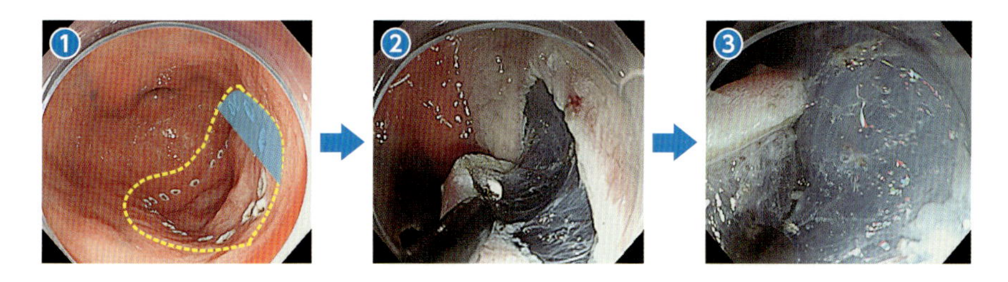

9 口側から肛門側へ剥離

後壁中心にある程度剥離されたら，その後は大彎側を中心に剥離（▨）します．徐々に全体としては口側から肛門側へ剥離を進めていきます．

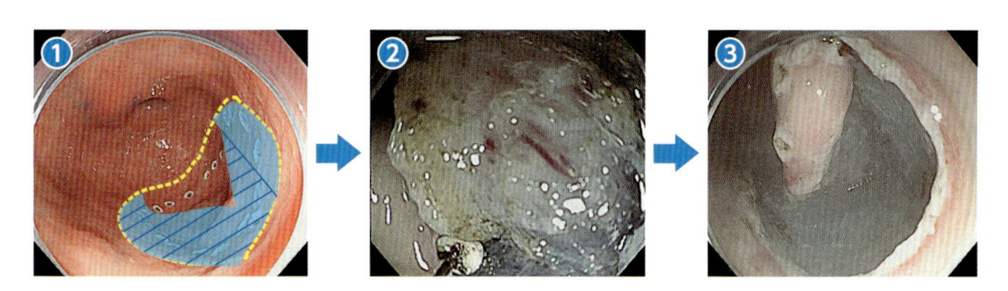

10 剥離

左右両側の粘膜下層の線維を束ねるようにしっかり捉えながら，口側から肛門側へ剥離を続け剥ぎ取ります．

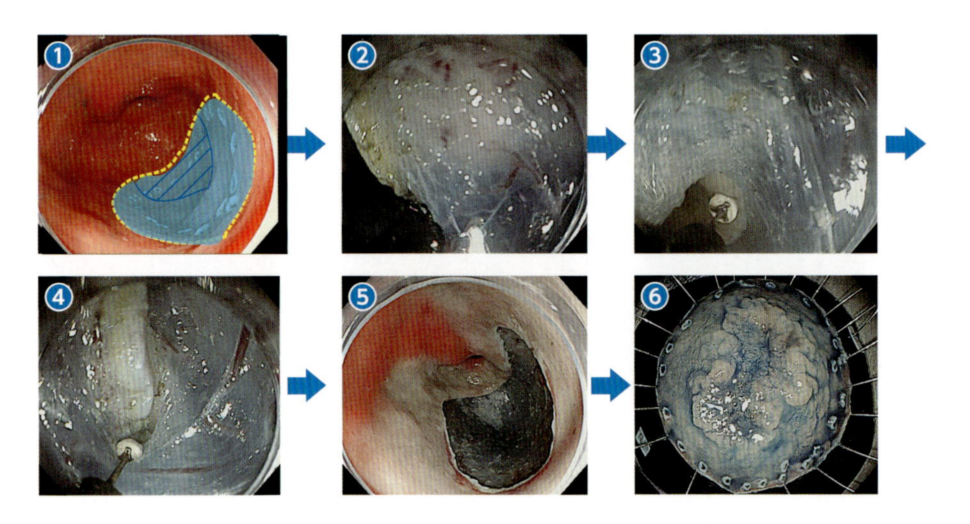

2）体上部前壁病変

1 病変の位置確認

病変は体上部前壁 15 mm の 0-Ⅱc 病変．

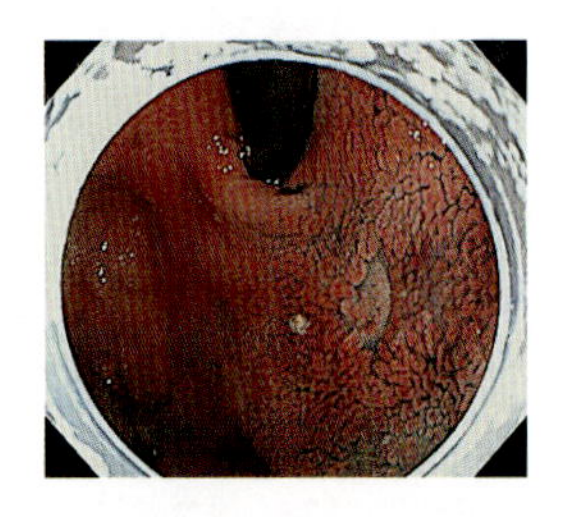

2 肛門側よりマーキング

病変にスコープが接触して出血し，範囲がわかりにくくならないように，肛門側よりマーキングを行います．

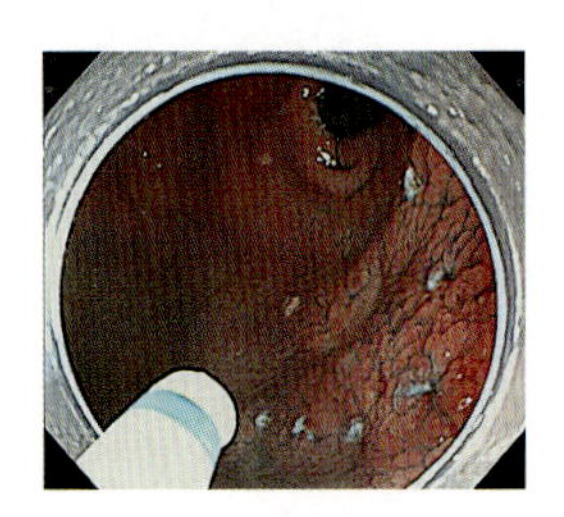

3 口側のマーキング

口側のマーキングを行います．この際にも，なるべく病変を擦って出血させないように鉗子を長く出すなどしてマーキングを行います（❶）．病変の口側・肛門側が分かるように，マーキングの内側にダブルマーキングをおきます．

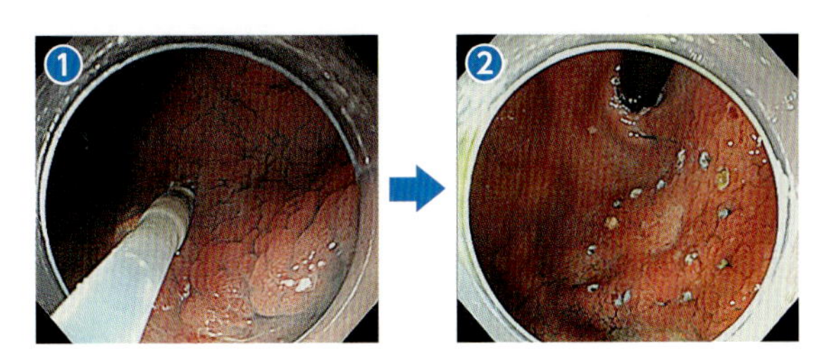

4 局注

病変が水没しないように，大彎に近い部位から切開していくので，大彎側に局注をします．

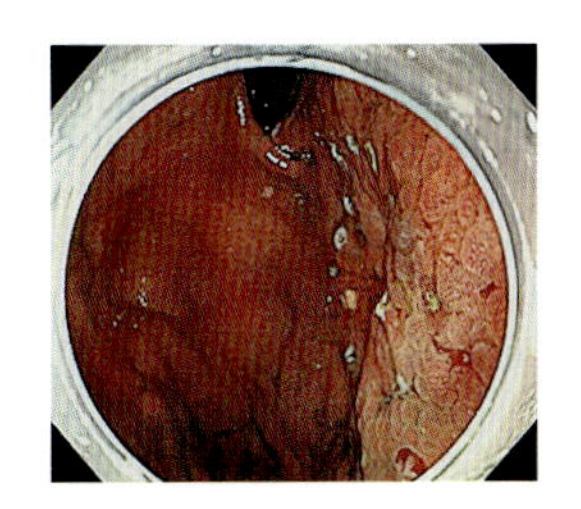

5 切開

大彎側の切開（----）をします．最初の切開は粘膜筋板の深さに届くかどうかくらい浅目に切開し（❷），その後凝固波でトリミングを行います（❸）．

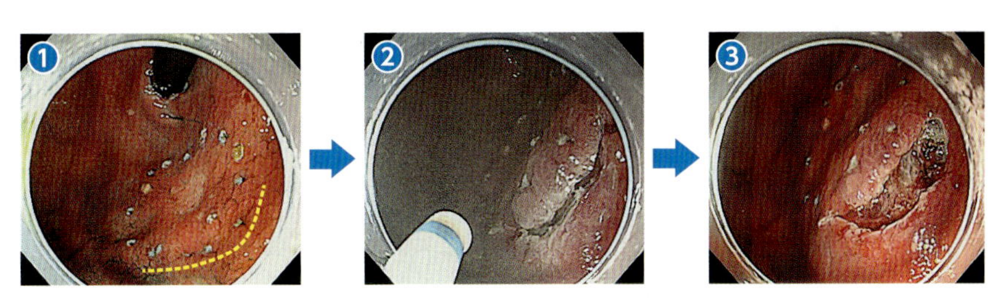

6 切開・トリミング

さらに大彎側の切開とトリミングを追加（----）していきます．粘膜筋板とその下の脂肪と血管網の多い層を凝固波でトリミングします．

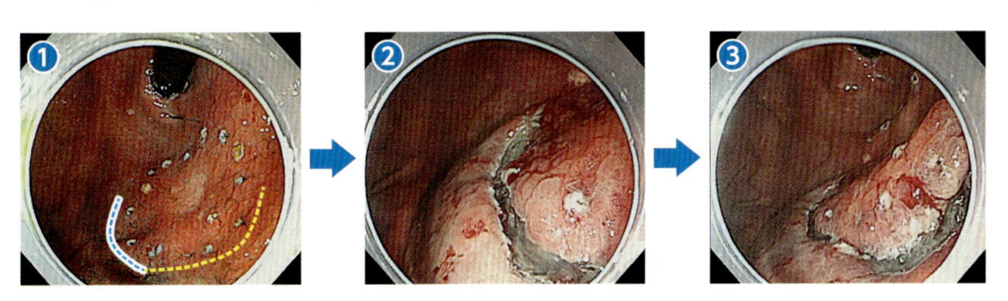

7 潜り込み

そのまま大彎側から剥離を開始し（❷），しっかりと粘膜下層の深い層（筋層直上）に潜り込みます（❸）.

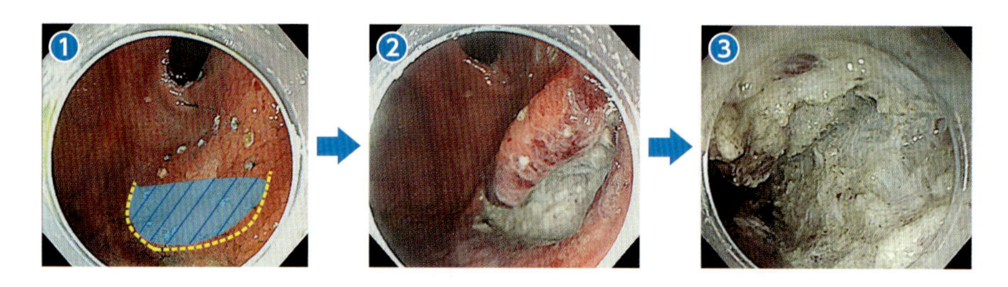

8 切開追加

口側と肛門側の切開を追加し（----），さらに粘膜下層の深い層の剥離を大彎側から小彎側に向かって進めます（❷）．その際に，病変が大彎側に落ち込まないように，全周切開は置かずに小彎側を残しておくことで，病変を小彎側に吊っておくようにします（❸）.

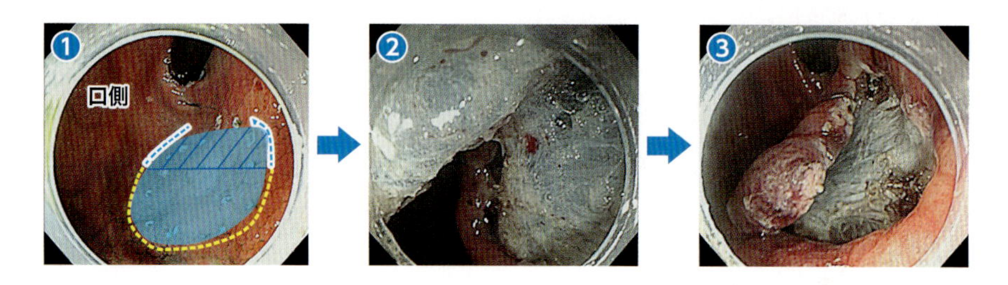

9 全周切開

十分に大彎側から肛門側の剥離が進んだところで，残った小彎の粘膜を切開し（----），全周切開を行います.

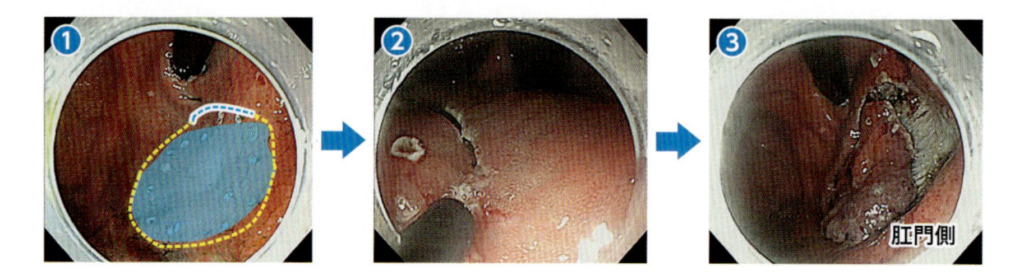

10 剥離

肛門側より潜り込んだ視野で帯状に残っている粘膜下層を剥離し病変を剥がし落とします．

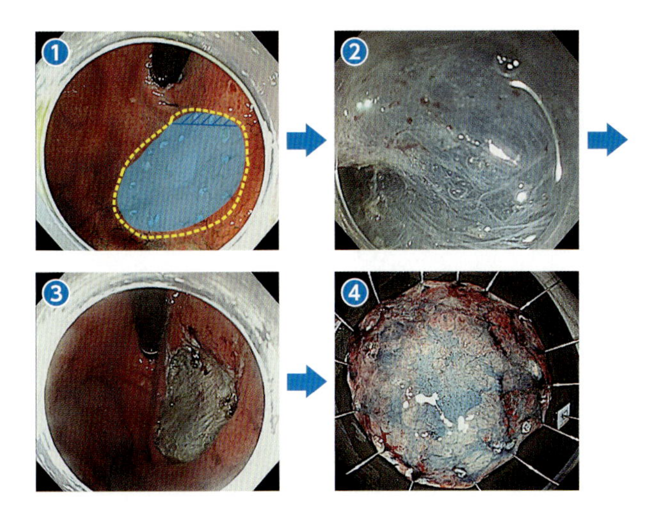

3）体中部小彎から後壁の病変

1 病変の位置確認

病変は体中部小彎から後壁の15 mmのⅡc病変．

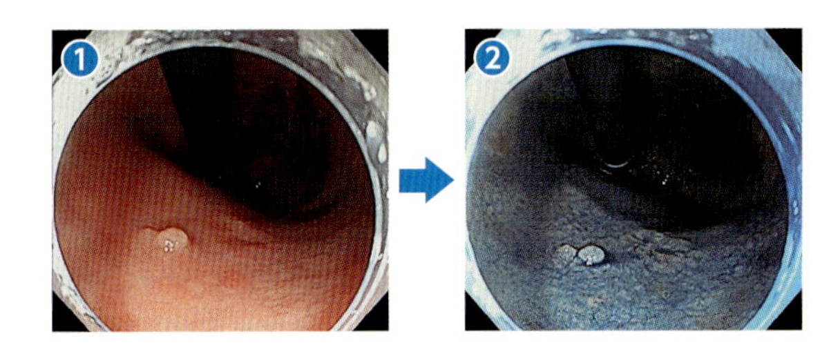

2 マーキング

反転で病変を確認し，肛門側より病変境界から2～3 mm程度までの所にマーキングを行います．コツとしては病変への接触や粘膜出血で病変が視認できなくならないように，おおまかにまず4点で囲みます（❶）．その後は，その4点の間を埋めていくように行っています．肛門側のメルクマールとして周囲マーキングの内側にダブルマーキングを置いてマーキング終了です（❷）．

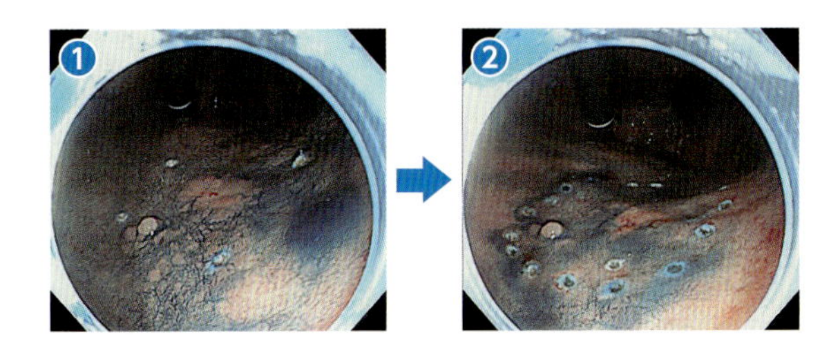

3 局注

病変が水没しないように，小彎の粘膜を残して大彎側から剥離（■）していくのが基本戦略です．まず，反転のまま病変の肛門側から大彎側にかけて局注をします．

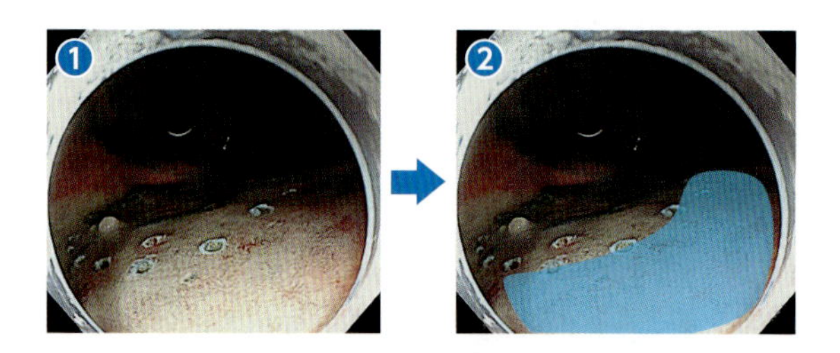

4 切開

局注した範囲（病変の大彎側）を，肛門側から口側に向けて切開します（----）．体部大彎側は粘膜筋板直下の脂肪と血管網が豊富なので，浅く筋板ぎりぎりまでの深度で切開を行います（❷）．実際脂肪層の中にたくさん血管（----）が視認できます（❸）．視認しきれていない動脈も実際には存在していると思われます．

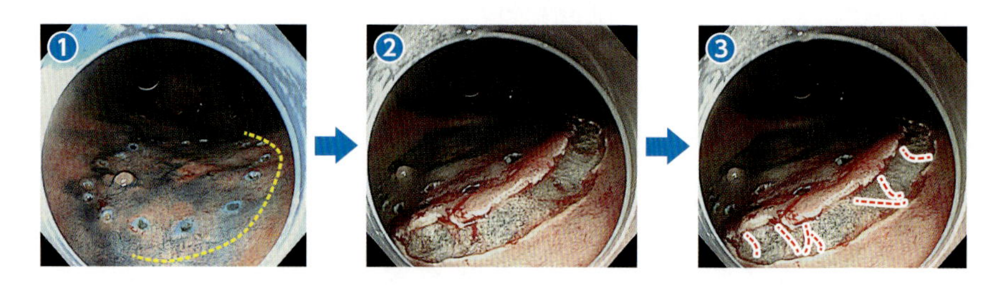

5 トリミング

脂肪と血管網の多い層を凝固波でトリミングしていきます（❷，❸）．粘膜下層深層（筋層直上）の血管の少ない層（適切な剥離層）までしっかりトリミングします（❹）．しっかりしたトリミングができると，病変が小彎側へ引き上げられたような状態になります（❺）．

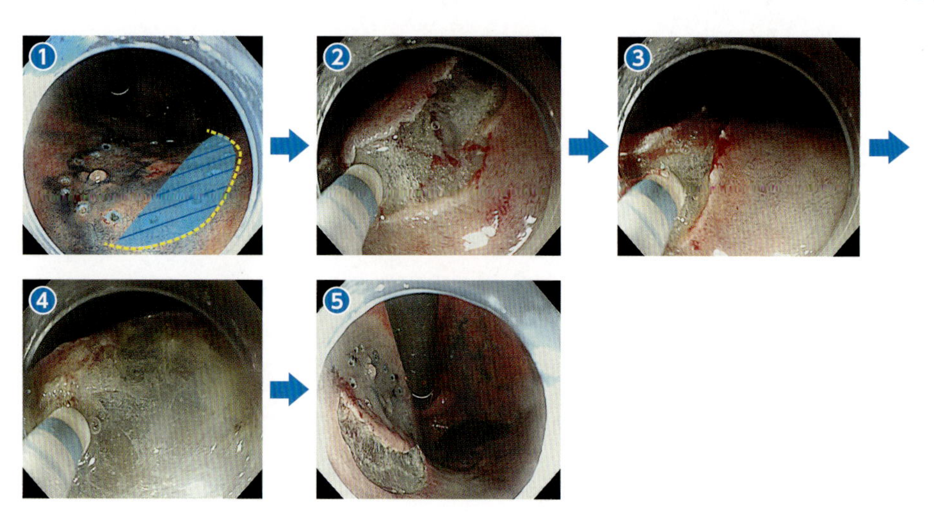

6 剥離

口側と肛門側の切開を追加し（❷，❶----），筋層直上の層を維持しながらさらに剥離を進めます（❸，❹）．小彎の粘膜切開はまだ少しですが残しています．小彎粘膜が少しでも残っていると，病変が小彎側に引き上げられて大彎側の粘膜下層が展開しやすくなるので，ぎりぎり最後まで切開しないようにします（❺）．

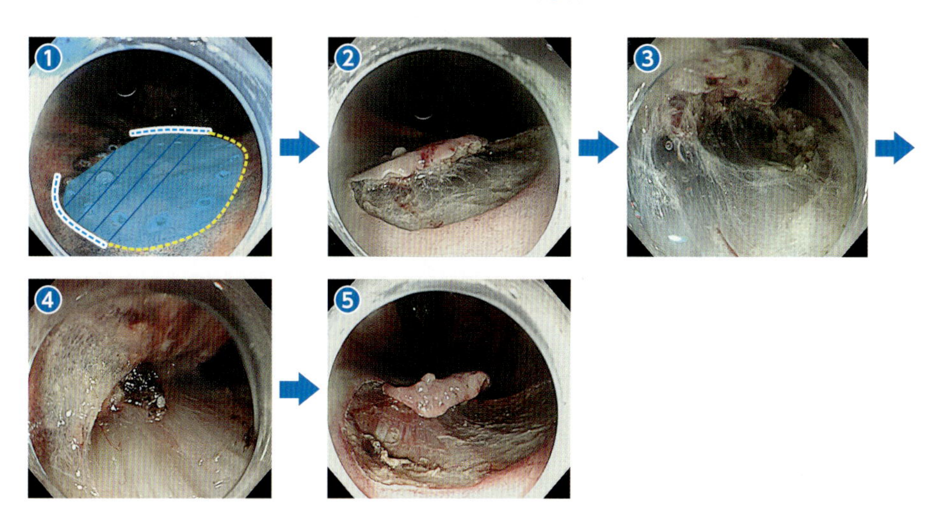

7 剥離

小彎側の残った粘膜を切開し，全周切開します（❷，❶----）．残った粘膜下層を，適切な層を維持しながら（❸），反転像のまま剥離を進めます（❹）．

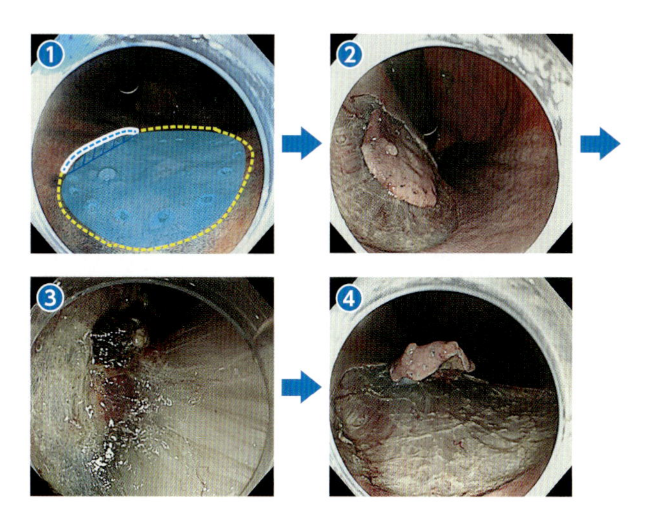

8 剥離

そのまま肛門側から病変を剥がし落として終了です．

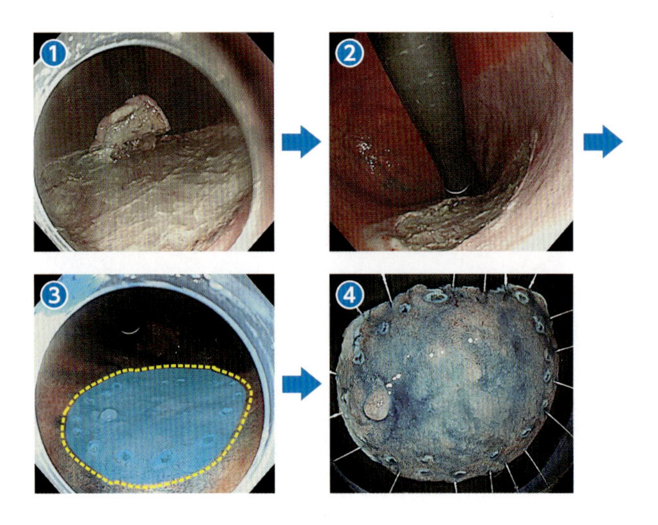

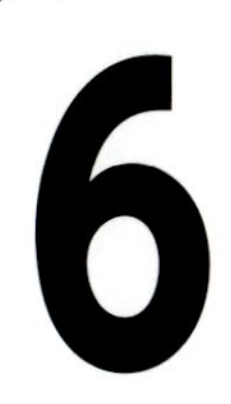

6 動物モデルのつくり方・使い方 movie

指導者のいない動物モデルトレーニングは百害あって一利なし

Point

〈動物モデルトレーニングで絶対守ること〉
- 正しい動物モデルの作成を行う
- 上級者の指導のもとで行う

有用な動物モデルトレーニングにするために

動物モデルはESDのトレーニングに有用だという報告は多く，近年では学会でも定期的にトレーニングコースが開催されるようになっています．われわれも非常に重要だと考えていますが，ただそのやり方1つで全く意味がないものになる，むしろやらない方がいいくらい，と考えています．

われわれは大腸のESDから導入をしているために，大腸の動物モデルトレーニングをまず行います．胃に関しては動物トレーニングを行わず，そのまま実際の人でESDを開始しています．食道に関しては，ストラテジーを学ぶために動物モデルを使用しています．

1）正しい動物モデルの作成

第一に守ることは，正しい動物モデルをつくることです．動物モデルはつくり方1つで全く生体内を体現していないモデルになってしまいます．海外でよく経験するのですが，適当な準備でつくったモデルは実際のESDを行う環境とは似ても似つかないものです．

例えば，図1は食道のモデルですが，食道を何らかの溝のなかに固定しておかないために，食道が生体ではありえない屈曲をしているのがわかります．内視鏡画面のみを術者は見ますから，ただ必死で病変を切ろうとしているのですが，ありえないアングルをかけてねじって無理に切っているだけなのがおわかりですよね．人のESDを成功させるには何の役にも立たないのは一目瞭然です．

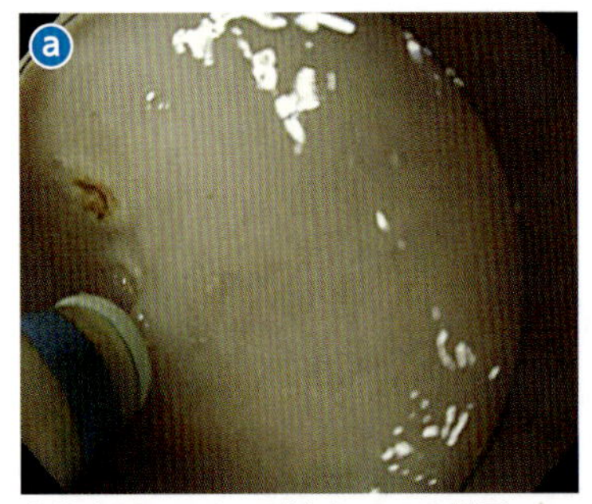
食道内でマーキングをしている様子

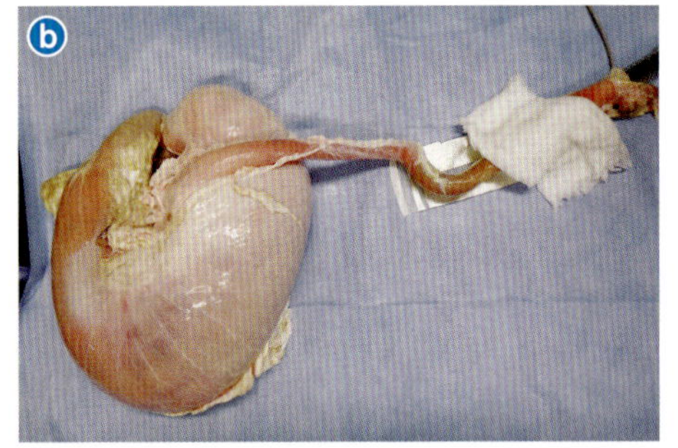
食道があり得ない方向に曲がっているのがわかります

図1　生体内を体現していない食道モデルの例

2）ESD上級者の指導

2つ目は，ESD指導者レベルの人に指導を受けて動物モデルトレーニングをすることです．初学者が集まってESDトレーニングをしている様子を見ていると，人体ではとてもできないような無理な切り方をしてばかりいます．とにかく力任せに，"どうやってもいいから切りとるんだ"，"取れれば成功"みたいな感じです．"生体だったらこうやって視野をとって，こう切るんだ"と，**人で役に立つ切り方を学ばないと，動物モデルトレーニングには何の意味もありません．**当然ですが動物でESDできることが終点ではありません．われわれは指導者がいない状況での動物トレーニングは時間の無駄，悪癖をつけるもとになるので禁止しています．

3）大圃流動物モデルの作成法　movie⑭ movie⑮

そうは言っても準備が大変では動物モデルをすることもはばかられるので，より簡単にできるモデルを考案しました（表1）．われわれの食道，大腸の各臓器の動物モデル作成法を実際の作成過程の写真（図2，3）とともに，皆さんに特別に伝授しましょう．どこでも誰でもつくれるようにコスト面も考慮しているのでご心配はいりません．

なお，現在当センターでは大腸ESDから導入をしているため，胃ESDを開始するときにはすでにある程度は大腸ESDの経験を有した状態になっています．そのため，その段階で胃の動物モデルトレーニングは不要と考えていて，今は胃の動物モデルは使用していません．

表1　準備する物

食道（図2）	大腸（図3）
☑ブタの食道と胃（つながっているもの）	☑ブタの大腸（直腸から盲腸まで）
☑発泡スチロールのブロック	☑発泡スチロールの箱（プラスチックでも土台になればよい）
☑バルブ付きオーバーチューブ	☑空の500 mℓペットボトル
☑フック	☑バルブ付きオーバーチューブ
☑タコ糸	☑タコ糸
☑生理食塩液	☑生理食塩液
☑ガーゼ	☑ガーゼ

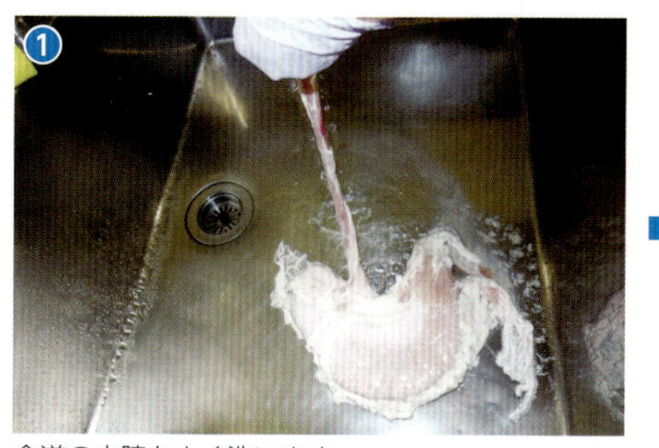

食道の内腔をよく洗います

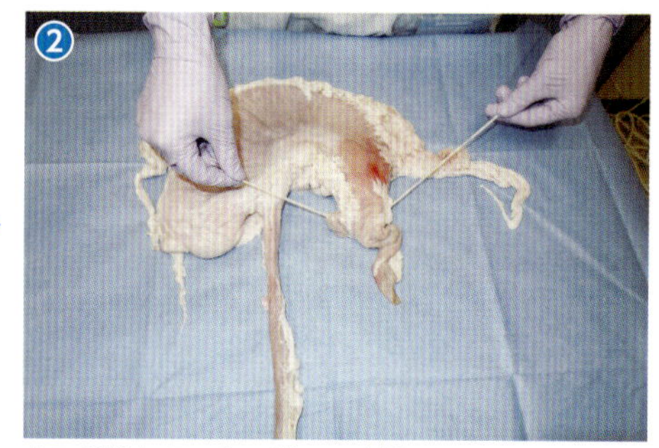

十二指腸をタコ糸で縛って盲端にします

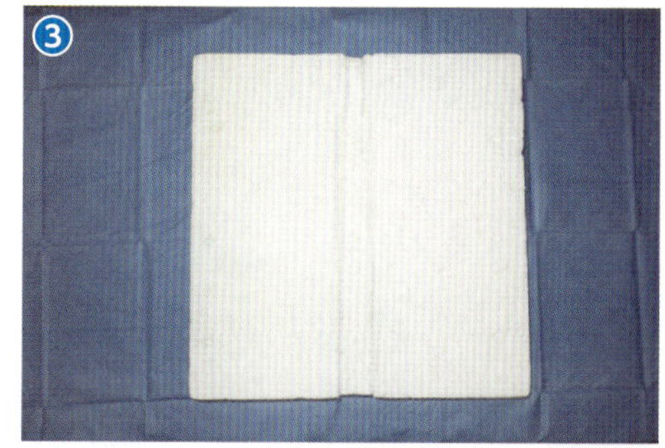

発泡スチロールの中央を写真のように削って土台をつくります

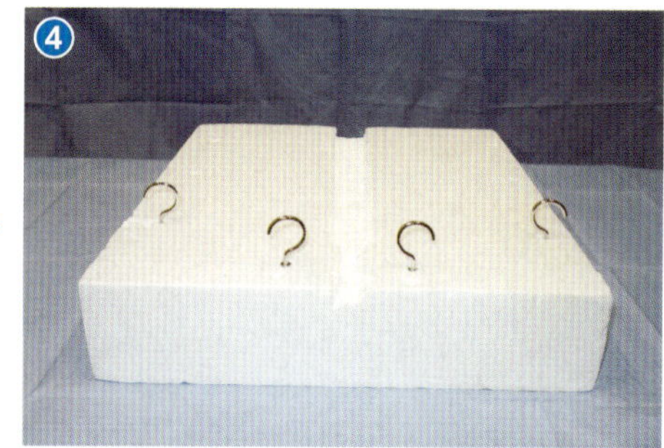

フックを写真のように4点で土台に固定します

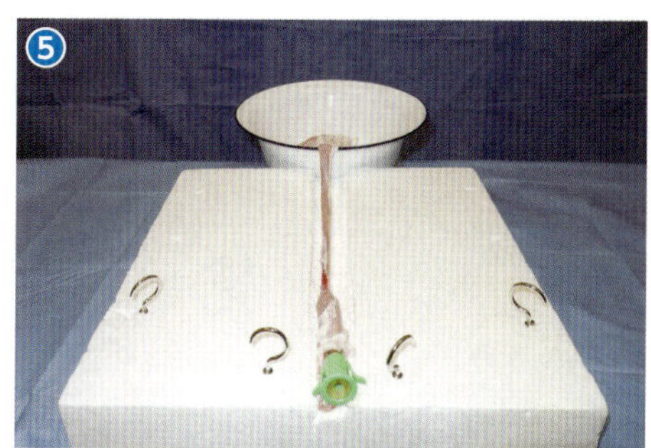

食道をオーバーチューブに通し，土台に置く．胃側を土台の奥に垂らすようにします．胃側はただ置くのではなく，食道に適度にテンションをかけるために垂れ下がるようにしてください．そのためにも土台には適度な厚みが必要です

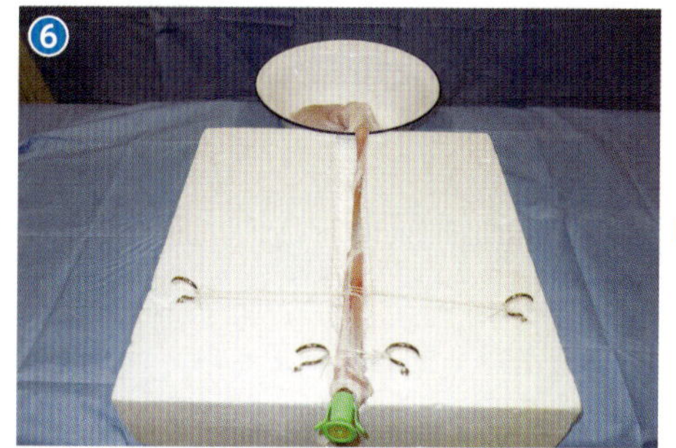

オーバーチューブを通した部分をタコ糸で縛り，さらに両サイドのフックに引っかけるようにそれぞれ結びます．これでオーバーチューブと食道が固定されます

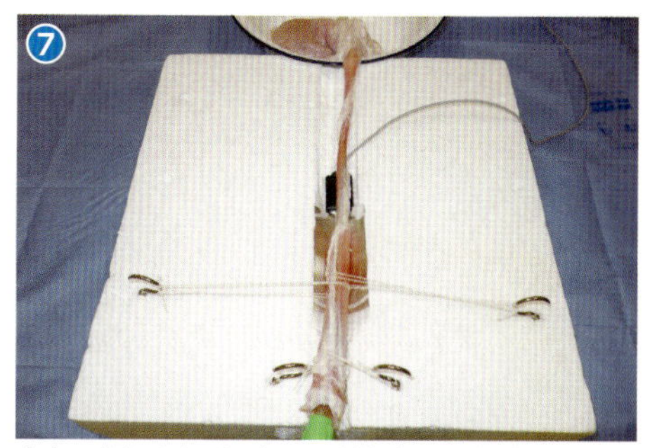

土台の幅にあわせて切った対極板を仮想病変の下に貼り，上からガーゼで覆って生理食塩液に浸します．これで完成です

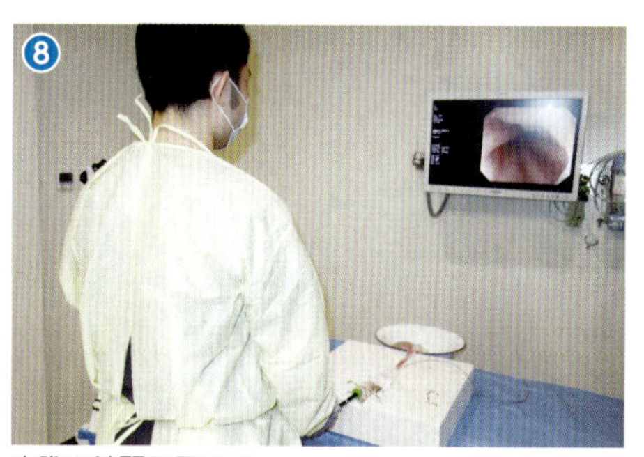

実際の練習風景です

図2　食道モデルのつくり方 movie⑭

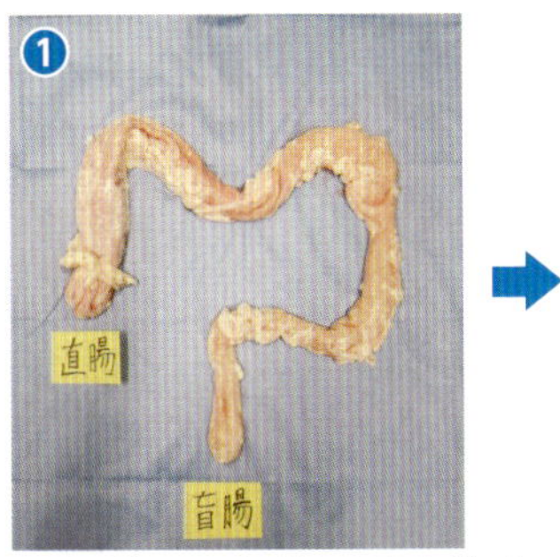

結腸は薄いので切除には適さず，直腸と盲腸を逆にして使用します

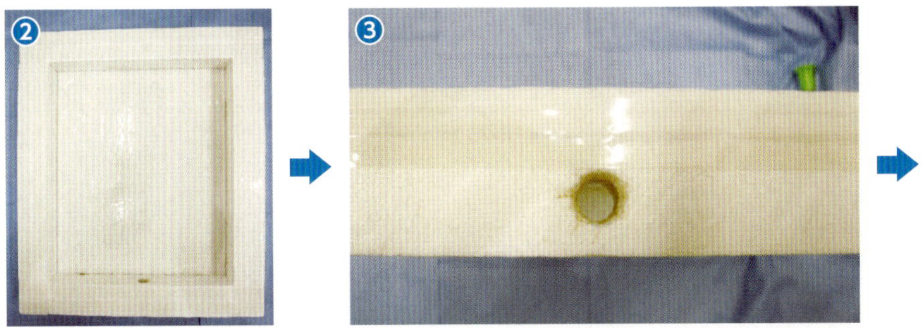

発泡スチロールで土台（仮想お腹の壁）をつくります．これで腸があらぬ方向に伸びすぎるのを防ぎます．肛門となる部位にオーバーチューブを通す穴を空けます

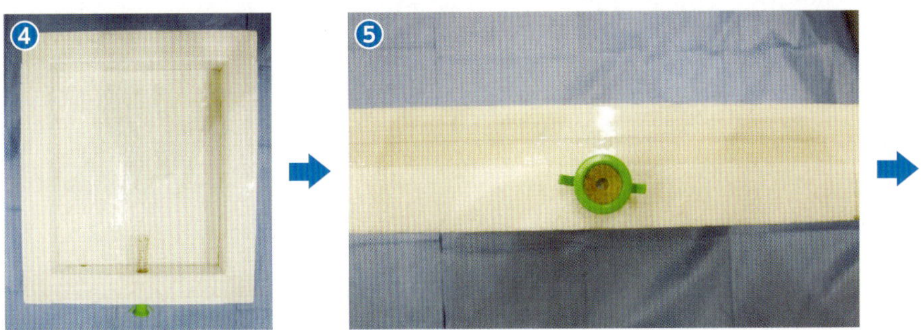

オーバーチューブを短く切り，土台の発泡スチロールの穴に通して固定します

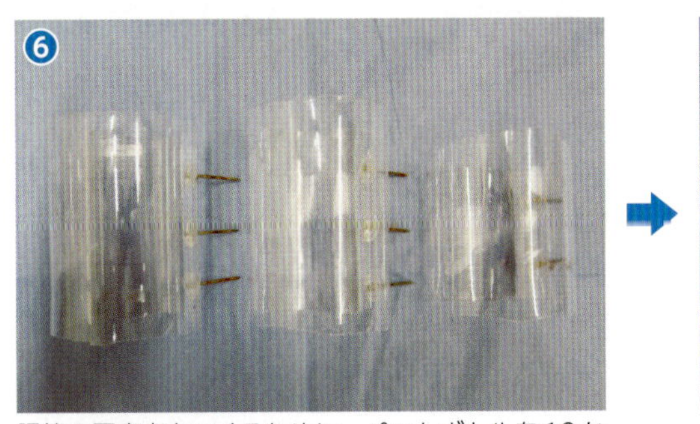

腸管の固定点をつくるために，ペットボトルを10から15cm程度の長さにカットします．土台に固定するために，ピンを刺しています

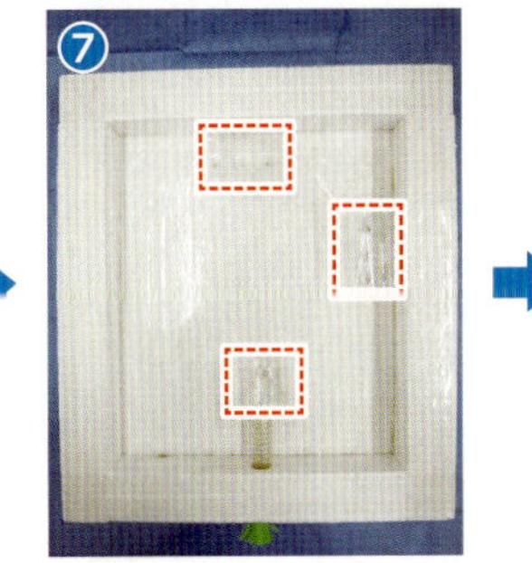

ペットボトルを土台に固定します（▭）．腸管の長さが短いので，人体と同じ固定点にはしていません．大体写真のように固定しています．これで土台は完成です

図3　大腸モデルのつくり方 movie⑮

（次ページへつづく）

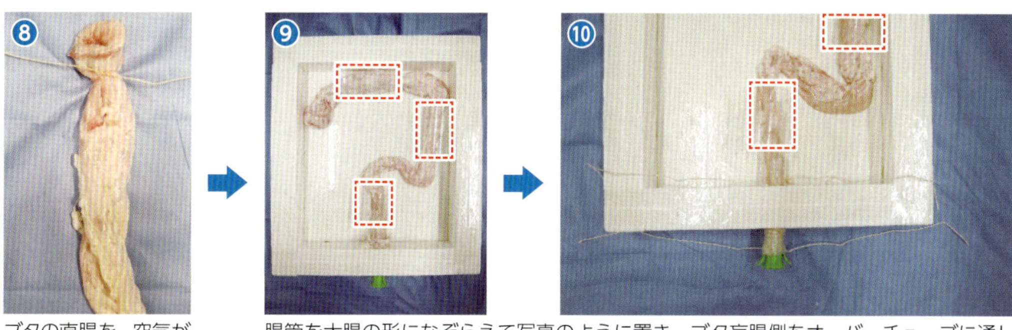

ブタの直腸を，空気が漏れないようにタコ糸で縛ります

腸管を大腸の形になぞらえて写真のように置き，ブタ盲腸側をオーバーチューブに通してタコ糸で縛って固定します．腸管はただ土台の上に置くだけでよいです

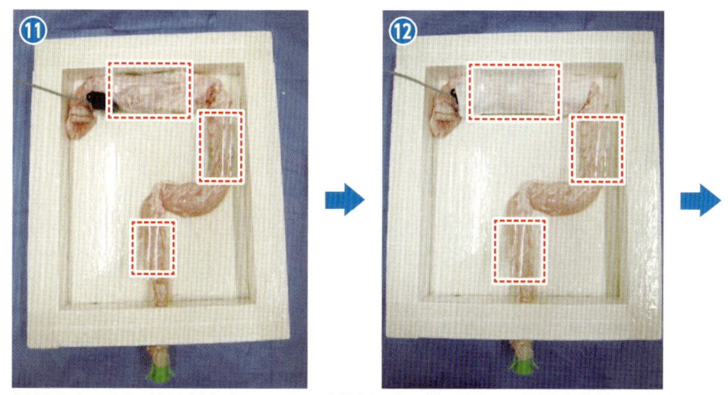

仮想病変の下に対極板を張り，その対側をガーゼで覆って生理食塩液に浸します（生理食塩液を使用する代わりに，腸管全体を塩もみすると，対極板を張るだけで通電可能になります）．これで完成です

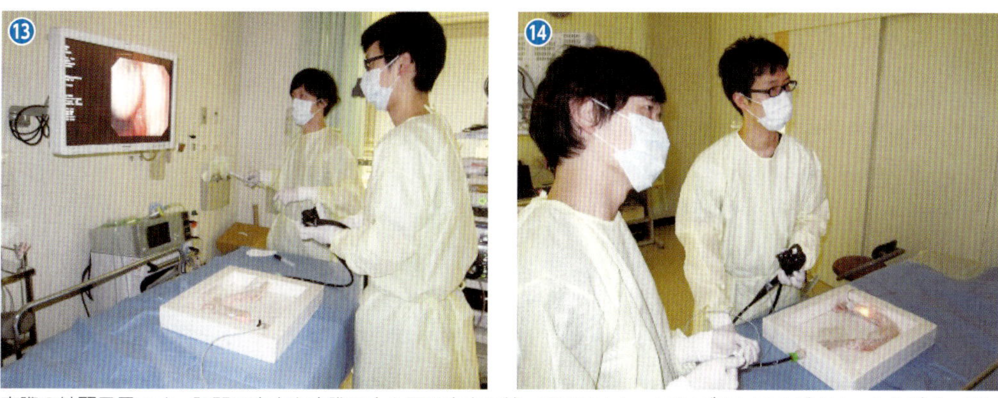

実際の練習風景です．肛門の方向を実際の人と同じ方向に持ってきてトレーニングをしてください．土台がベッドから動かないように固定することも大切です．パラドキシカルな動きもあり，大腸特有の操作性の再現にすぐれていると思われます

図3　大腸モデルのつくり方（つづき）

文　献

1）Ohata K, et al：Usefulness of training using animal models for colorectal endoscopic submucosal dissection: is experience performing gastric ESD really needed? Endosc Int Open, 4：E333-E339, 2016

1 【マーキング・局注】
マーキングにも順番がある

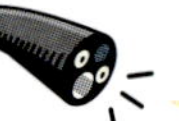

見やすいマーキングをしましょう

できてるつもり!? Check Point

1 重力の位置を確認する
2 病変の範囲診断を見誤らないように
3 しっかり押しあててマーキングをする

「マーキングの順番なんて考えたことない」なんて人もいるかもしれません．しかし，マーキングを誤ると，病変のとり残しにもつながります．また，しっかりとしたマーキングをしていないと，術中にマーキングが不明瞭になり判断に迷うことになります．その後の処置を集中して行うためにも，マーキングの順番を考えて，見やすいマーキングを心掛けましょう．

1 重力の位置を確認する

はじめに前提として，大腸の場合ではマーキングは基本的には不要です．健常粘膜と病変の境界が明瞭であることと，また健常粘膜がとても薄いためにマーキングによる穿孔のリスクもあるからです．ですから，本稿では食道と胃のマーキングについて解説しています．

まずは病変の範囲診断をしっかり行った後に，いざ，マーキングを開始します．その際には，**スコープによるこすれを考慮して行うべきです**．マーキング時に病変をこすってしまい，病変の範囲がわかりづらくなってしまうことや，病変から出血をきたしてしまう場合があります．**病変をこすらないように，まずは口側（手前側）からやるのが良い**でしょう．また，マーキングにおいても出血をきたしてしまうことがあります．ですから，**重力による水（血液）の流れる方向を意識することが大切です．手前側のマーキングをしたあとは，万が一出血したことを考えて水（血液）の流れの下流からマーキングを始めるようにしましょう**（図1）．

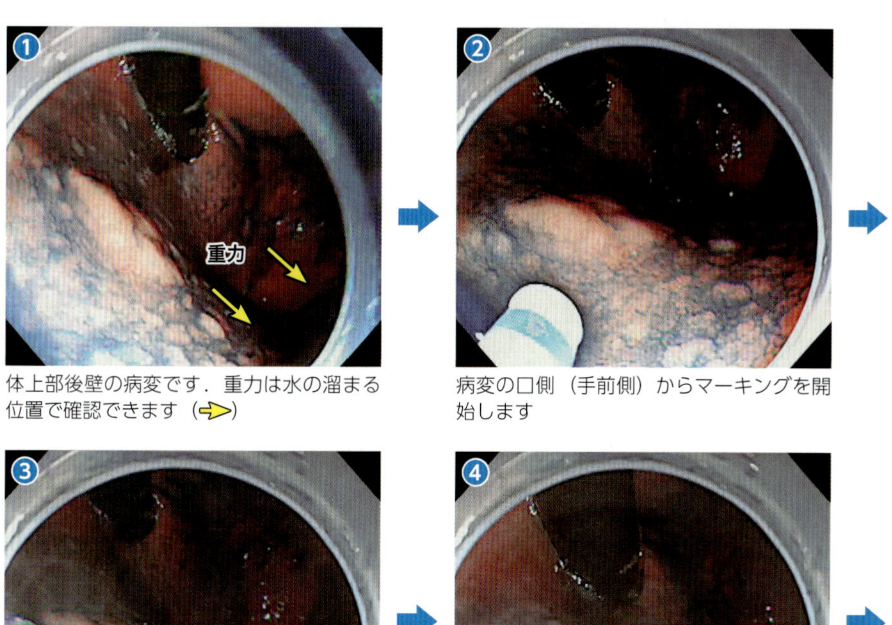

①体上部後壁の病変です．重力は水の溜まる位置で確認できます（⇨）

②病変の口側（手前側）からマーキングを開始します

③次に後壁側（下流側）のマーキングを行います．ここではスコープで病変をこすらないように気をつけましょう

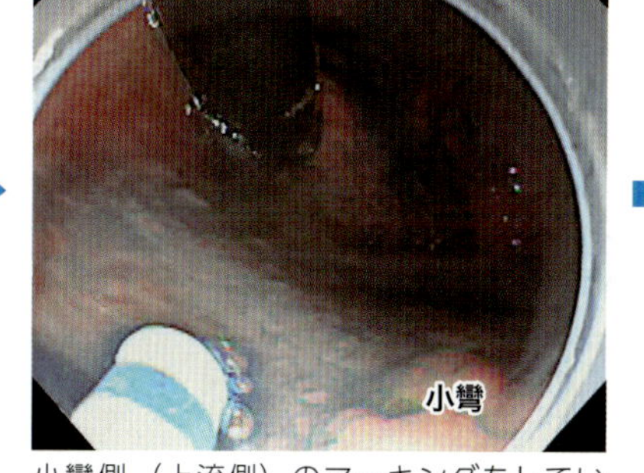

④小彎側（上流側）のマーキングをしています

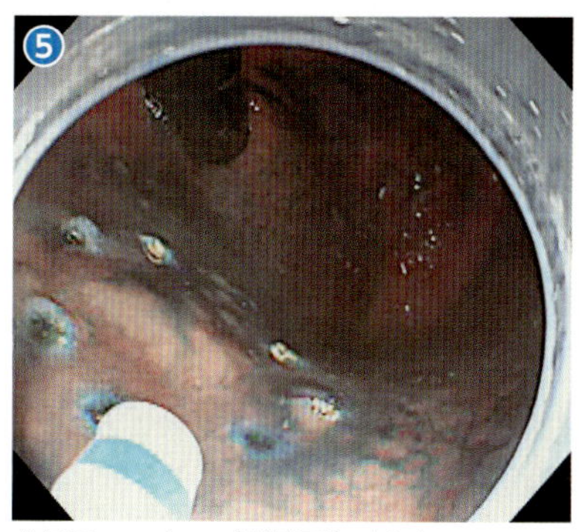

⑤全周のマーキングが終了しました

図1　マーキングの順番

2 病変の範囲診断を見誤らないように

基本的にはマーキングは密に行うようにします．なぜなら処置時に出血した場合や，近接した場合などはマーキングを見失うことがあるからです．

また，病変の境界がはっきりしない症例や，大きな病変でマーキングに時間がかかって，境界がわかりづらくなることが予想される症例では，4点マーキングなどをして，ある程度の目印をつくってもよいでしょう．もしくは，手早く幅広めに（1～2 cm）ざっくりマー

病変
病変
まず，ざっくりマーキングをする
間を埋めるようにマーキングをする

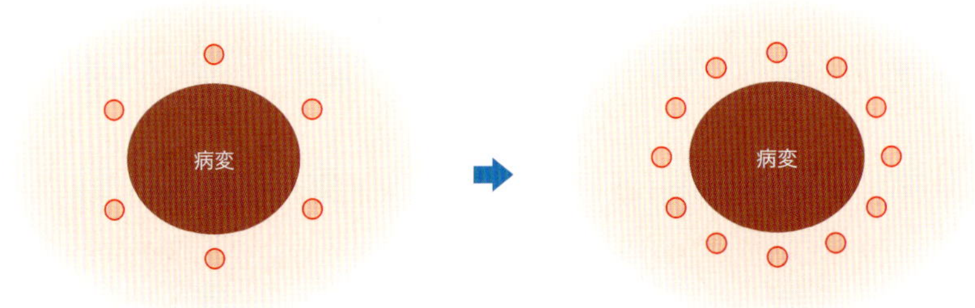

図2　マーキングのイメージ

キングしてもいいです．それから間を埋めるようにマーキングをしていきます（図2，3）．そうすることで，たとえ出血してもこのマーキングを目印に全周におくことができます．

3 しっかり押しあててマーキングをする

movie 16

1）鉗子を押しつける

当センターではマーキングは基本的にはDual knifeを使用しています．先端を収納してマーキングを行います．なぜならDual knifeは完全に閉じていても，セラミックチップの先端になるディスクの部分だけが残るからです（図4）．

閉じたナイフの先端を当てることでマーキングが可能ですし，多少押しつけても穿孔することはありません．しっかりとしたマーキングでないと，局注痕や，処置時の凝固でできた痕との区別がつかなくなります．粘膜に触れている程度でマーキングをしても，呼吸や蠕動などで先端がずれてしまいます．また，鉗子を押しつけることで鉗子はスコープのなかに押し戻されてしまいますので，それを想定して，鉗子の長さを調整しておきます．

2）粘膜が寄らないとき

アングルをフルで使っても，粘膜になかなか近づけないときがあります．そのようなときには吸引をかけて粘膜のほうをデバイスの先端に寄せてあげます（図5）．鉗子を押すだけが選択肢ではありません．

3）口側か肛門側に目印をつくる

最後に切除後の検体で口側と肛門側の見分けがつくように，口側または肛門側にダブルマーキングで目印をつくります．できるだけ，マーキングの円の内側で，かつ病変がない部分につけるようにしましょう．病変の外側にダブルマーキングをつけると，周辺切開時にそのマーキングに切開ラインが重なってしまい，視認できなくなることがあるためです．

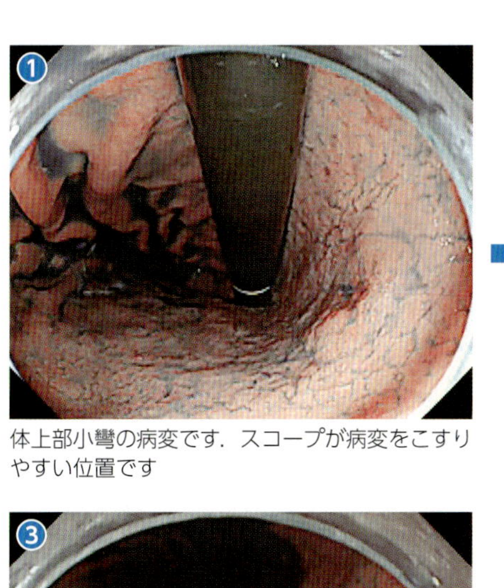

体上部小彎の病変です．スコープが病変をこすりやすい位置です

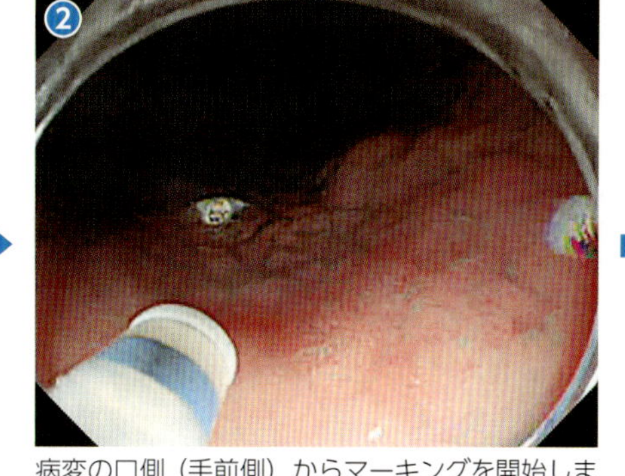

病変の口側（手前側）からマーキングを開始します

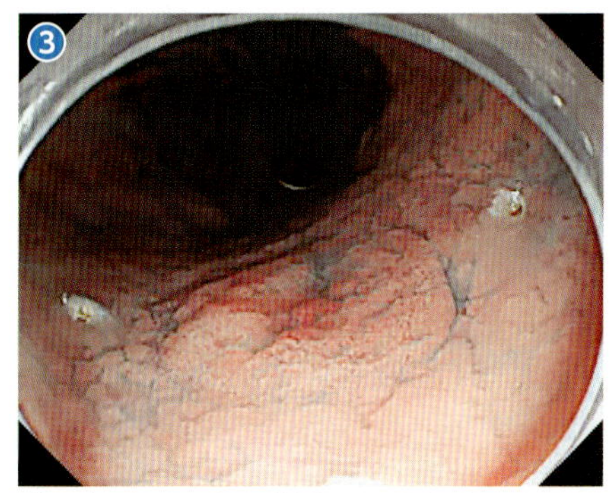

ざっくりとマーキングをしていきます

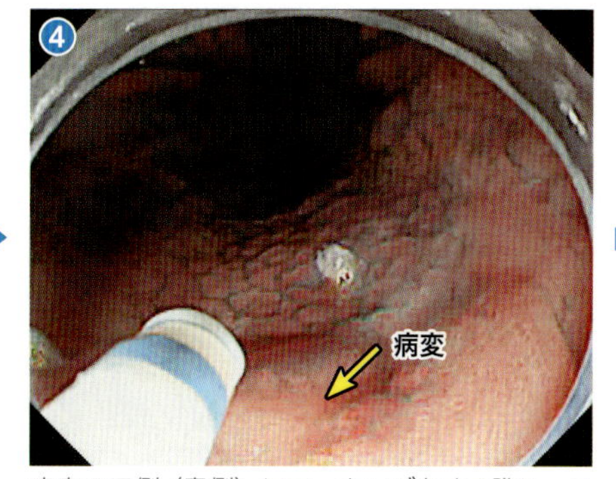

病変の口側（奥側）にマーキングをする際に，スコープが病変を擦ってしまい病変境界が見えにくくなる可能性があります

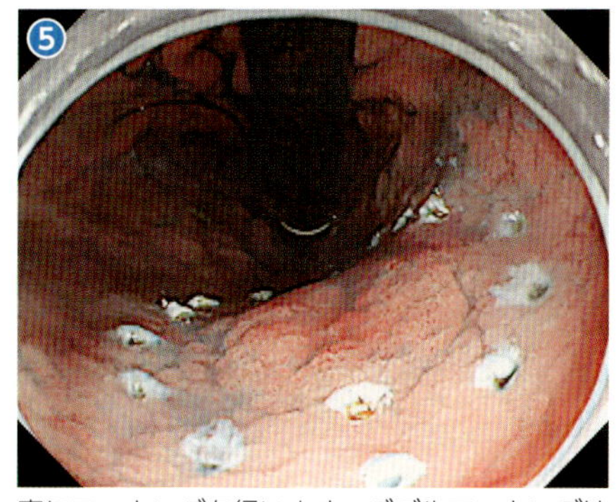

密にマーキングを行います．ダブルマーキングはマーキングの内側に付けます

図3　正しいマーキングの方法

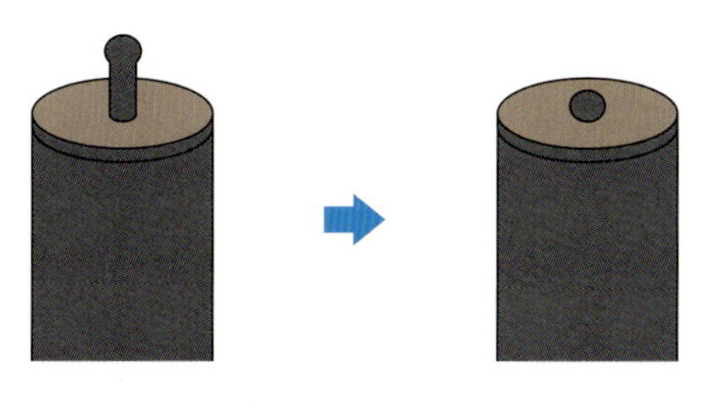

先端を出している状態　　先端を収納している状態

図4　Dual knifeの先端

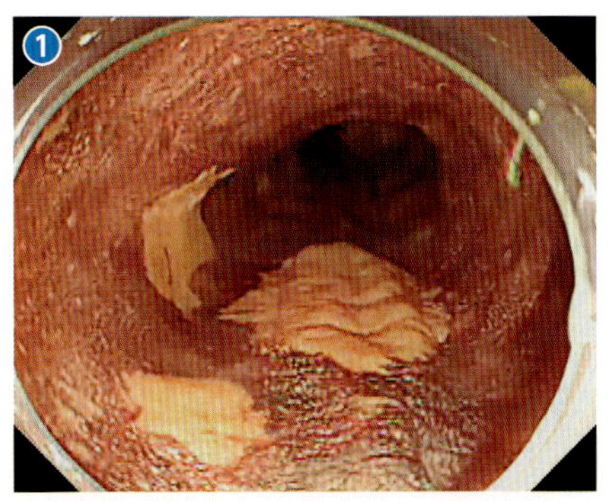

中部食道の左壁方向（7時方向）にある病変です

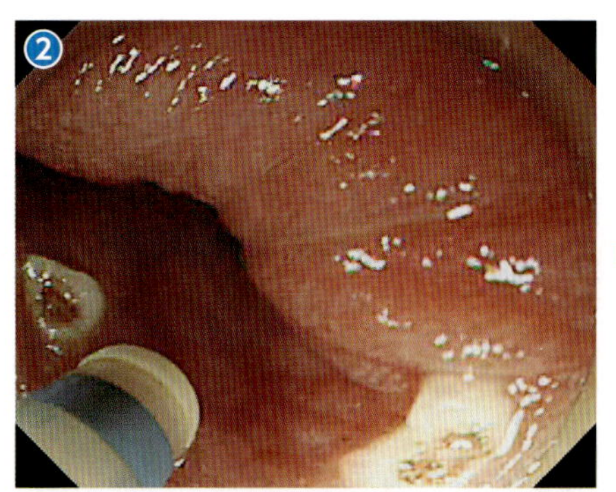

アングルをかけても粘膜と接することができません

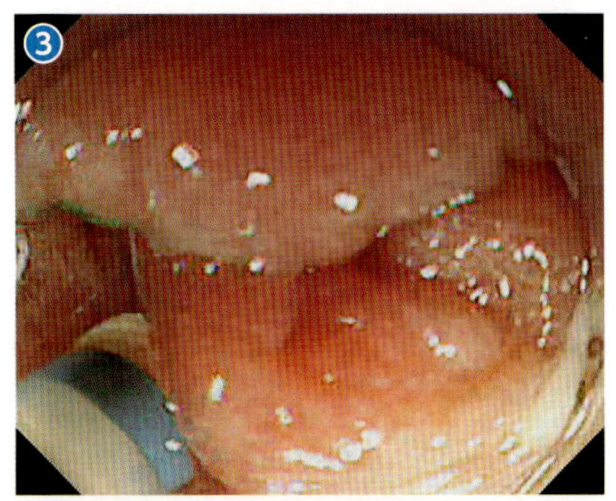

吸引することで粘膜を鉗子に寄せます

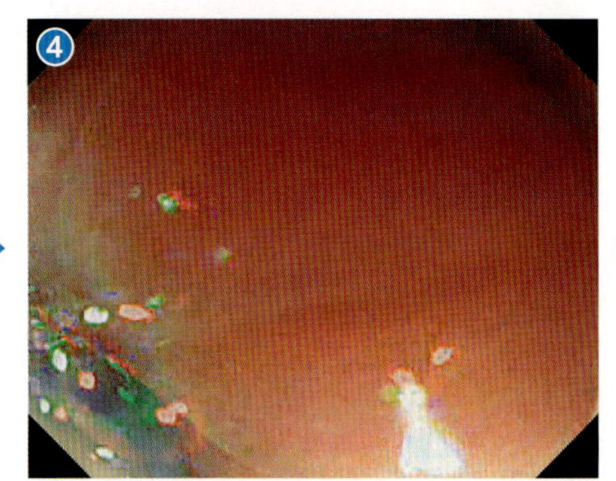

一時的に視野が不良になりますが粘膜に先端をしっかり押しつけているので，先端がずれることはありません

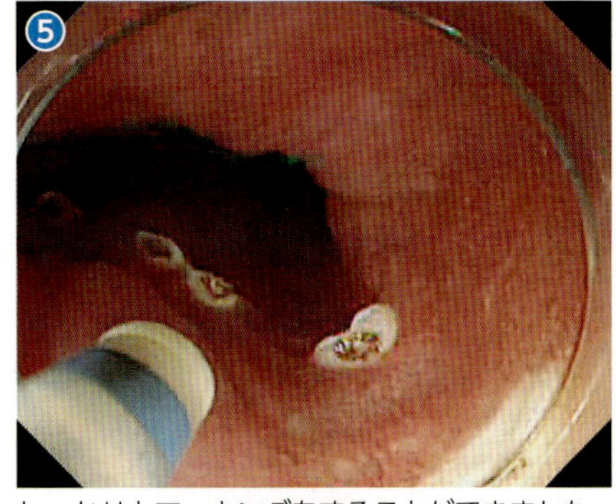

しっかりとマーキングをすることができました

図5　粘膜が寄らない時のマーキング movie⑯

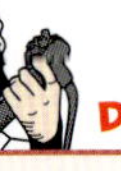

Dr.大圃のココ大事!!

粘液が多かったり，水没したりしていると，通電がうまくできなかったりします．また，ナイフの先端に凝固した組織がついたままマーキングを続けると，しっかりしたマーキングがつかなくなってしまいます．面倒がらずにしっかりとした環境整備をすることが大切です．また，少しの呼吸変動などでデバイスの先端がずれないくらい，しっかりと先端を粘膜に押しつけることが大切です．１つひとつの処置を丁寧に行うことが結果的には近道なのです．

2 【マーキング・局注】たかが局注と侮るなかれ movie

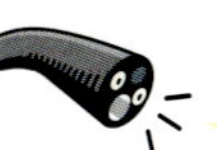

せっかく入れた局注液を逃してはいけません．入れすぎても無駄になります

できてるつもり!? Check Point

1 正しい層に局注を行う
2 どこに一番高い膨隆をもってくるのか
3 局注液の入れすぎに注意

まず当センターでは局注液は，胃では生理食塩液（生理食塩液250 mLあたりエピネフリン3 mg，0.4%インジゴカルミン2 mL）を，食道と大腸ではヒアルロン酸Na溶液（ムコアップ®原液20 mLあたりエピネフリン0.2 mgに0.4%インジゴカルミンを数滴）を使用しています．ただし，大腸・食道では適切な層にヒアルロン酸Na溶液が入らないことを防ぐために，まずはじめに生理食塩液を注入して，粘膜下層の最適な層にヒアルロン酸Na溶液の入るスペースを確保した後に，ヒアルロン酸Na溶液に変更するようにしています．また，胃においても線維化の症例や脂肪や血管の豊富な大彎側などでは，生理食塩液の代わりにグリセオール®液やヒアルロン酸Na溶液を使用しています．

局注針は，3 mmのものを使用している施設も多いと思いますが，当センターでは23G 4 mmのものを使用しています．4 mm針の場合，針の長さで局注の深さを調整できるので，局注が粘膜下層に入るまでは半刺し程度で，その後はスペースができるので全刺しでといった具合に調整ができること，いったん針が入った後に抜けにくいことが理由です．

局注がうまくいかずに何度もやり直すと，そのたびに穿刺孔が増えてしまい，そこから局注液が漏れて隆起が不十分になったり，余計な出血を増やして条件が悪くなります．効率よく局注をすることで，安心して次のステップ（粘膜切開）を行うことができます．

局注を上手に行うためには次の1～3のポイントを順番にクリアすることが重要です．それぞれのポイントを見ていきましょう．

1 正しい層に局注を行う movie⑰

基本的には穿刺した後，局注針を少し引きつつ，粘膜下の膨隆を確保しながら局注を行います（図1a）．しかし，食道や大腸は壁が非常に薄いため，局注針は容易に粘膜下層を

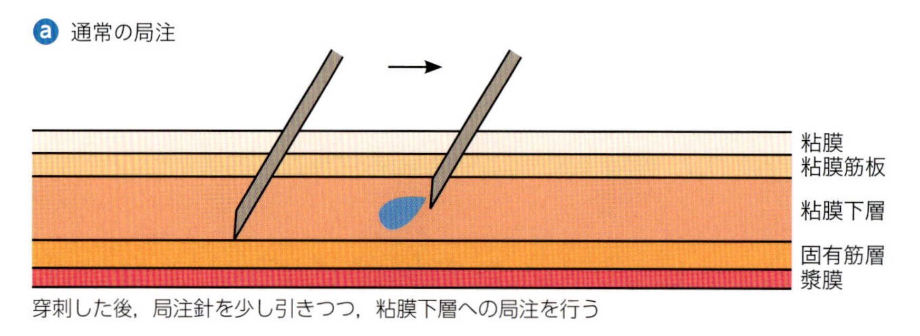

穿刺した後，局注針を少し引きつつ，粘膜下層への局注を行う

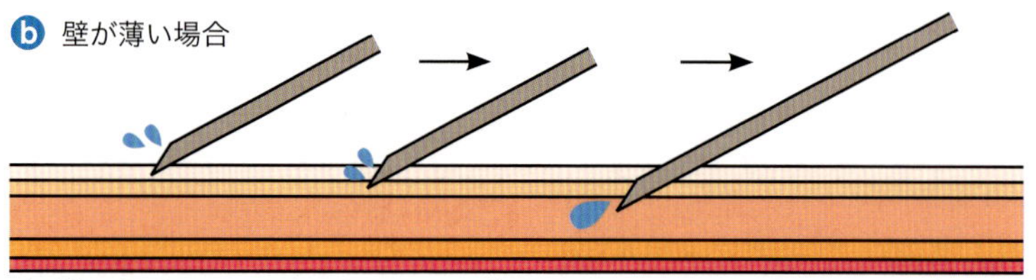

壁が薄い場所では，局注液を注入しながら，粘膜を穿刺，粘膜下層に針先が進むと局注液が注入されます

図1　局注液を逃さない

貫いてしまいます．針が貫通してしまうと壁外に局注をしてしまうことや，正しくない層（筋層や漿膜下層）に局注液が入ってしまうことがあるため，通常の局注法でうまく粘膜下層に局注液が入らない場合は，局注液を注入しながら刺すと，確実な粘膜下層への注入ができるでしょう（図1b）．

2 どこに一番高い膨隆をもってくるのか　movie⑰

切開ラインが粘膜下膨隆の頂点になるように，マーキングの外側に局注を行います．ただし，針を刺したところが一番膨隆の上がるところではありません．なぜなら針の長さが3～4 mmあるからです．そのことをしっかりと意識してください．針を刺したところでなくて，針先から局注液が出るのです（図2）．膨隆のどこが上がるか，切りたいところがどこなのかを意識しましょう．

3 局注液の入れすぎに注意

一度粘膜下の膨隆が得られたら，次の局注は粘膜下膨隆の裾野に打つと適切な深度での局注が可能となります（図3）．隆起したふもとに次の局注をしていくことで確実に局注を追加していくことができます．切れよくスナップを利かさなくてもすっと針は入っていきます．とにかく，切開し始める前に，しっかり高い膨隆をつくることを意識してください．切開前が，局注液が粘膜下層に一番保たれるタイミングです．

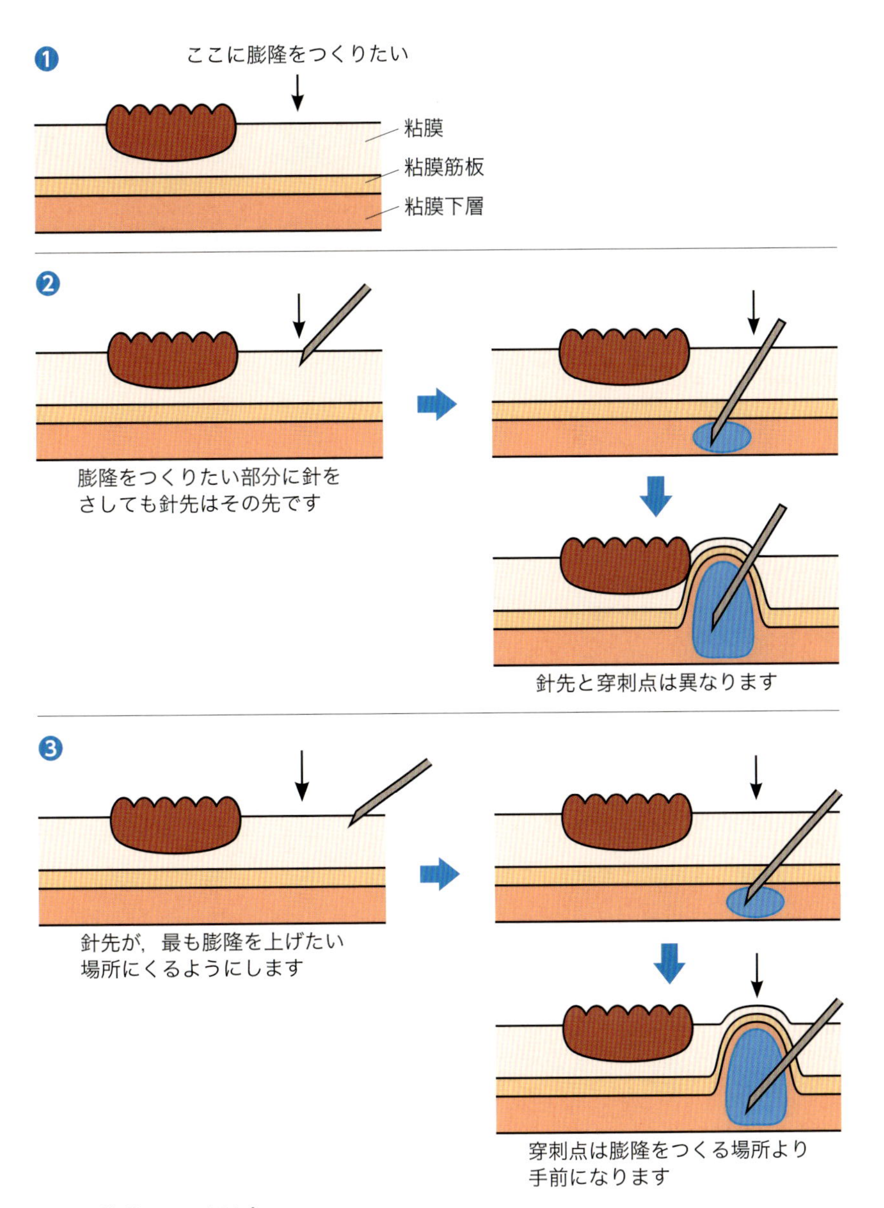

図2　膨隆のつくり方

また一方で，少しでも安心に切りたいという思いから局注液をがんがん入れてしまう研修生をよく見かけます．しかし，必要以上に局注をしても切開する頃には膨隆がつぶれてしまい，結局は無駄になります．一度の切開で切れる範囲で，身の丈にあった，局注をしましょう．

また，接線になって粘膜切開が困難な部位を，局注液を入れることで平行にもってくることもできます．意図的に処置しやすい方向に変えるのです．ですので，ただ局注液をたくさん入れるのは芸がないということです．

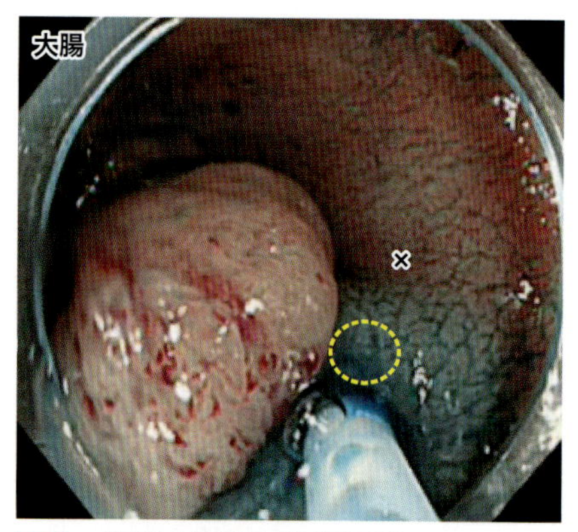

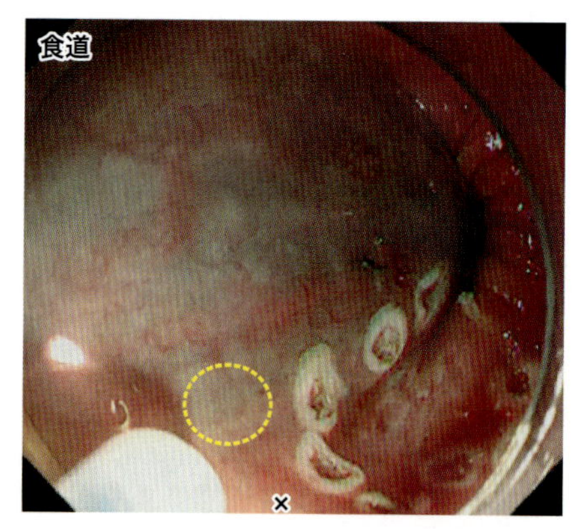

図3　膨隆の裾野に追加局注

粘膜下隆起の裾野（◯）に打つと適切な深度での局注が可能となります．
せっかく粘膜下層に局注が入っているのに，その裾野を利用せず，新たに×の位置に穿刺をするのは無駄な労力です

Dr.大圃のココ大事!!

どこが膨隆の頂点になるのかを理解することが大切です．針穴の部分（シースの先端部）が最も高くなるわけではありません．針の長さも意識してください．局注液は針の先端から出ているのですから．粘膜下層に刺入している針の先端の位置をイメージすることが大切です．

3 【マーキング・局注】局注針の刺し方考えたことありますか？

movie

人生いろいろ，アプローチもいろいろ

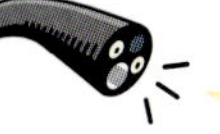

できてるつもり!? Check Point

- 1 針を左手で刺す
- 2 針をスコープで刺す
- 3 針を出すだけで刺す

さて，針の刺し方は，右手のスナップを効かせてぶすっと刺す．皆さんそのように習っていると思います．もちろん基本はそうですが，操作性が不良なシーンなどでは，スコープを適切な位置にコントロールするには，右手でスコープを保持し続ける必要があります．必ずしも右手がフリーになるわけではありません．ここでは，われわれが行っている局注のしかたを伝授します．

1 針を左手で刺す

参照▶第１章-3，movie⑱

右手で針を刺すだけが選択肢ではありません．どうしても右手が離せないシーンに直面するかと思います．ここでは，**第１章-3**で書かれているテクニックを使用します．左手で出し入れする方法は２通りあります．まだ局注液が入っていない状況では，粘膜を貫通するのにそれなりの勢いが必要ですので，「その1」（p.20）のやり方が好ましいでしょう．しかし，いったん粘膜下に局注が入って追加での局注であれば，「その2」（p.21）のやり方でも十分に粘膜下に局注針を入れることができるでしょう（図1）．

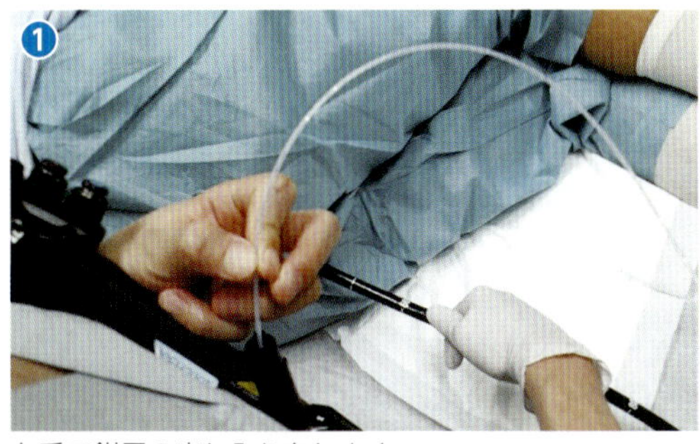

左手で鉗子の出し入れをします

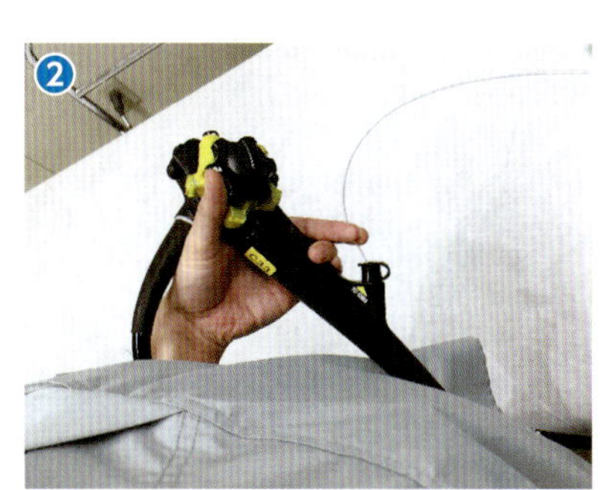

左手で鉗子の出し入れをします

図1　左手での鉗子の出し入れを参考に

2 針をスコープで刺す

movie⑲ movie⑳

右手で局注針を押さなくても，膨隆がしっかりして粘膜に緊張がある状態ならば，スコープで刺すだけでも針は刺さります（図2）．大きな動きで局注針を出すとそれだけで視野が崩れてしまいます．せっかくできているいい視野があればその視野を壊さないように静かに“すっと”スコープを押し込み局注をするようにしましょう．

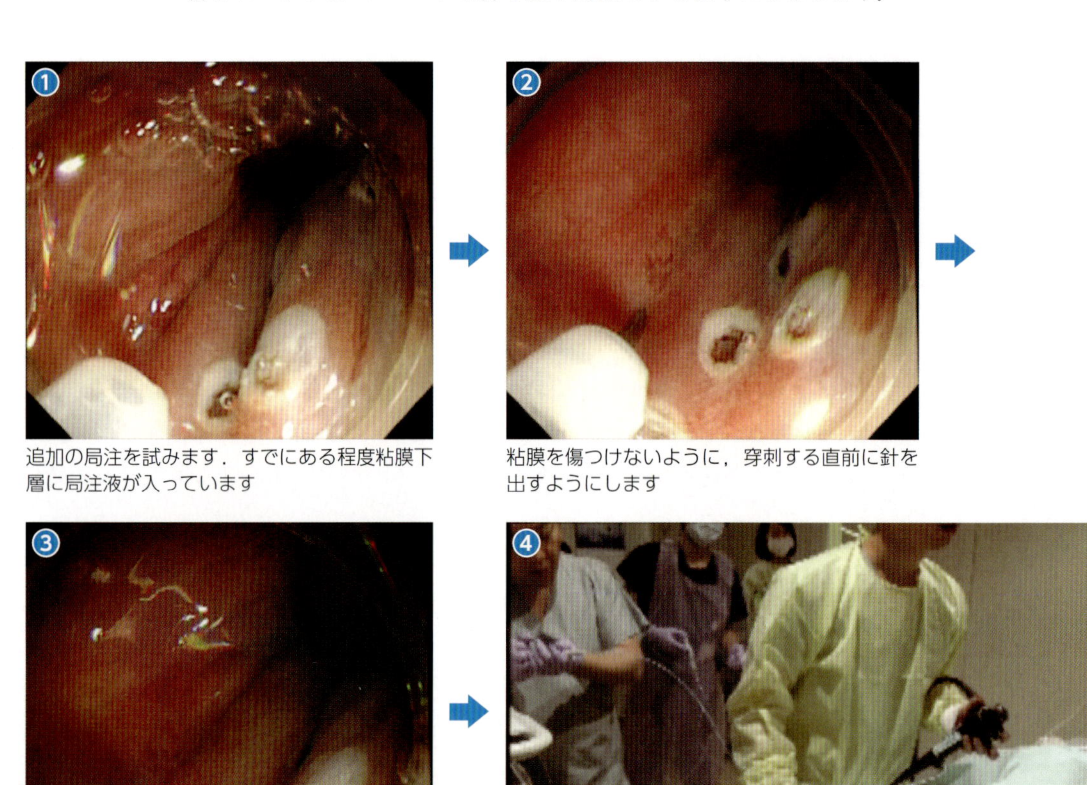

①追加の局注を試みます．すでにある程度粘膜下層に局注液が入っています

②粘膜を傷つけないように，穿刺する直前に針を出すようにします

③④スコープで刺します（➡）．右手をスコープに保持したままの穿刺が可能です

図2　スコープで刺す

3 針を出すだけで刺す

movie⑲ movie⑳

針を出したまま抜いて，また刺すとなると，動作も大きくなるし，粘膜を傷つけることにもなります．介助者に針を引いてもらうだけで，針は抜けるのです．そうすることでそのままシースを次の穿刺点へスライドして移動させることができ，最小限の動きで穿刺をくり返すことができます．**次に針を刺すところでまた介助者に針を出してもらいましょう．**膨隆がしっかりしているところであればそれだけで局注ができます（図3）．仮に刺せなくても，ほんの少し鉗子やスコープを刺すだけで局注針は入ります．乱暴な穿刺でできてしまう粘膜の無用な穴は出血の原因になりますし局注液が漏れていきます．百害あって一利なしです．

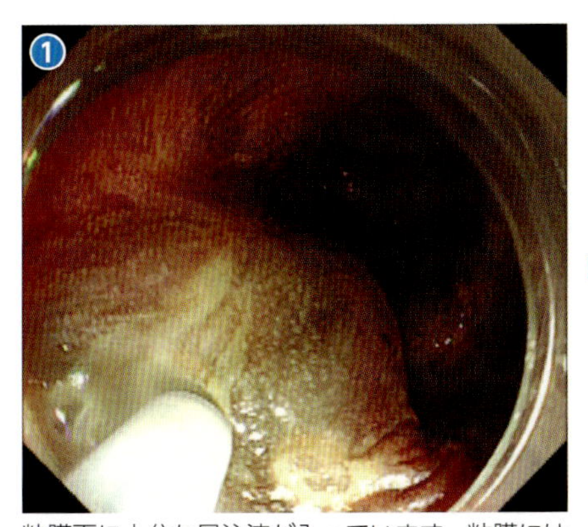

① 粘膜下に十分な局注液が入っています．粘膜には張力がしっかりある状況です

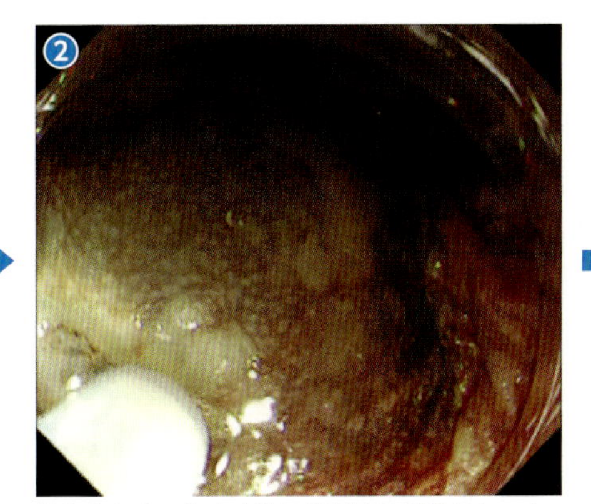

② 針先をしまったまま次に穿刺する部位にセット．十分粘膜に張力があれば針を出すだけで粘膜下に穿刺さります

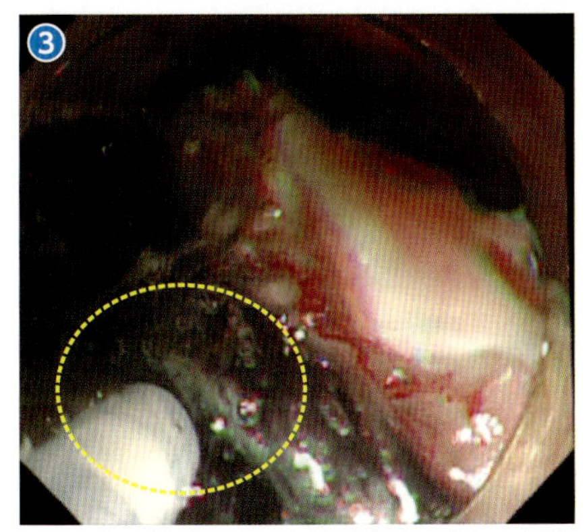

③ このように粘膜下層に直接局注する際も，局注針をセットして，針を出すだけで十分粘膜下層に針は刺さります

図3　一度針をしまってから針を出すだけで刺す

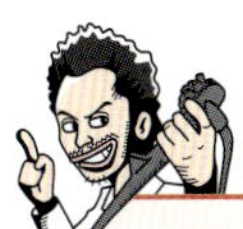

Dr.大圃のココ大事!!

局注ひとつとっても，さまざまなテクニックを細かく使い分けています．視野が崩れるような，局注針を強く突き刺す動きは一切不要なはずです．術野が保持できるように，優雅な動きで“静かに”“すっと”穿刺することを心がけてください．

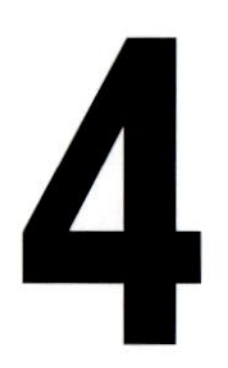

4 【マーキング・局注】高い膨隆ができない movie

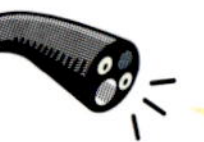

どうやったら都合のいい方向に膨隆ができる？

できてるつもり!? Check Point

1. 高い膨隆をつくるためには空気の出し入れも大事．しっかり脱気する
2. 高い膨隆をつくるためには針先をコントロールする
3. 高い膨隆をつくるためには自分でみすみす隆起をつぶさない

さて，せっかく粘膜下層に局注液が入っているのに，なかなか高い膨隆が得られていないことを経験したことありませんか？ ここではより高い膨隆を得るためのコツを教えます．

1 高い膨隆をつくるためには空気の出し入れも大事．しっかり脱気する movie 21

局注中に，吸引ボタンを意識したことはありますか？ 局注中に送気をして管腔をぱんぱんに広げるのではなく，少し吸引をすることで空気を抜いて（脱気しながら），管腔をルーズにして局注をしていくことで高い膨隆が得られます（図1）．また送気が多いと針で粘膜にテンションがかかって破ける原因にもなります．局注が終わり針を抜いたあとも余計な送気は控えましょう．隆起がつぶれてしまいます．鉗子の入れ替えのときなど，せっかく入った局注液が逃げないように常に脱気を心掛けるようにしましょう．

2 高い膨隆をつくるためには針先をコントロールする movie 21

粘膜下層に局注液が入りはじめたら，ある程度きれいに局注液が入ってきたところで，今度は針先が抜けないようにすっと針を深いところに入れます（はじめから深いと，針先は粘膜下層を貫いてしまいます）．そこからは隆起の高さをつくることを心掛けます．隆起をつくりたい方向に針先でテンションをかけて隆起をデザインしていきます．

粘膜が裂けないように注意し，脱気しながら針先を管腔の中心にもっていき，粘膜下層にスペースをつくってあげることで，より膨隆ができるようにします．刺したところより奥に，膨隆をつくりたいときはわざと局注針で手前を押し潰すようにします（図2，3）．そうすることで奥に局注液が流れるように意識します．

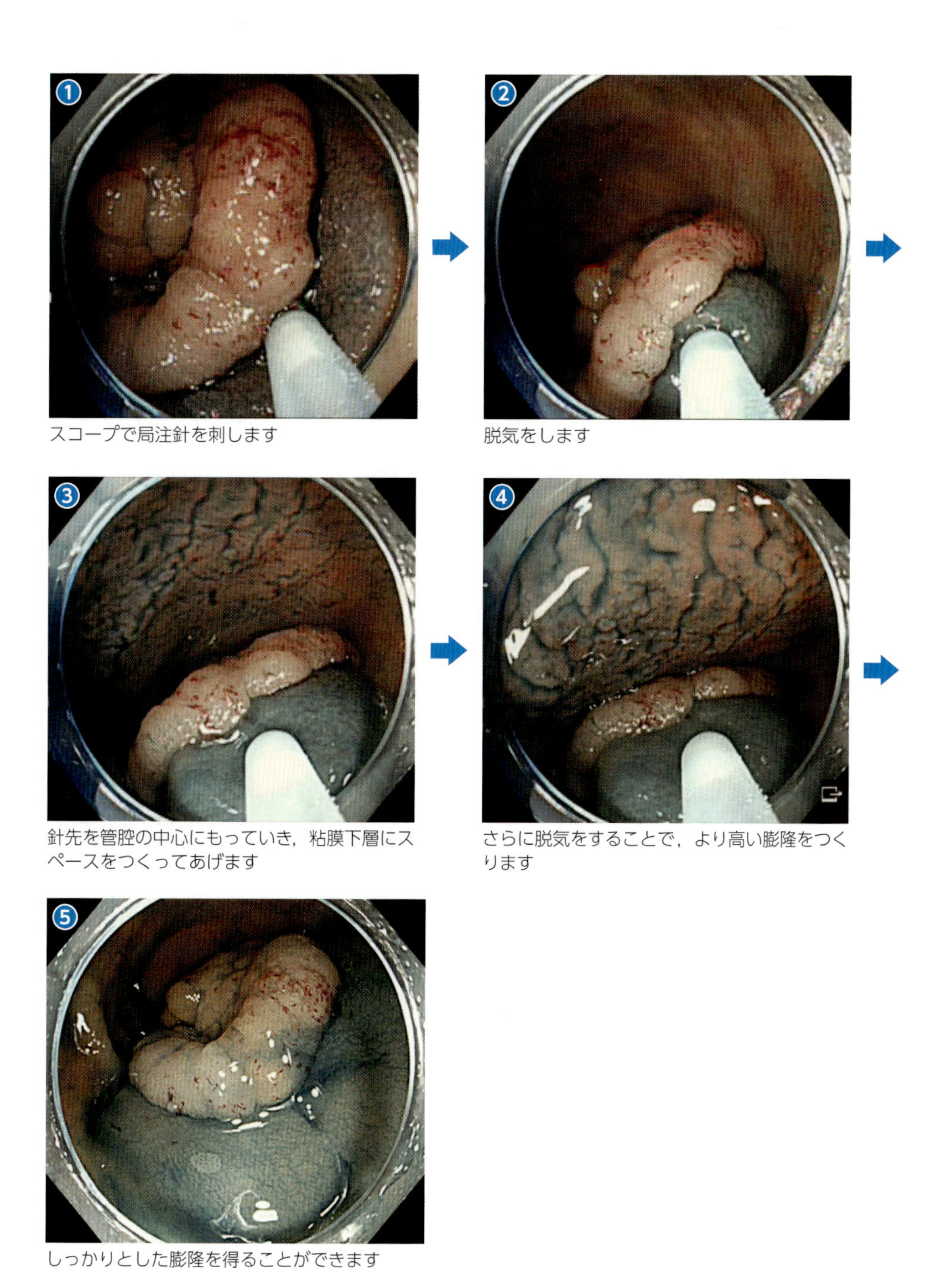

① スコープで局注針を刺します

② 脱気をします

③ 針先を管腔の中心にもっていき，粘膜下層にスペースをつくってあげます

④ さらに脱気をすることで，より高い膨隆をつくります

⑤ しっかりとした膨隆を得ることができます

図1　局注中の脱気 movie㉑

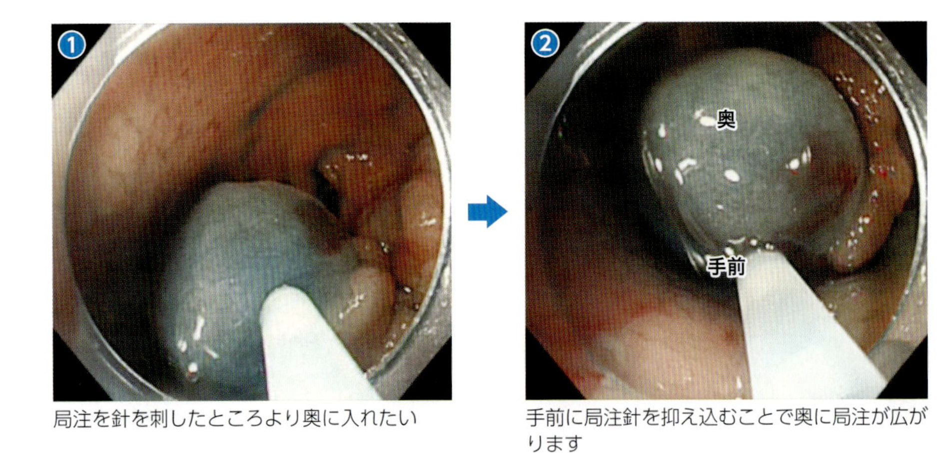

局注を針を刺したところより奥に入れたい

手前に局注針を抑え込むことで奥に局注が広がります

図2　針先のコントロール

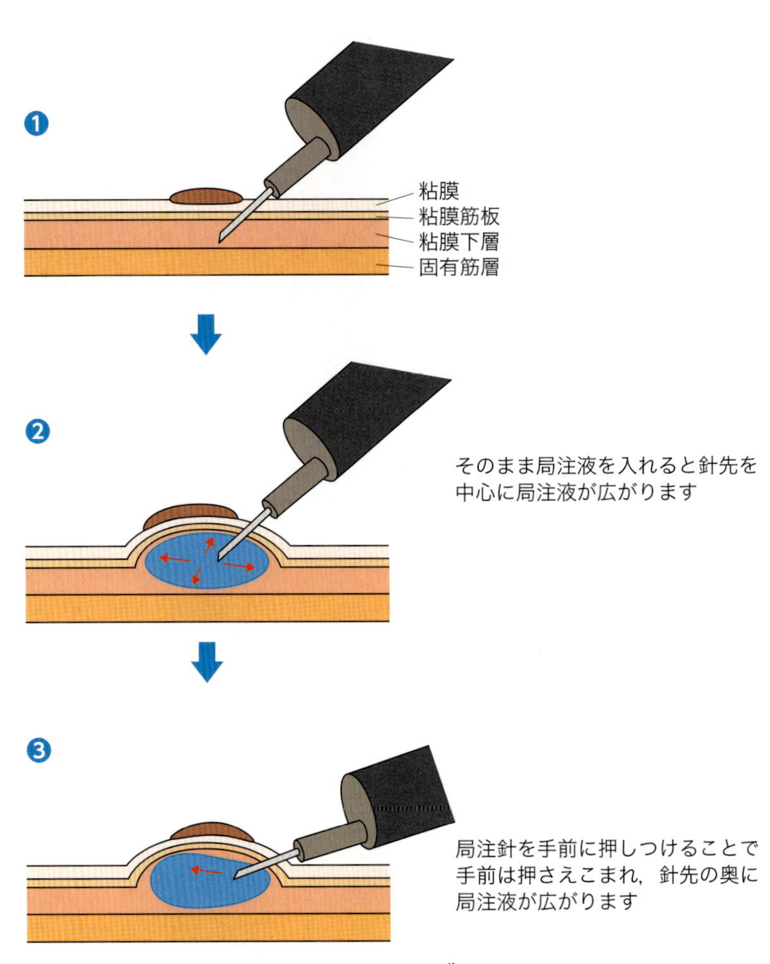

図3　局注針を手前に押しつけるイメージ

3 高い膨隆をつくるためには自分でみすみす隆起をつぶさない

局注をどんどん奥にしていくときは気をつけてください．手前にせっかくつくった膨隆を自ら押し潰すことになってしまいます．前後に局注を入れていくときは，手前から奥へ局注していくと，完成した膨隆をつぶしてしまうので奥から局注をしていくようにしましょう（図4）．

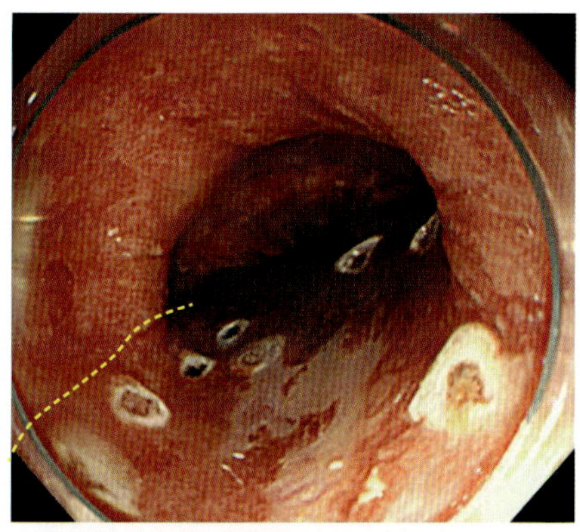

病変左側（▪▪▪▪）を局注していきます

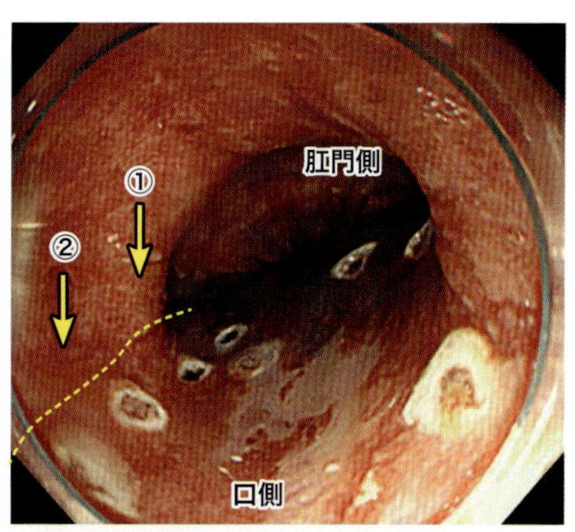

奥側（肛門側①）から手前側（口側②）の順番で

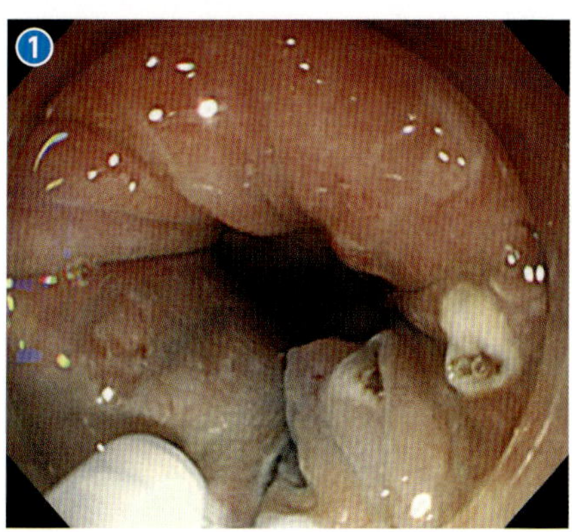

奥側（肛門側）から局注をします

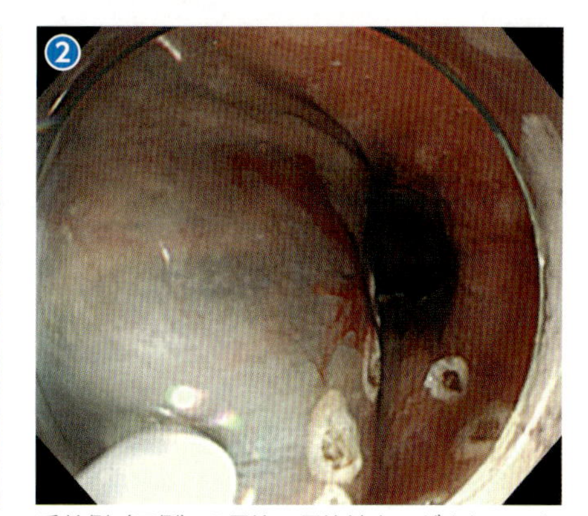

手前側（口側）の局注．局注液をつぶさないことでしっかりとした膨隆ができています

図4　奥側から局注する

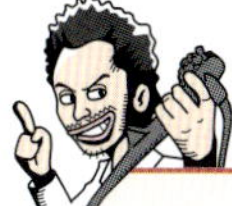

Dr.大圃のココ大事!!

脱気して粘膜の緊張をとった状態にし，かつ針先をコントロールして意図的な隆起を形成を心がけてください．隆起の完成後もその高さを保持するために，脱気された状況を維持してください．こうして自ら隆起を設計するのです．

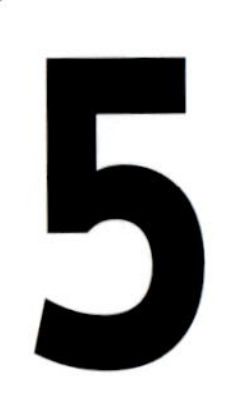

5 【マーキング・局注】剥離中の追加局注

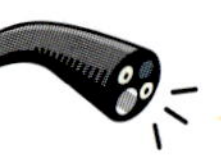

線維化がないのに持ち上がらない！？
粘膜下層のどこを狙って刺していますか？

できてるつもり!? Check Point

1 粘膜にテンションをかけて局注する
2 直接粘膜下層に局注をする

さて粘膜切開後は，局注液が逃げるスペースができますので，広範囲に局注をしても結局は無駄になります．効率的に切開する（できる）部分だけに局注をしていくようにしましょう．ただ粘膜切開前ほど粘膜下層のスペースがなく，局注液が入りづらい場合もあります．

本稿では，粘膜がもち上がりにくい場合の対処法1，2について解説します．

1 粘膜にテンションをかけて局注する

粘膜切開前は粘膜にはテンションがかかっていますが，粘膜切開をしてしまうと，その部分にはテンションがかからなくなっています．しかし，針を刺す場合にはテンションがかかっていないと上手く粘膜を針が突き破ることはできません（図1）．いくらスナップを利かせたところで，敵（粘膜）が受けてくれる（テンションがかかっている）状況でないと，針を何度も刺そうしても，結果は同じです．

ただ内視鏡の場合，鉗子口は基本的には1つですので，テンションをかけるのに左手で引っ張って切るといったことはできませんので，フードで上手く手前の粘膜を押さえてあげて，粘膜がピンと張るようにしてあげます．そうすることで粘膜にテンションをつくってあげます．テンションさえつくってあげれば，右手で力強く針を刺す必要はありません．スコープやスコープのアングルだけで局注針を刺すことができるはずです．そちらの方が，視野を壊さないで局注ができますし，より安定した局注をすることができるでしょう．

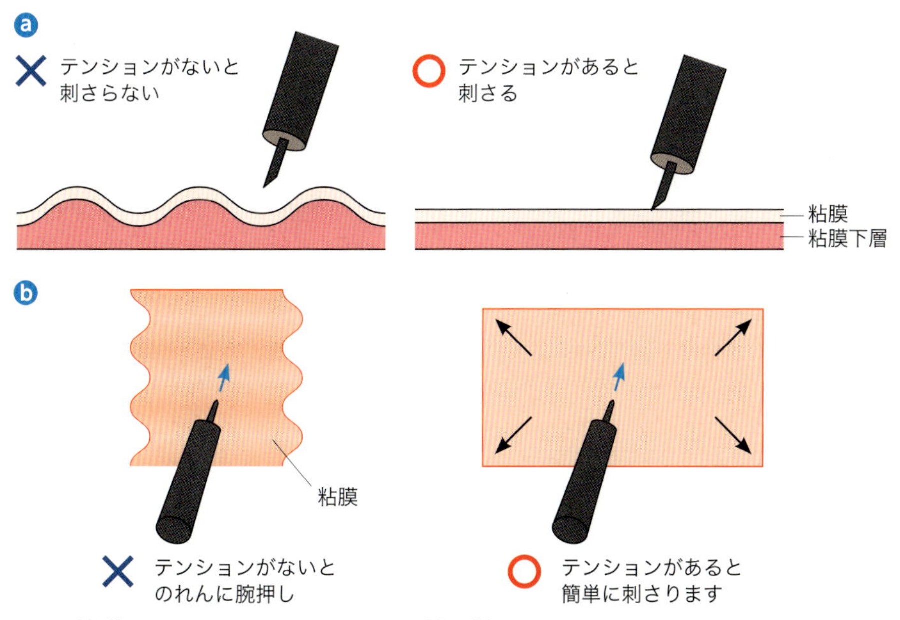

図1　粘膜にテンションをかけないと，針は刺さりません

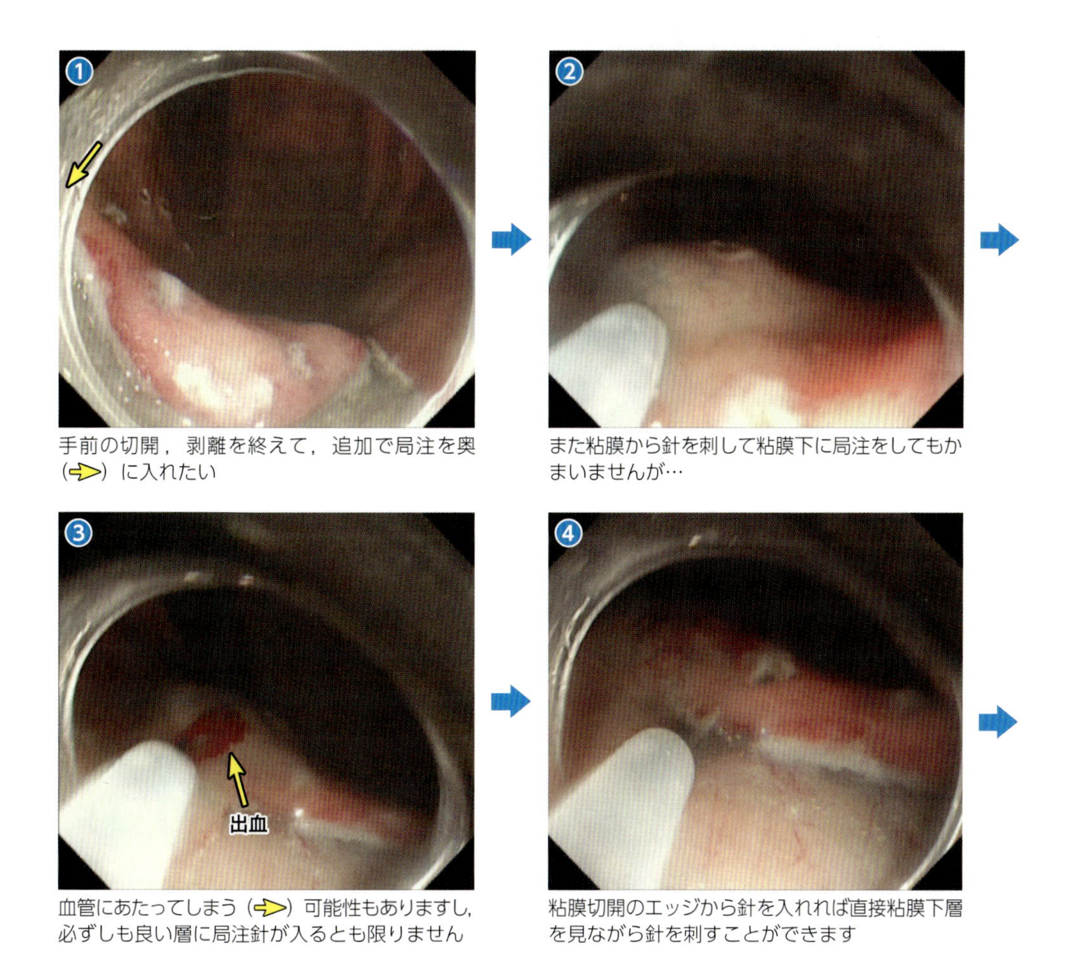

手前の切開，剥離を終えて，追加で局注を奥（⇨）に入れたい

また粘膜から針を刺して粘膜下に局注をしてもかまいませんが…

血管にあたってしまう（⇨）可能性もありますし，必ずしも良い層に局注針が入るとも限りません

粘膜切開のエッジから針を入れれば直接粘膜下層を見ながら針を刺すことができます

図2　粘膜切開のエッジから追加局注

（次ページへつづく）

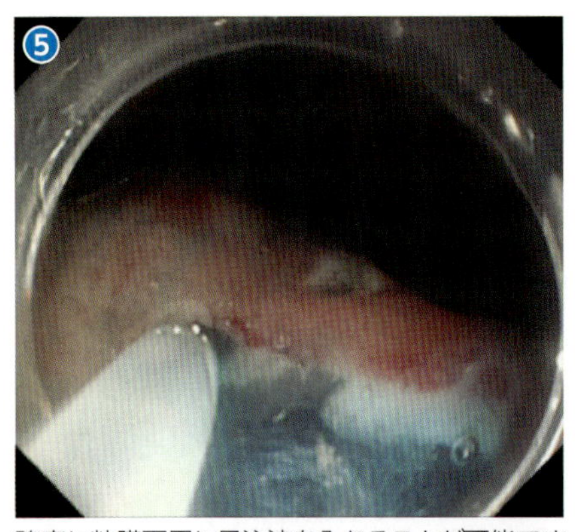

確実に粘膜下層に局注液を入れることが可能です

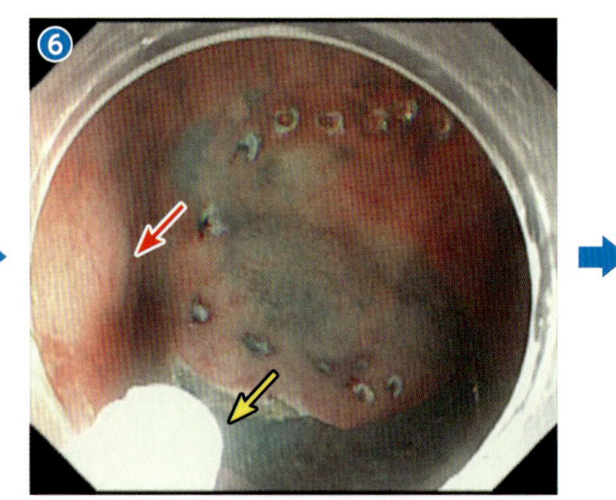

別の症例の追加局注です．あなたなら➡と➡のどちらに追加しますか？

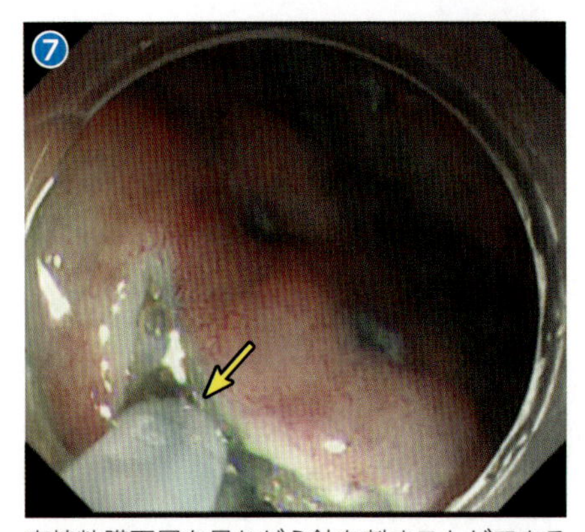

直接粘膜下層を見ながら針を刺すことができる➡のほうがいいでしょう

図2　粘膜切開のエッジから追加局注（つづき）

2 直接粘膜下層に局注をする

movie㉒

目的の場所への局注として，すでに粘膜切開がされている場合，粘膜切開のエッジから直接粘膜下層に局注針を刺すことで，局注が容易にできることがあります（図2）．粘膜を刺すわけではないので，ずんと突き刺すようなことをする必要はありません．

追加で局注をする場合には，粘膜下層に直接針を入れるので（粘膜を経由せずに）やさしく針を刺すだけでよいのです．この際にも，なるべく血管を避けるように努力しましょう．視認できる血管は避けること，粘膜下層の上層部は血管網が多いため，なるべく深い層を狙うように心がけます（図3）．ある程度粘膜下層に局注液が入ったら，粘膜下層に厚みがでますので，改めて粘膜下層の深い位置に針を入れ直してあげましょう（図4）．よりしっかりとした膨隆をつくってあげることができます．

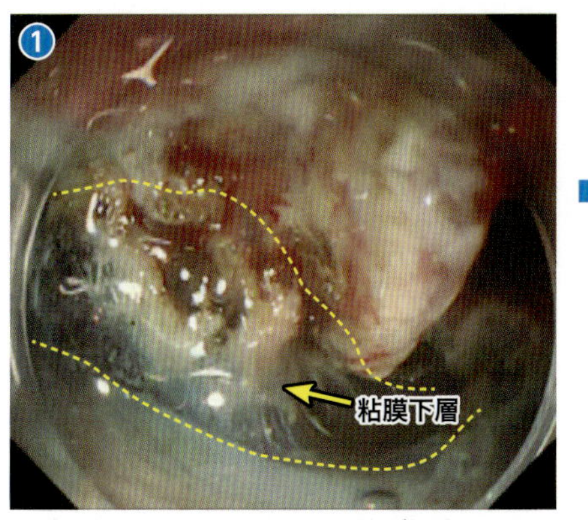

粘膜下層の上の層には脂肪と血管が視認できます

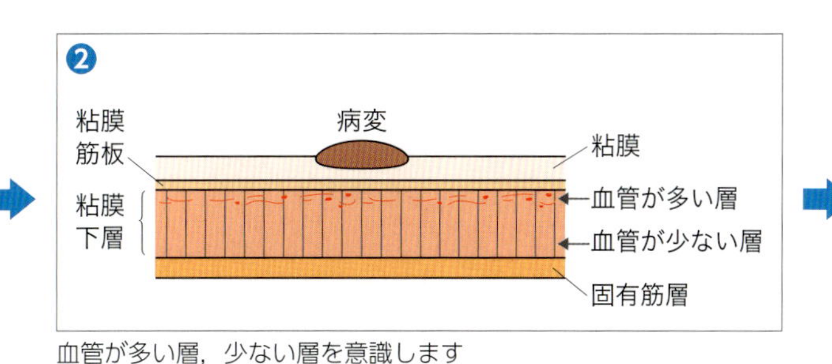

血管が多い層，少ない層を意識します

視認できる血管は避けていますが，局注針が筋層に平行な角度より上を向いているので，視認できない奥（粘膜の裏側）の血管にあたるリスクがあります

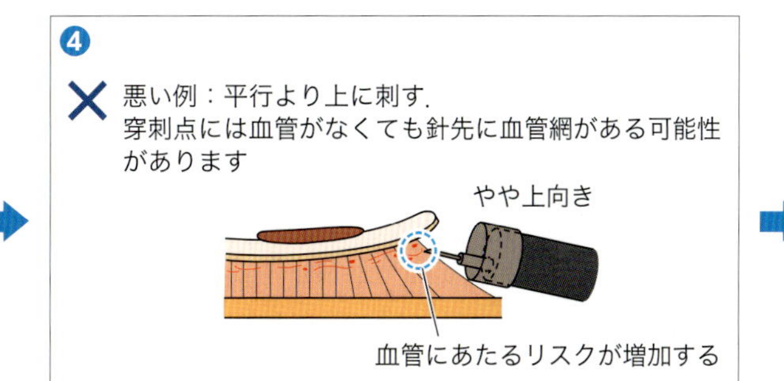

なるべく血管に針先があたるリスクを減らしたいところです

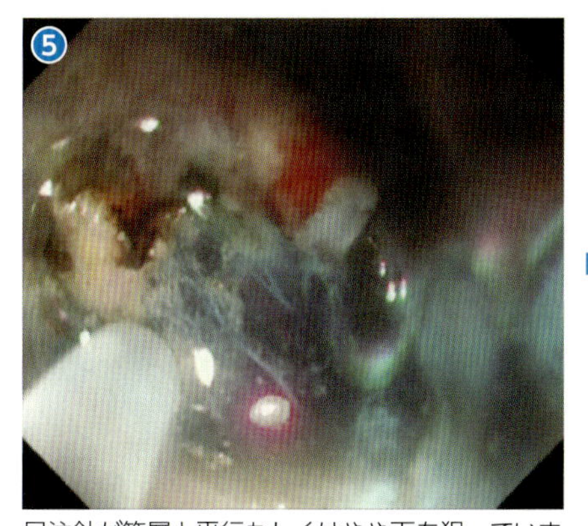

局注針が筋層と平行もしくはやや下を狙っています．針先に血管があるリスクは減ります．もちろん筋層を刺さないようにしないと意味がありません

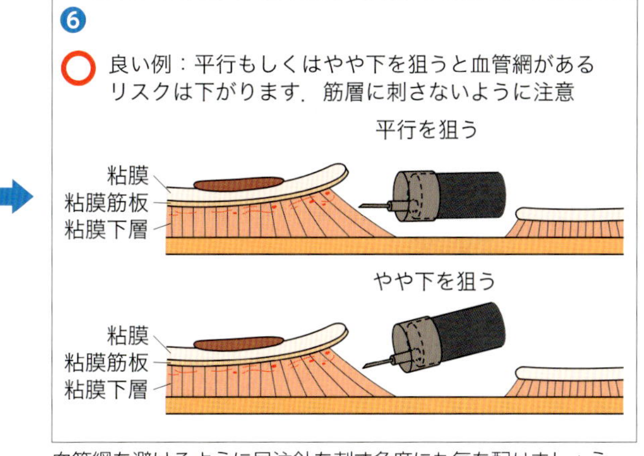

血管網を避けるように局注針を刺す角度にも気を配りましょう

図3　血管を避けて針を入れる

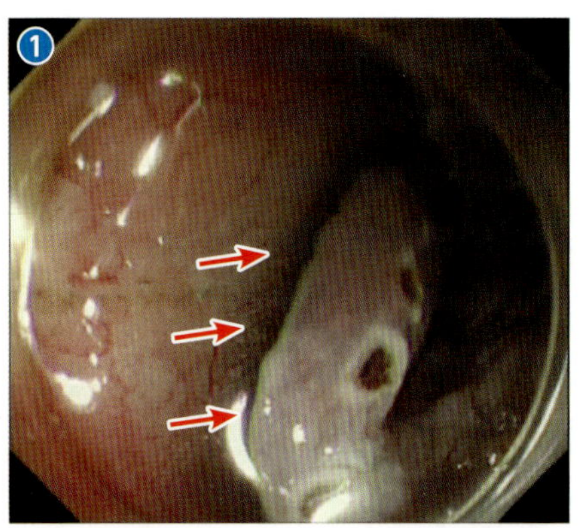

追加で局注をしたいですが粘膜下層に厚み（➡）はわずかです

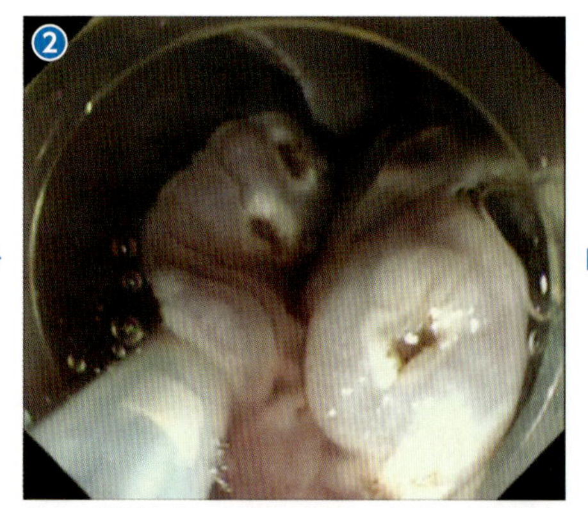

針先で筋層を傷つけないように，丁寧に局注をします

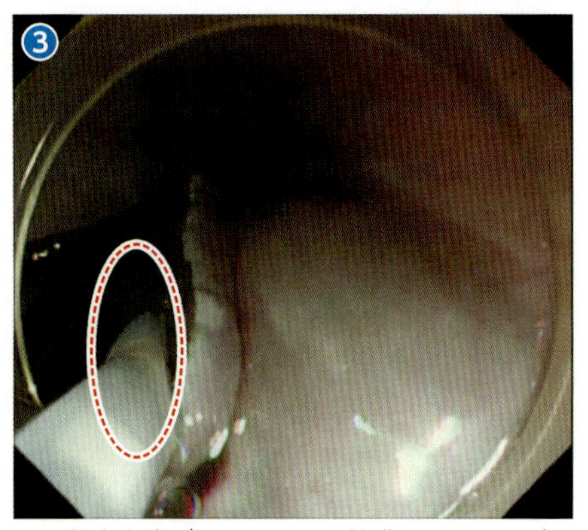

ある程度膨隆ができてきて，粘膜下層に厚み（スペース：◯）ができました

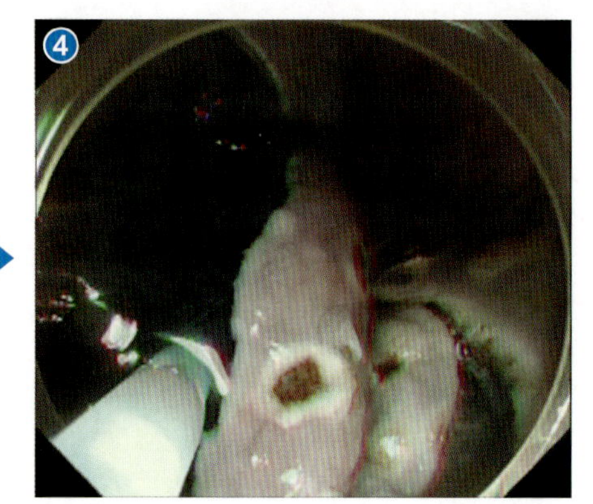

より深い層に改めて局注をし直すことで，粘膜下層に局注液をよりしっかりと入れることができるため，膨隆をしっかりつくることができます

図4　2段階にわけて粘膜下層の深い位置に局注

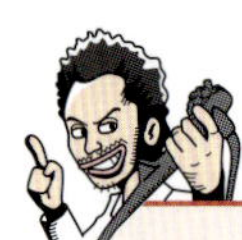

Dr.大圃のココ大事!!

いざ針が穿刺されて注入を始めたら，やはり少し脱気をして，針先の方向を調整して膨隆を形成することは第2章-4と同じです．たかが局注，自分はできていると安易に思うことなかれです．

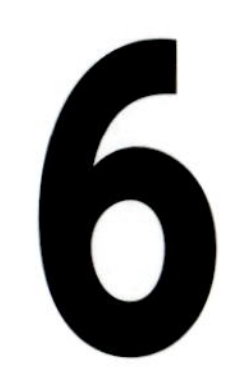

6 【切開・剥離】粘膜切開スタート!

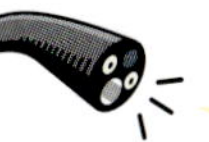

さあ，どこから切りますか？

できてるつもり!? Check Point

1. 粘膜の張力を利用する
2. IT knife 2をメインにするスタイルではプレカットを奥側におく
3. 食道では終点をしっかりつくる
4. 例外病変もあることを忘れるなかれ

ナイフによって，また臓器によっても，ESDの戦略は異なります．ですので，必ずやり方は1つというわけではありません．ですが，それぞれ戦略には理由があるのです．

さあ，いよいよメスを出して切っていくわけですが，あなたは好きなものは最初に食べる派ですか？ 後まで残しておく派ですか？ 簡単なところからひとまず切って…なんてやっていると，後半痛い目に合います．ESDにおいては，好きなもの（簡単なところ）は最後までとっておくのが正解です．

もちろんすべてが型どおりに，とはいきませんが，ある程度型を知っておくのは大切です．本流を知っておくことで亜流が成り立つわけです．

1 粘膜の張力を利用する

大腸，胃（Dual knife）

以前は，最初に奥側（大腸であれば口側，胃では見下ろし操作の部位では肛門側，見上げ操作の部位では口側）の1/3周程度を粘膜切開および可能な限りトリミングをして，そのあとに手前側（大腸であれば肛門側）からの粘膜切開・剥離を行うように指導してきました．なぜなら，奥側を残していると，剥離の終盤で，剥離されてめくれた病変が切除ラインに覆いかぶさってしまい，切開が難しくなってしまうからです．

しかし，たくさんの弟子たちを指導しているうちに，みんな同じところで躓いてしまうことがわかりました．それは粘膜下層への潜り込みがみんなうまくできないのです．奥側の粘膜を先に切開してしまうことで，奥側へ引っ張る張力が弱くなってしまいますので，潜り込みがより困難になってしまいます（図1）．そこで，最近では**まず手前側の切開から開始**するようにしています．そうすることで，粘膜が張力で奥側に引っ張られて，粘膜下層へのアプローチをするスペースができやすくなります（図1～4）．

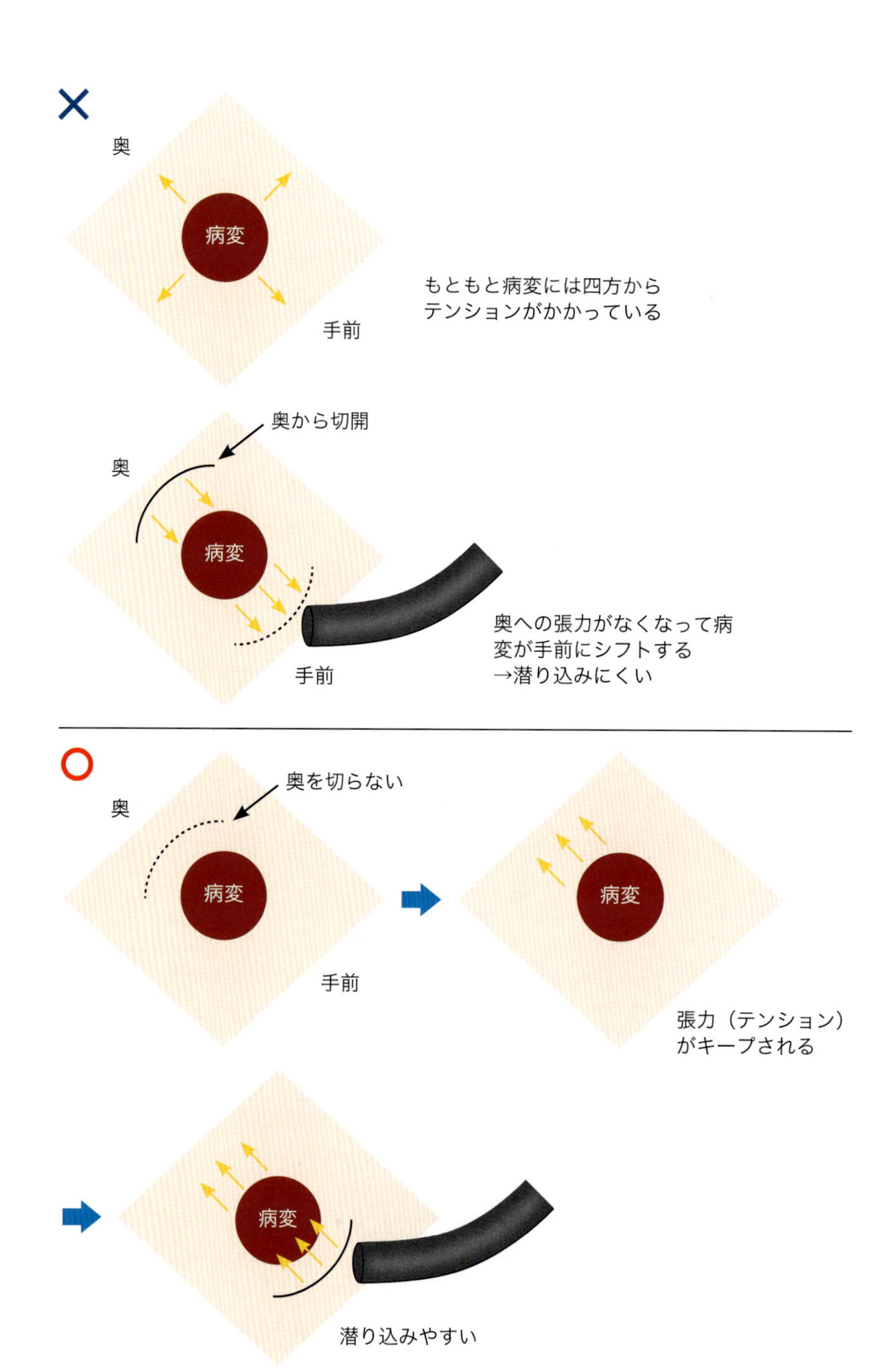

図1　病変の手前側から切開する

×：奥側から切開すると病変を奥側へ引っ張る力が弱くなり，手前から潜り込みにくくなります
○：奥側から切らなければ，病変を奥へ引っ張る力が保たれ，手前から潜り込みやすくなります

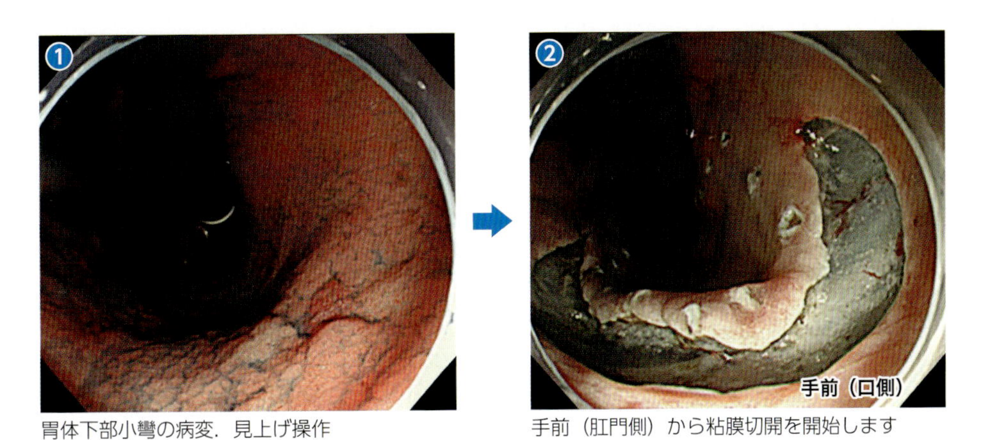

胃体下部小彎の病変．見上げ操作

手前（肛門側）から粘膜切開を開始します

図2　胃の粘膜切開：見上げ操作

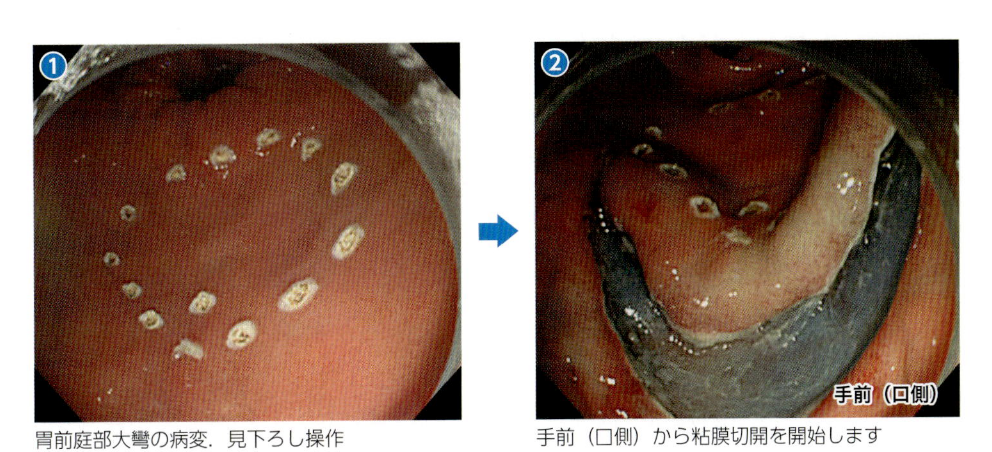

胃前庭部大彎の病変．見下ろし操作

手前（口側）から粘膜切開を開始します

図3　胃の粘膜切開：見下ろし操作

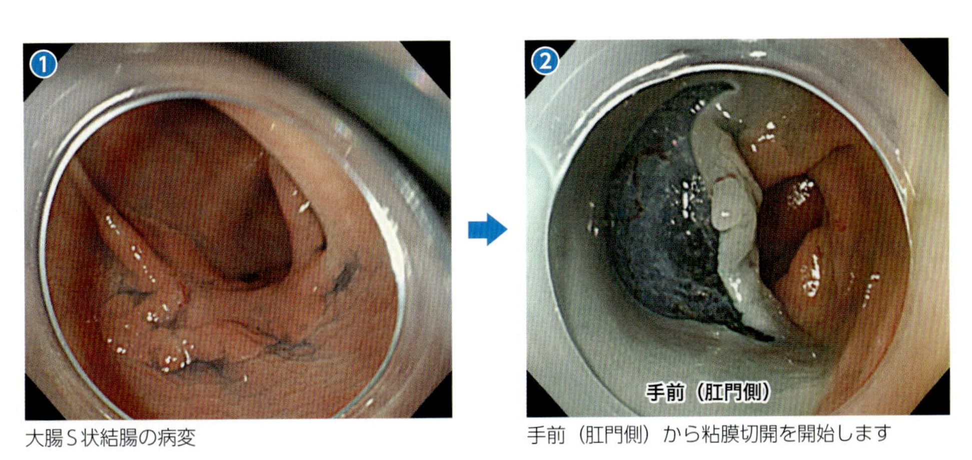

大腸S状結腸の病変

手前（肛門側）から粘膜切開を開始します

図4　大腸の粘膜切開

2 IT knife 2をメインにするスタイルではプレカットを奥側におく

胃（IT knife 2）

さて，IT knife 2は基本的に奥側から手前側に引いて切ることが得意であることから，前述とは全く逆のアプローチとなります．最初に奥側の切開をするのです（図5，6）．

また，IT knife 2では最初の粘膜切開はできませんので，最初の粘膜切開（プレカット）は先端系のデバイスが必要になります．

コストの面からDual knifeでなく，Flex knifeや針状メスでも構いません．その後の術操作で先端系デバイスが必要になってきた場合に備え，特に初学者では使い慣れた先端系デバイスでプレカットするようにしています．

3 食道では終点をしっかりつくる movie㉓

食道（IT knife nano，Dual knife）

最後に食道の切開ですが，食道ではIT knife nano（以降IT-nano）を使用する場合も，Dual knifeを使用する場合も戦略は共通しています（IT-nanoでは最初の粘膜切開はでき

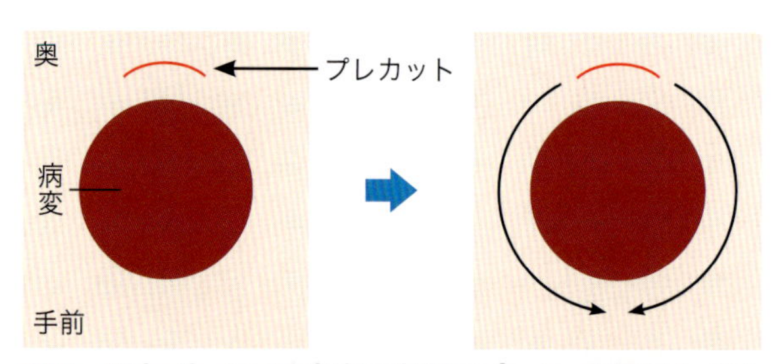

図5 IT knife 2では病変の奥側にプレカットをおく（胃）

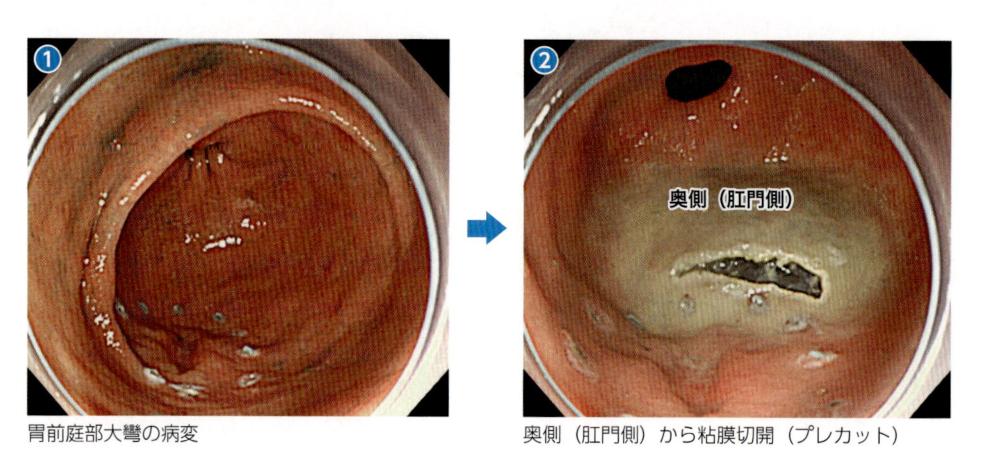

胃前庭部大彎の病変

奥側（肛門側）から粘膜切開（プレカット）

図6 胃の粘膜切開：IT knife 2

ませんので，どちらにしても最初の粘膜切開はDual knifeで行います）．

食道では，まず最初に終点をつくります．すなわち奥側（肛門側）に切開をまずおきます（図7）．食道は筒状の臓器で管腔が狭く，スコープの操作スペースが少ないので，最初にしっかり終点をつくっておかないと，剥離の最終局面でどこがゴールであるかわからなくなってしまいます（図8）．また，奥側をしっかり切開剥離しておくことで，剥離の最終局面でエッジがはっきりするため，やはり最後の処置（剥離から剥ぎ落とすまで）が楽になります．

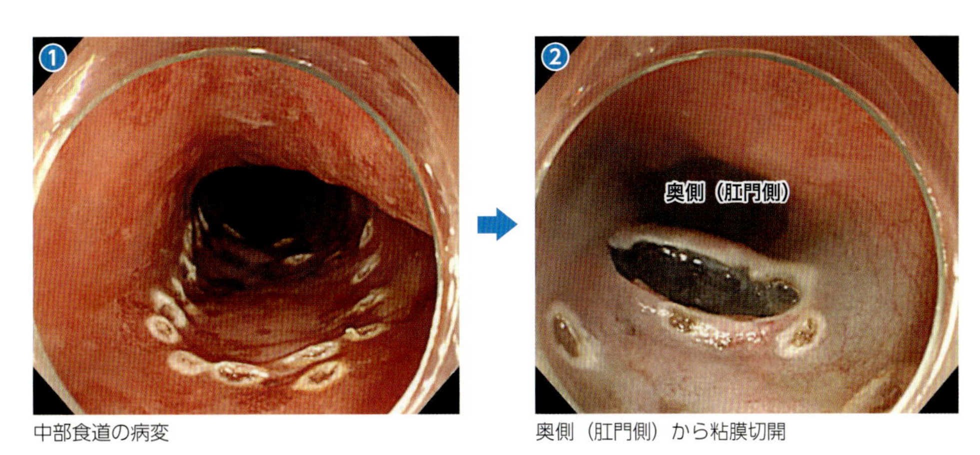

中部食道の病変　　奥側（肛門側）から粘膜切開

図7　**食道の粘膜切開**

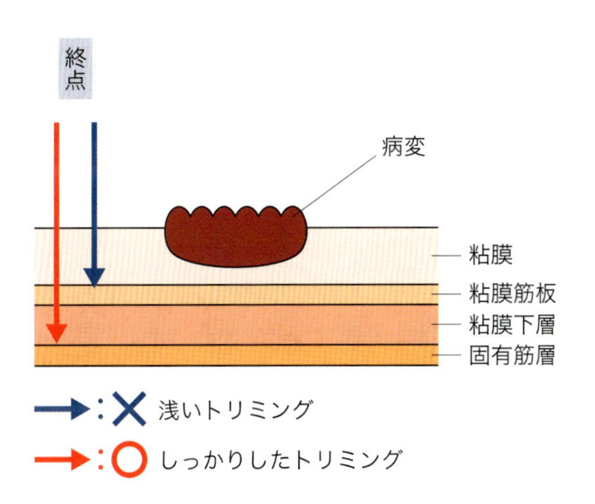

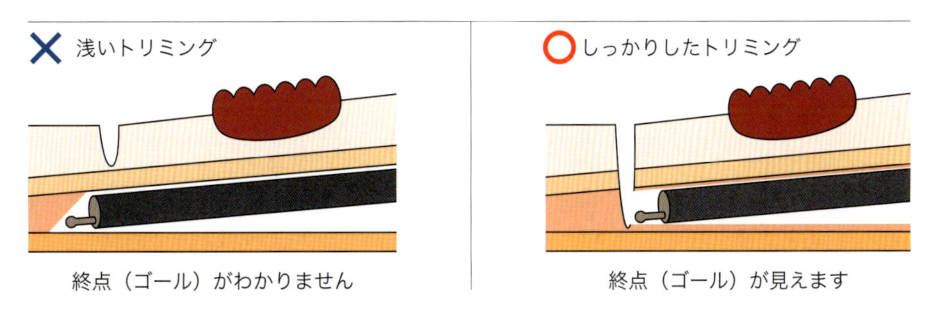

図8　**終点をつくる**

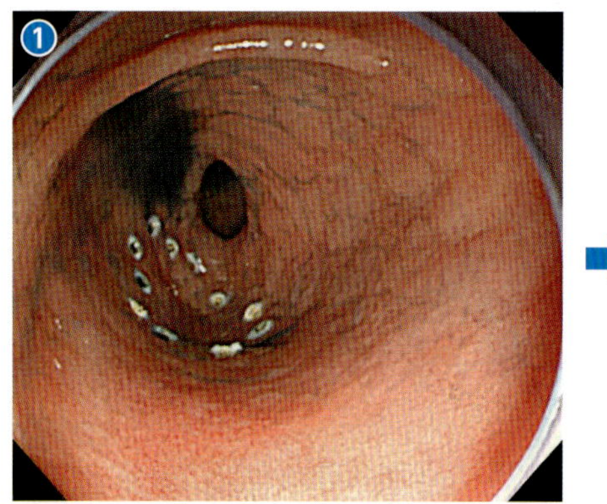

幽門輪近くの病変

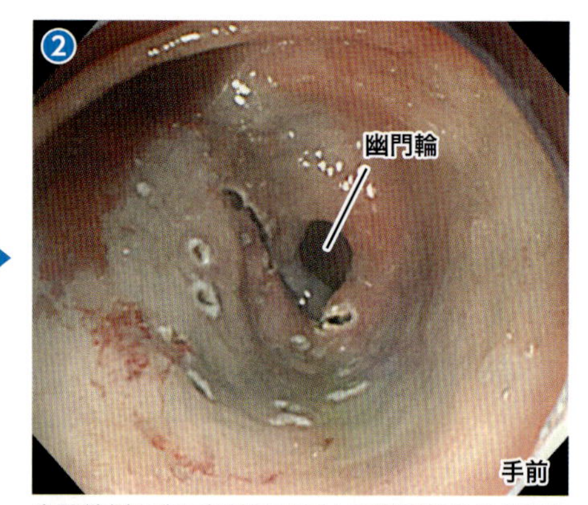

幽門輪側を先に切開することで幽門輪から病変を離すようにします

図9　幽門輪近傍の病変の粘膜切開

4 例外病変もあることを忘れるなかれ

もちろんすべてが前述通りではありません，あくまで基本戦略です．例外もありますのであしからず．例外となる場合は，終点や粘膜のテンションを生かすこと以上に，先に処理しておかないと後半になると処理できなくなる病変です．例えば胃であれば，幽門にかかるような病変で手前からやると，病変がより幽門に入り込んでしまい処理できなくなってしまいます（図9）．大腸でバウヒン弁にかかる病変も手前から処理すると病変が小腸側に入り込んでしまいます．残した粘膜のテンションが逆に命とりになるのです．戦略を丸暗記するのでなく，状況がどうなっていくのかをイメージして考えましょう．

Dr.大圃のココ大事!!

臓器，使用デバイス，重力との位置関係により粘膜切開を開始する場所が異なります．共通して言えるのは，“やりやすいところは最後に残しておけ”です．引いて切るのか（IT knife 2），押して切るのか（先端系），重力や粘膜のテンションをどう活かすのかなどESD全体の戦略をデザインしながら一太刀目を開始しましょう．

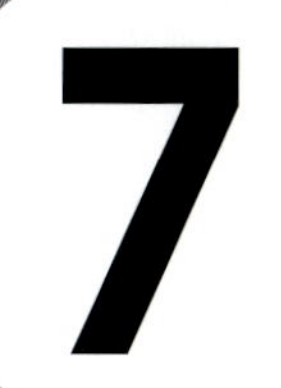

7 【切開・剥離】粘膜切開をデザインする movie

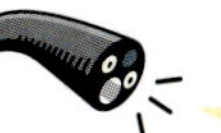

直線的に？ 曲線的に？ 潜り込みを意識して

できてるつもり!? Check Point

1. 最初の粘膜切開はＵ字切開でフラップをつくる
2. 大きな病変の粘膜切開では小さなＵから大きなＵへ

さて，**第2章-6**でも述べたように，いかに粘膜下層に潜り込むか，それが最も重要なミッションです．潜り込みを意識して粘膜切開をデザインする必要があります．ここではいかに潜り込みの足掛かりをつくるかについて学びましょう．

1 最初の粘膜切開はＵ字切開でフラップをつくる movie㉔

基本的には潜り込みは手前から行います．さて，くどいようですが**潜り込むことを意識して切開を開始しなければなりません**．ですから，ただ手前から切開すればいいわけではないのです．考えてみれば難しいことではないのですが，潜り込むには切開は，直線と曲線どちらで行えばいいでしょうか？ 潜り込む＝粘膜はめくれ上がるわけですから，潜り込みにはそのスペースが必要になります．直線で粘膜切開をして潜り込んでいけるでしょうか？ 直線での切開では，粘膜をめくり上げることはできません．

めくり上げる粘膜（フラップ）をつくってあげるために，最初の粘膜切開はフラップをつくるようにＵ字切開をしましょう（図1，2）．曲線的に切開することで次に切るべき線

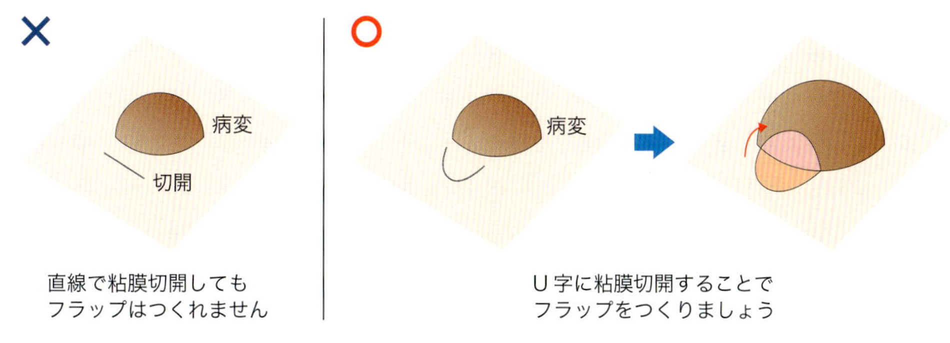

図1　フラップをつくるための切開

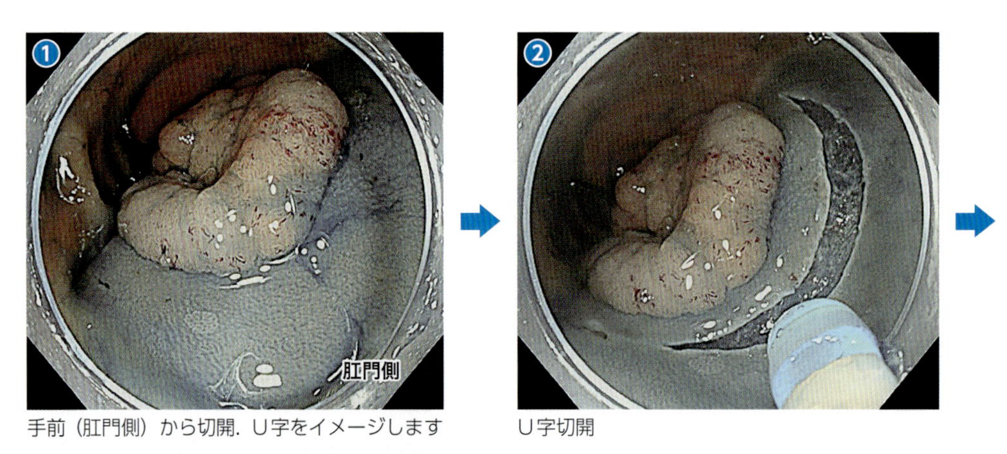

手前（肛門側）から切開．U字をイメージします

U字切開

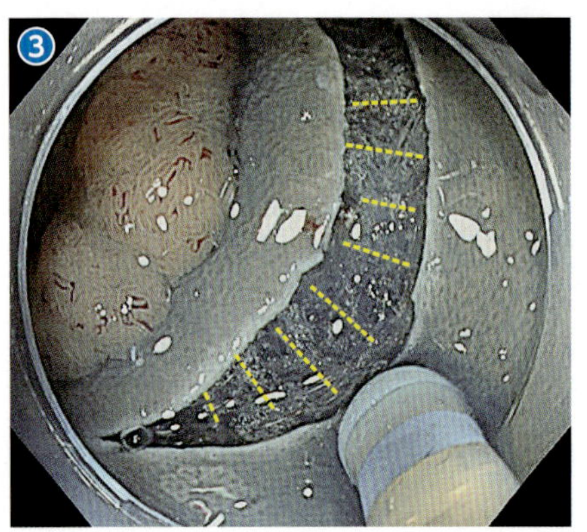

U字に切開することで次に切るべき線維（▬▬）を視認できます

図2　U字切開

維も視認しやすくなります．また，このときに奥側の粘膜切開を残しておくことで粘膜がめくれ上がりやすくなり，よりフラップがつくりやすくなります．

2 大きな病変の粘膜切開では小さなUから大きなUへ

また粘膜切開を開始すると，局注液はいくら高張液のムコアップ® などを使用していても少しずつ漏れていきます．最初は粘膜下層に一番局注液が入っている状況ですので，ここで一気にフラップをつくってしまいたいところです．

ですが，病変が大きい場合はいかがでしょうか？ 大きなU字になってしまいますので，めくり上げる粘膜が大きく，潜り込むには時間がかかりますし，なだらかなU字となってしまうとフラップがつくりづらいです（図3）．ですので，そのような場合にはまずは小さいU字をつくって，そこだけ十分に剥離を行いフラップをつくるようにしましょう．十分に剥離されると，U字切開の両サイドの切開が少し足りなくなります．このまま剥離を続けても効率が悪いので，次は両サイドの切開を少し広げて，より大きなフラップをつくってあげるようにしましょう（図3，4）．

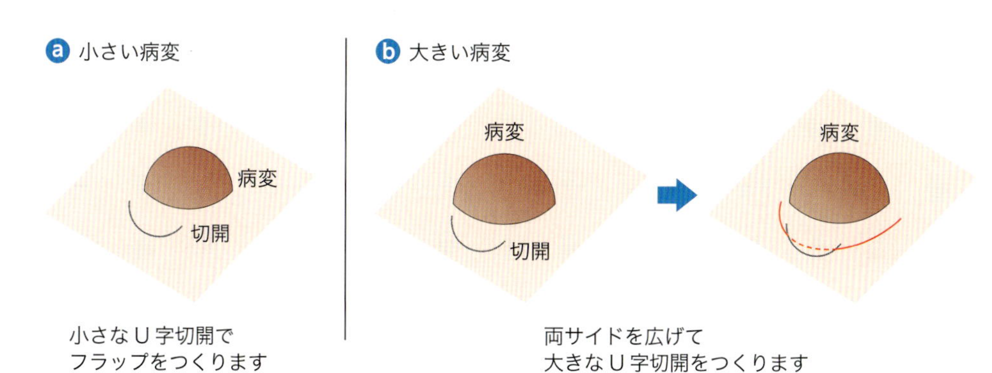

図3　病変の大きさに合わせてU字切開

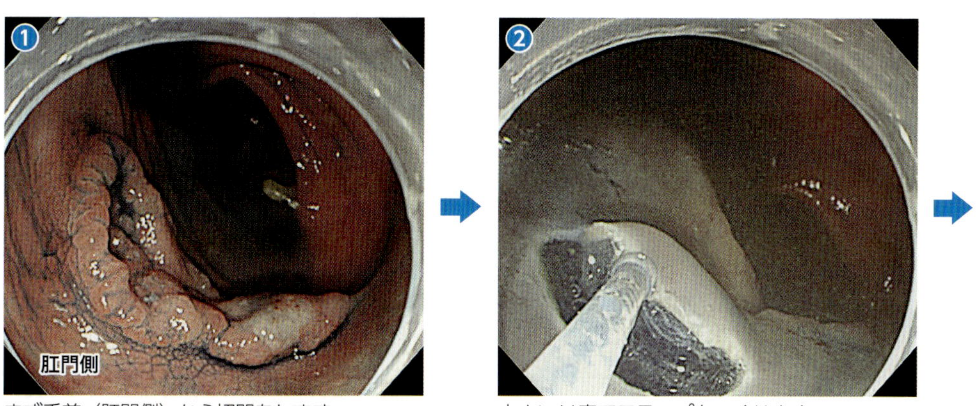

まず手前（肛門側）から切開をします

小さいU字でフラップをつくります

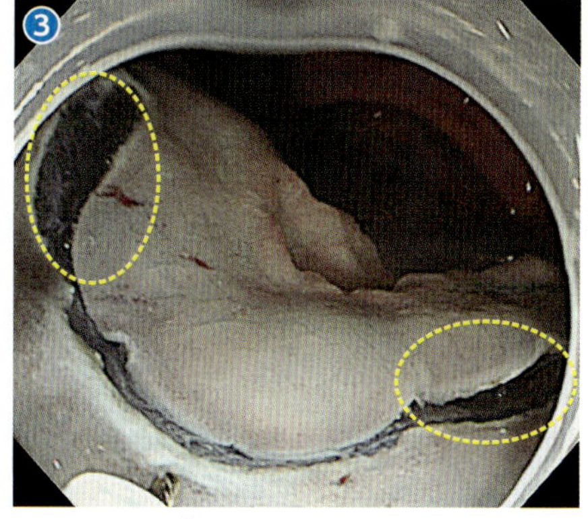

左右の切開（◯）を追加し大きなU字にします

図4　小さなUから大きなU字切開

Dr.大圃のココ大事!!

U字切開はできるだけ，一気につくるようにしましょう．事前にデバイスの素振りをして，一度に切開できるイメージをもって．そうすることが，その後のフラップづくりにつながります．

8 【切開・剥離】正しい切開

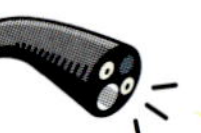

遠慮はダメ．正しいテンション・適切な深度で切るべし

できてるつもり!? Check Point

1 テンションをかけずに切開を踏むな，切開できていないのにさらにテンションをかけるな！
2 粘膜筋板がしっかり切れる深度まで切る
3 切開できないのには理由がある

1 テンションをかけずに切開を踏むな，切開できていないのにさらにテンションをかけるな！ movie 25

まずは局注後の膨隆が軽くつぶれるくらいのテンションで鉗子を押し当てて，切開ペダルをひと踏みします（図1）．ここで**注意してほしいのは，粘膜切開を開始すると同時に横に切っていくのではない**ということです．そのような切り方は切開が浅くなってしまう原因の1つになります．まずは，先端のニードル部分を膨隆に対して押し付けてひと踏みです．すると，ニードル部分が粘膜と粘膜筋板を突き抜けて，粘膜下層に先端が入ります．うまく粘膜下層に先端が入ると，粘膜を押していた鉗子へのテンションがすっと抜けて，シース部分が粘膜にぴったりと密着する感じ（粘膜がシース側に寄ってくる感じ）になります．ひと踏みで先端が粘膜下層まですっと入らなかったら，さらにひと踏み追加してください．Dual knifeの先端が粘膜下層内に入っているのを感じたらはじめて横にテンションをかけます．そこでペダルをまたひと踏みします（図2）．かけたテンションの分の粘膜が切れたら，次のテンションをかけてまたペダルをひと踏みします．テンション分の粘膜が切れていないなら，新たなテンションはかけずにその場でもうひと踏みします．このテンションをかけるとき，切り始めと切り終わりにニードルが静止しているようにしてください．ニードルの先端の始点のみではなく，切

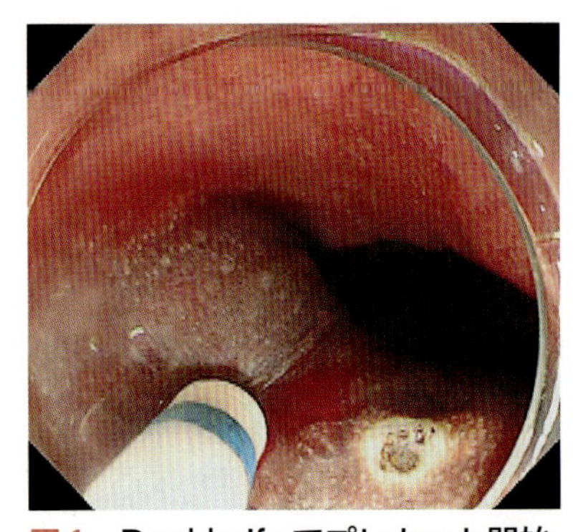

図1　Dual knifeでプレカット開始

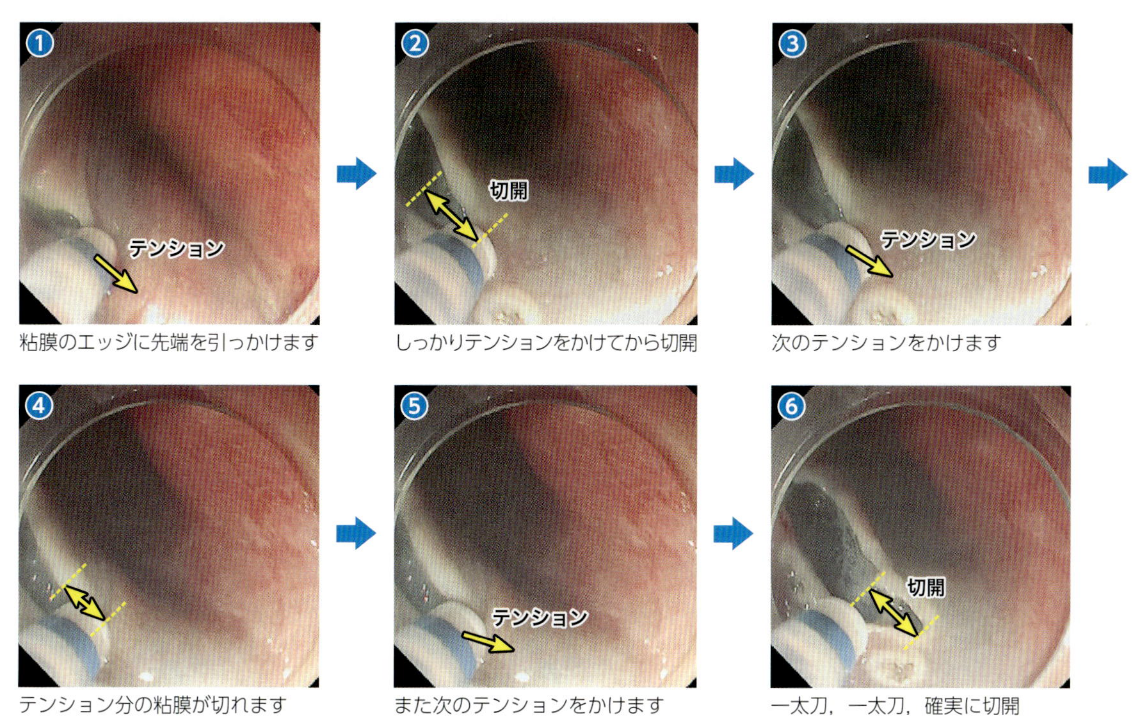

①粘膜のエッジに先端を引っかけます
②しっかりテンションをかけてから切開
③次のテンションをかけます
④テンション分の粘膜が切れます
⑤また次のテンションをかけます
⑥一太刀，一太刀，確実に切開

図2　テンションをしっかりかけてから切開をする

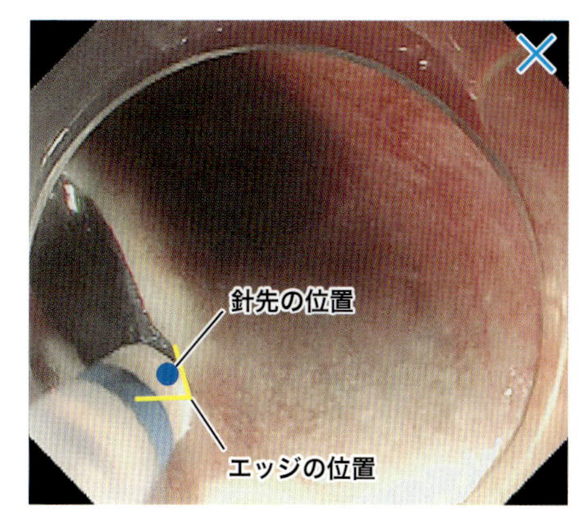

図3　テンションなし

この状態でペダルを踏んでも切れません．先端がしっかりエッジにかかっておらずテンションがかかっていません

り終わった瞬間の終点でも静止できるようにしてください．テンションをかけっぱなしで先端が切り抜けていくのではなく，切り終わったときに先端を終点で静止させてください．

また，テンションがかかっていない状況で切開ペダルを踏んでも進みません（図3）．慌てなくていいので，一太刀一太刀，しっかり確実に進めてください．テンションをかけたところで静止→ペダルを踏む→切開される→次のテンションをかけて静止→ペダルを踏む…のくり返しです．やみくもにペダルを踏んでも正しいテンションがかかっていないと粘膜切開はできません．エキスパートほどペダルを踏む回数は少ないものです．エキスパートはどんどんデバイスを動かしているように見えますが，実際はこの一連の操作のスピードが速いだけであり，ただどんどん先端を動かしているのではありません．

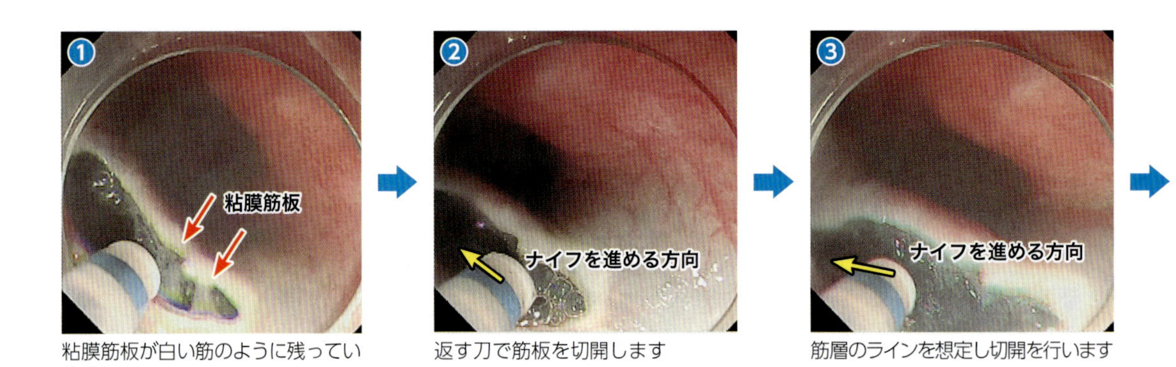

粘膜筋板が白い筋のように残っています

返す刀で筋板を切開します

筋層のラインを想定し切開を行います

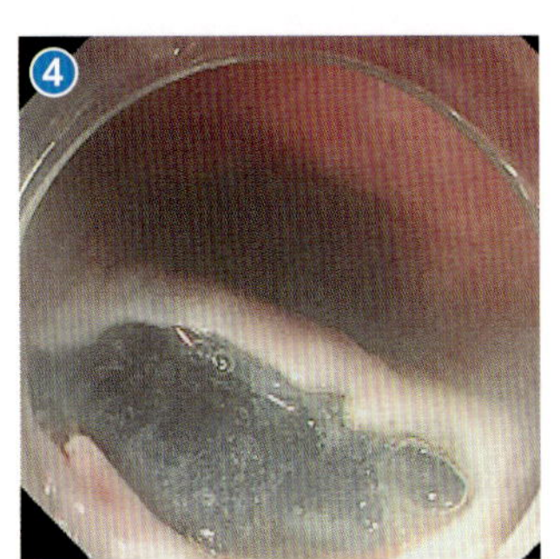

口が開いたように見えます

図4　粘膜筋板が切れる深度まで切る

2 粘膜筋板がしっかり切れる深度まで切る

movie㉓

切開した後の粘膜筋板が切れているのか，または残っているかをしっかり視認します．筋板が白く筋のように残っているのが確認できたら（図4①），残っている粘膜筋板は追加で切開をします．筋板直下の部分には脂肪と豊富な血管網がありますので，筋板を追加で処理する場合には，時に血管が見える場合は凝固波でなぞるように切開した方が出血予防につながります．最初の切開した方向から逆方向へ，返す刀で再度切開してもいいですし，または同じ方向でなぞるように切開しても構いません（図4②，③）．しっかり粘膜筋板まで切開すると，筋板の収縮の力がなくなって切開ラインが円形に口が開いたように広がります（図4④）．

3 切開できないのには理由がある

粘膜や粘膜筋板が切れないときは，さらにねじったりして力を加える初心者をしばしば見かけます．まず切れないときには，その理由を考えてください．テンションが足りないか（Check Point 1参照），シースが深く潜ってしまって粘膜に引っかかっているか（非通電部位にまだ切れていない粘膜が引っかかっている，図5），出血や粘液や局注液などが切開部位に溜まって切開部分の電流密度が下がっているのか（図6），切開する粘膜とニー

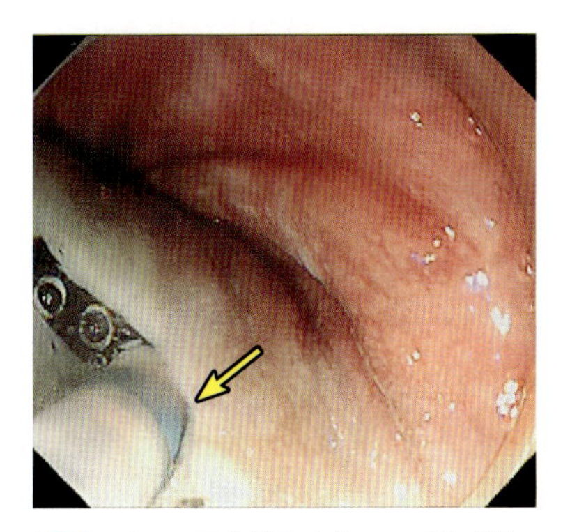

図5　シースが深くなって粘膜に引っかかっている

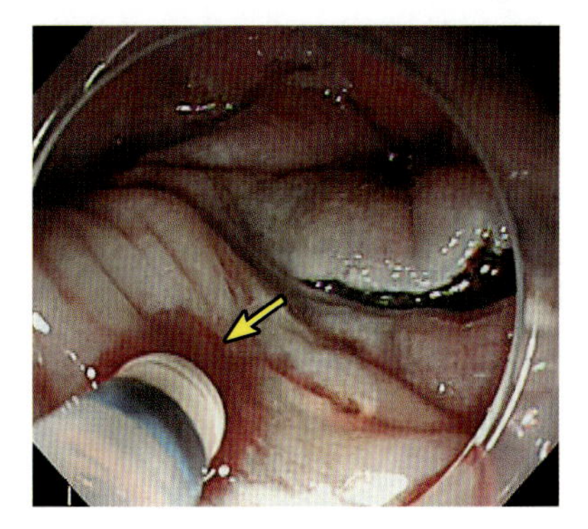

図6　出血が切開部位に溜まっている

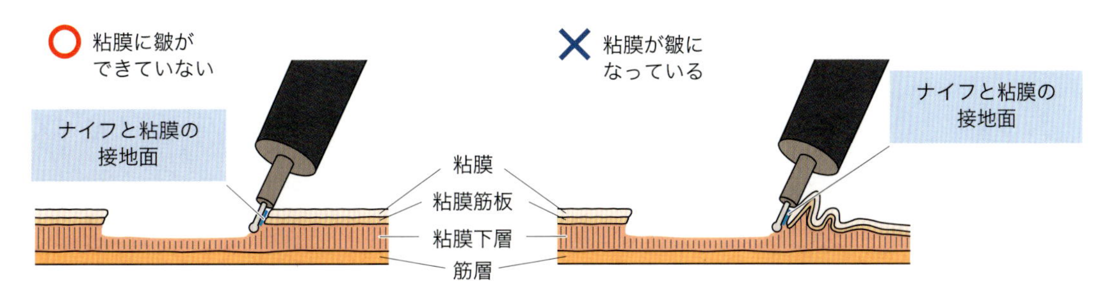

図7　粘膜に皺をつくらない

ドルが垂直に当らずしわになってしまっているのか（設置面積が広くなり電流密度が上がらない，図7)，を確認してください．そして，その状況を改善して切開を試みてください．決してテンションをさらにかける，ということをしないでください．強くテンションをかければ切れるものではありません．適切な状況をつくりあげれば，無理なく切れていくはずです．

Dr.大圃のココ大事!!

かけたテンション分の粘膜が切開できたら，はじめて次のテンションをかけます．切開できていないのにどんどんデバイスを動かしていかないこと（ただテンションが強くなっていくだけで切れません)．切れたらまた次のテンションをかけ，切れたら次のテンションをかけ…をくり返すと確実に安全に切開することが可能です．

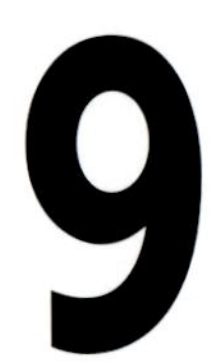

【切開・剥離】

確実な切開・剥離のために

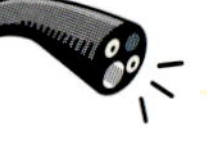

ペダルワークも大切です

できてるつもり!? Check Point

1 足でピボット運動をする
2 Power peak system（PPS）を有用に使う

さて内視鏡操作はほとんどが上半身（両手）での操作になりますが，高周波装置を踏むのは足になります．右足（ここでは利き足とします），左足どちらがいいかは考え方ですが，ペダルを踏むには長く踏んだり，細かく踏んだり，また複数のペダルを踏み分けたりする必要があり，繊細な動きをしなければいけませんので，左足で体を支えて，右足（利き足）でペダル操作をするのがよいと思います．もちろん逆で慣れている方はそれでも問題ないと思います．

1 足でピボット運動をする

両手でアングル操作とスコープ操作の協調運動を行い，良好な視野を確保し，処置をしていくわけですが，切開や剥離などをするには高周波装置を用いた通電操作，洗浄のための送水（ジェット機能のある内視鏡の場合）は足で行う必要があります．

良好な視野もその視野をずっと保てればいいですが，ほんの一瞬のタイミングで処置しないといけないシーンも多々あります．ここぞで切りたいときにすぐに切れない，ここで止まらないといけないときに止まれない研修生を見かけます．手だけでなく足のつま先まで神経を張りめぐらせる必要があるわけです．両手はお膳立てで，ゴールを決めるのは足なのです．

まず，必ず処置を開始する前に自分の足で操作しやすいように自分で確認をしてワーキングスペースをつくりましょう（図1）．ペダルを踏む前に，足元を目で確認しているようであれば問題外です．車の運転をするときにいちいちアクセルやブレーキを目で確認する人はいるでしょうか？ せっかく合わせた視野がそれだけで壊れてしまいます（図2）．

次に，われわれは慣れるまではまず裸足にフットカバーをつけてやっています（知っている人もいるかもしれませんが指導医の大圃は裸足で今でもやっています…，図3）．その方が，より足裏の感覚がダイレクトに伝わるからです．

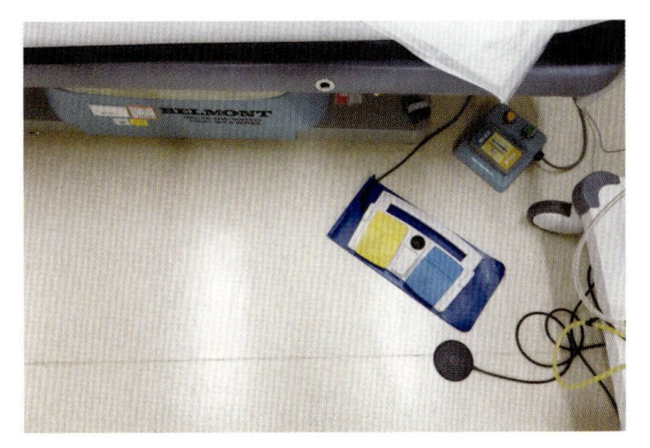

図1　ワーキングスペース

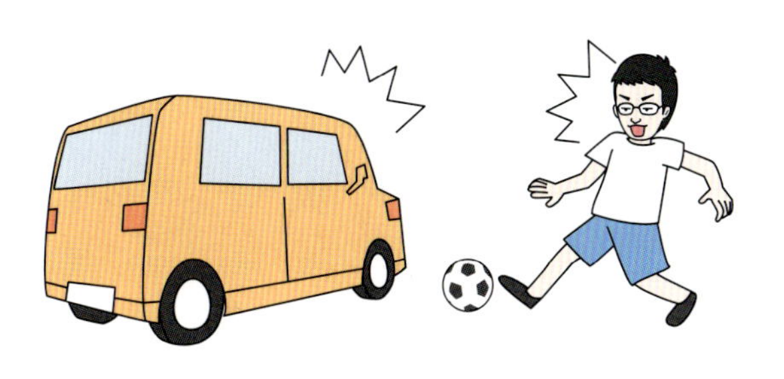

図2　車の運転と同様に視野を保つ
足元を見ていたら，目の前の視野が失われます

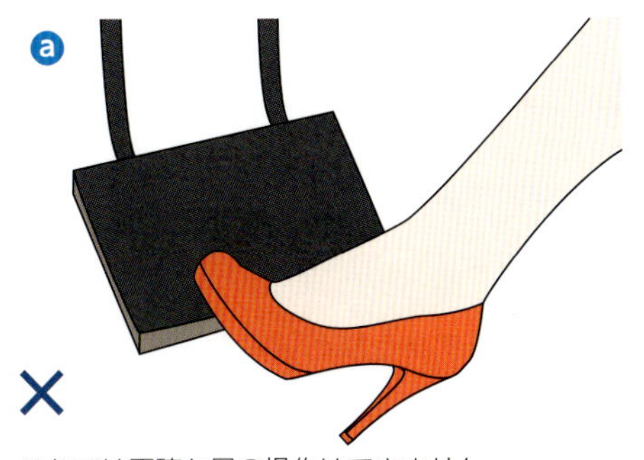

これでは正確な足の操作はできません

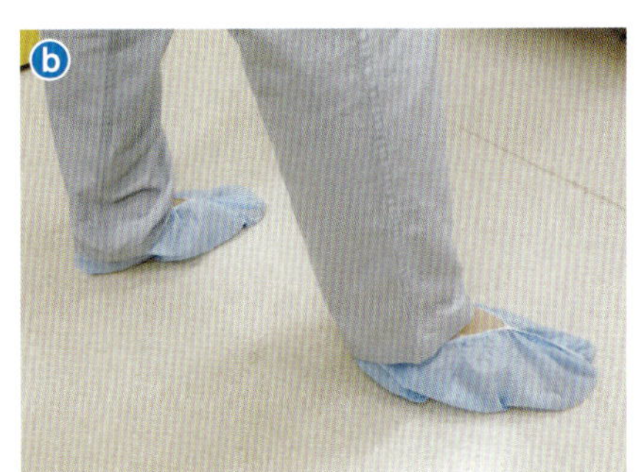

裸足にフットカバーをつけています

図3　足裏の感覚を大切に

ここまでは心得ならびに準備の段階です．実際にペダルを踏むときですが，1回1回足を上げていたらそれだけで体幹の軸はずれてしまい，これまた視野が壊れる原因となります．ですので，踵を支点にして足を動かすようにしましょう．そうすることで常に2本の足で立つことが可能になって，体感の軸はぶれなくなります．足を動かす幅も少なくなり，素早い瞬時の操作も可能になります．ピボット運動のようなものですね（図4）．指導医の大圃の足はさらに一歩上をいっており，切開ペダルを親指で凝固ペダルを小指で扱える変態です．もし我こそはという先生がいたら試してもらっていいですが，われわれはお勧めしておりません．誰にでもできるものではないので….

2 Power peak system（PPS）を有用に使う

本書では初学者がとり掛かりやすいように，なるべく難しい話はなしにしておりますので，高周波装置のモードについての説明は省略します．先人たちの著書ですでに詳しく書かれていますので，そこで学んでもらえればと思います．

切開時のペダルワークには，大きく2つ方法があります．踏みっぱなしと，断続的に踏む方法です（われわれは，基本的にはERBE社製のVIO300Dをメインに使用しています）．Endocutモードでは踏みっぱなしでも，切開と凝固が一定の間隔で交互に出力されます．

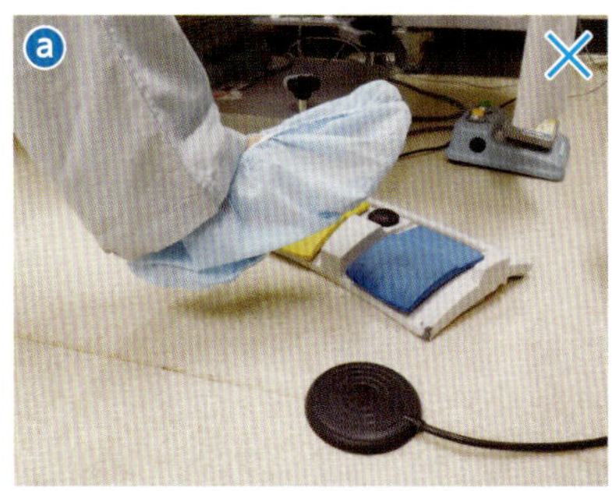

足を上げていると体軸もぶれて安定しません

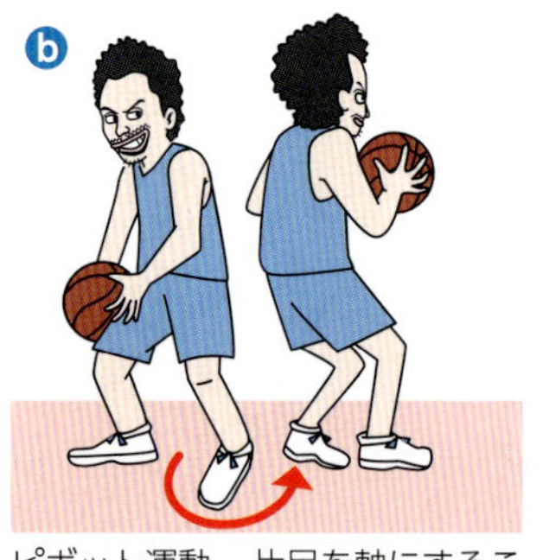

ピボット運動．片足を軸にすることで足での操作を安定させます

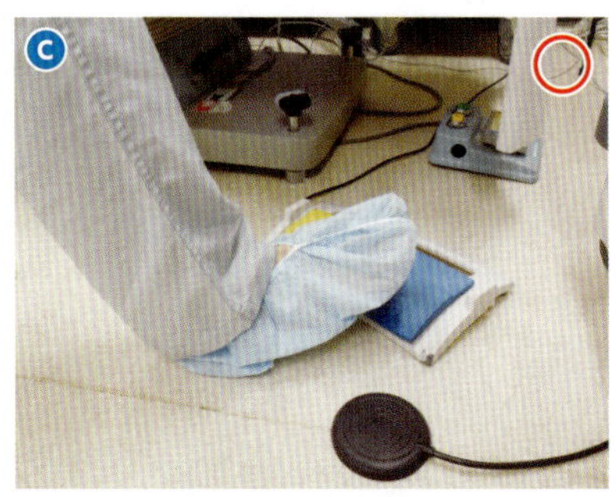

踵を軸にペダルを踏み分けます

図4　ペダルを踏む足の動かし方

ここで問題なのは一定の間隔であることで，切開する場合には，まさに処理したい部位にセットして，テンションをかけて「今だ」と思うタイミングで切開をしたいはずです．ですので，まさに切りたいその瞬間に，瞬間的に切開能を上げてもらえるのが理想です．このタイムラグをなくしてくれるのがPower peak system（PPS）という機能です．一見連続で切開しているようでも，分解すると，テンションをかける→切るのくり返しの操作を行っています．ですので，その切るタイミングはこちらでコントロールできるのが理想です．これをPPSは可能にしており，断続的にすばやく踏むことで切開能を上げての処置が可能となるのです．

最後に，矛盾した発言になるかもしれませんが，ペダルを踏む回数は最小限にするように指導しています．どうしても指導医のESDではペダルワークも速くそれに憧れる研修生が多いですが，実際にはほとんど無駄踏みなのです．正しいテンション×ペダルワークが必要ですので，正しいテンションがかかっていないところでPPSを利かせても効果はありませんよ．

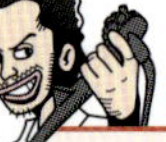

Dr.大圃のココ大事!!

私は決して変態ではありませんが，足元の操作で体の軸・視線がぶれないこと，タイムラグなく足元の操作ができること（協調運動）が大切です．車のアクセル，ブレーキを素早く踏み変えることと同じです．はじめは意識して，そのうちに体が覚えて無意識にできるようになると思います．

10 【切開・剥離】粘膜切開一太刀 movie

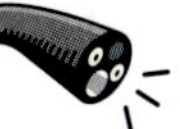

はじめの一歩は勝負を分ける大事な一歩

できてるつもり!? Check Point

〈一太刀目の切開のペースを上げるために〉

1 一太刀目で粘膜下層まで切る
2 いきなり横方向に切ってはいけません
3 切開ラインは少し余裕をもって

動きが早い＝うまいではありません．ただ論理的に無駄なくやっている結果，トータルの術時間が早くすむことは歓迎されます．術時間が短いほうが患者さんの負担が少なくすむからです．手術が早い＝動きが早いでは決してないのですが，唯一この一太刀目の粘膜切開のシーンではペースを上げて処置を行っています．最初の粘膜切開をする前が，局注液が一番保持されている時だからです．ただし冷静さを失ってはいけません．ここではその一太刀目の工夫について学びましょう．

1 一太刀目で粘膜下層まで切る movie㉖

本書では，1冊で全臓器を網羅できるようにしています．すべての方法論が全臓器に共通なわけではありません．本稿の方法論は出血の多い食道や胃では△，大腸で○なやり方です．混同しないようにお願いします．

さて，粘膜切開を開始する前は，一番膨隆があります．最初の切開でどれだけ剥離ぎみに切れるかがポイントです．それが潜り込みの速さにかかわってくるのです．**ある程度しっかりナイフを押しつけて，粘膜，粘膜筋板，そして粘膜下層まで少し切れるように一太刀目を入れましょう**（図1）．それがいかに早く潜り込めるかのポイントになります．

もし出血をしてしまったとしても，しっかり押しつけて切ってさえいれば，少し剥離された状態になっているため，出血点も同定することができます．ためらい傷ではないですが，中途半端に浅く切ると出血はするわ，どこから出ているか余計に見えないわの二重苦になってしまいます．

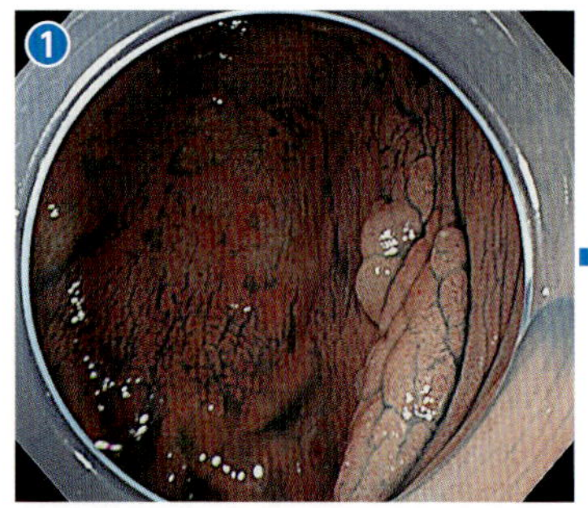

盲腸のバウヒン弁対側にある病変です（局注前）

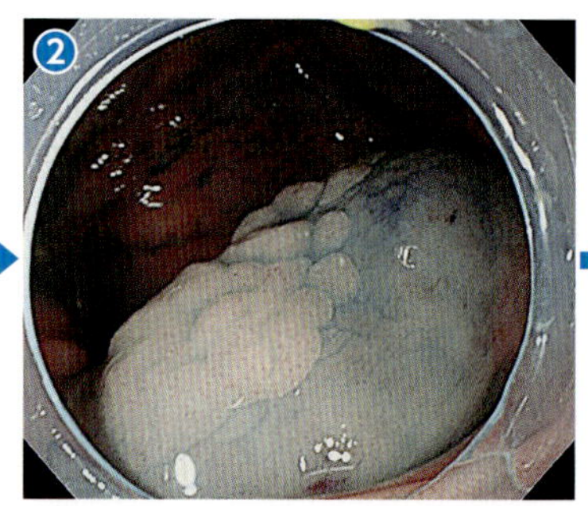

粘膜切開前．一番膨隆が得られている状況です．ここからしっかり粘膜切開をすることが大事です

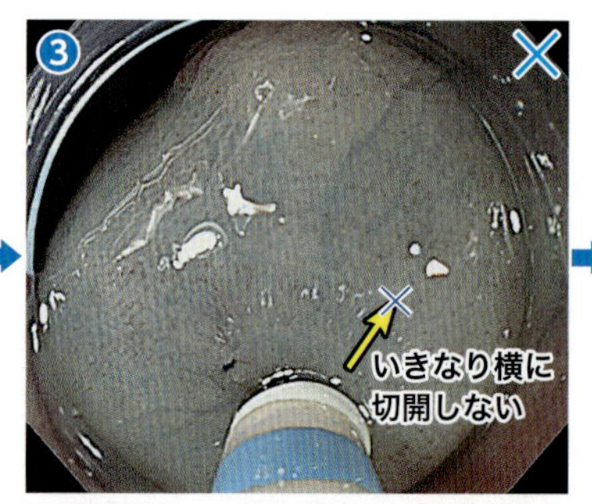

粘膜切開前．一番粘膜下層に膨隆が得られている状況です．ここでいきなり横に切開をしてはいけません

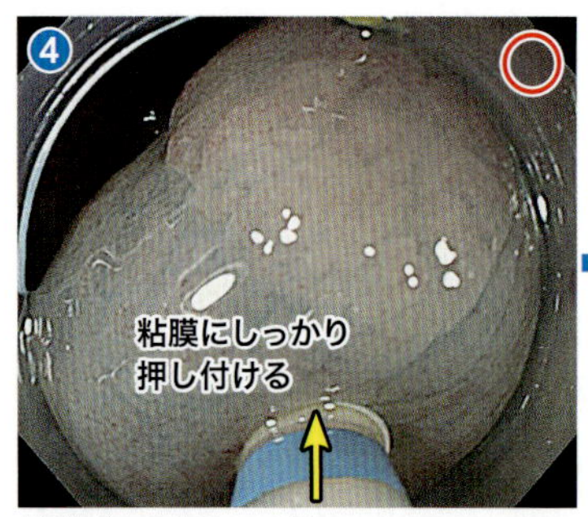

粘膜がやや押しつぶれるくらいしっかりと先端を押し付けて切開を一踏み．先端が粘膜を突き破るのを確認するまでは横に動かしません

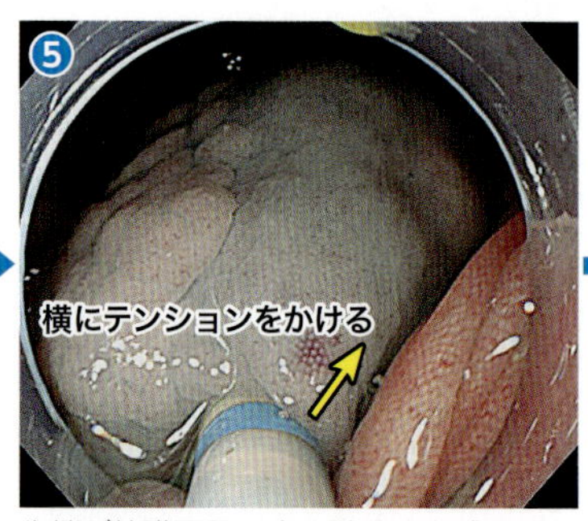

先端が粘膜下層に突き破るのを感じてはじめて横に切開を開始します

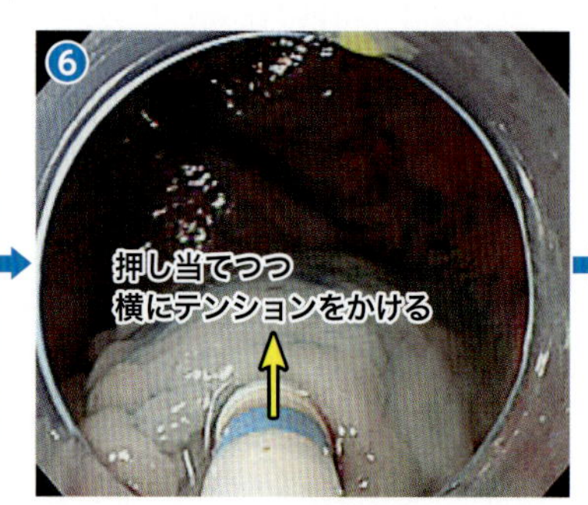

強く押し当てつつ，切開方向にしっかりとテンションを加えて切開していきます

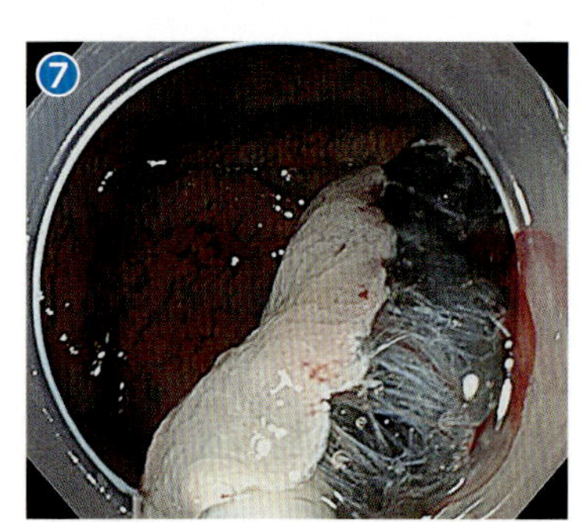

粘膜切開一太刀目が終わったあと，鉗子で切開ラインをめくって確認．切開と同時に少し剥離もされた状況

図1　一太刀目で粘膜下層まで切る

2 いきなり横方向に切ってはいけません

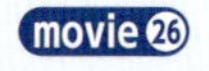

まず最初（一太刀目）の粘膜切開をするときは，しっかり膨隆さえしていれば，デバイスの先端を押しつけても穿孔はしません．場所を決めたら粘膜切開からいきなり横方向に切っていくわけではありません．**先端がしっかりと粘膜を切開して，粘膜下層のなかに入っているのを感じるまでデバイスは動かさないようにします**．しっかり入ったのを確認してはじめてテンションを横にかけて切っていきます（図1）．その際，ニードルがしっ

かり粘膜のエッジにかかっていること，テンションがしっかりかかっていることの確認をして横に切開をしていきます．先端が粘膜下層内に入ってはじめて軽く膨隆に押しつけるくらいにして切開を続けていきます．そうはいっても上手く粘膜筋板が切れていないこともありますから，切開後に粘膜筋板が残っていないか適宜確認しながら進めていきましょう．

3 切開ラインは少し余裕をもって

ここで切開ラインが病変もしくはマーキングに近すぎると，間違った方向に切開をするとすぐに病変に切れ込んでしまいます（図2）．初心者のうちは頭に描いているデザイン通りにいかないものです．特にここは急いで処置をしている時間帯ですので，少しでも余裕をもつために，**切開ラインを少し遠ざけるようにしましょう**（図3）．

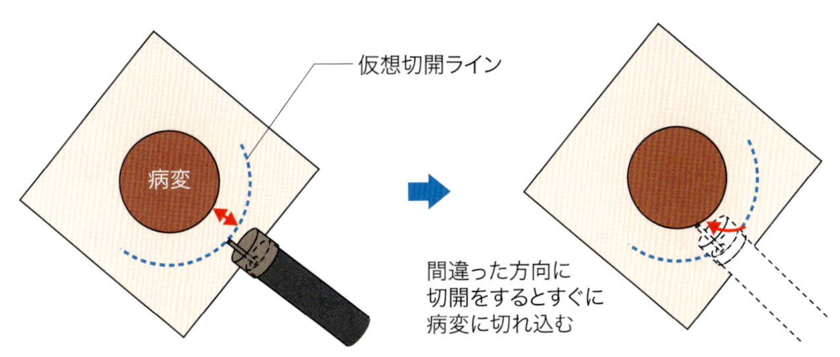

図2　病変と切開ラインが近いと…①

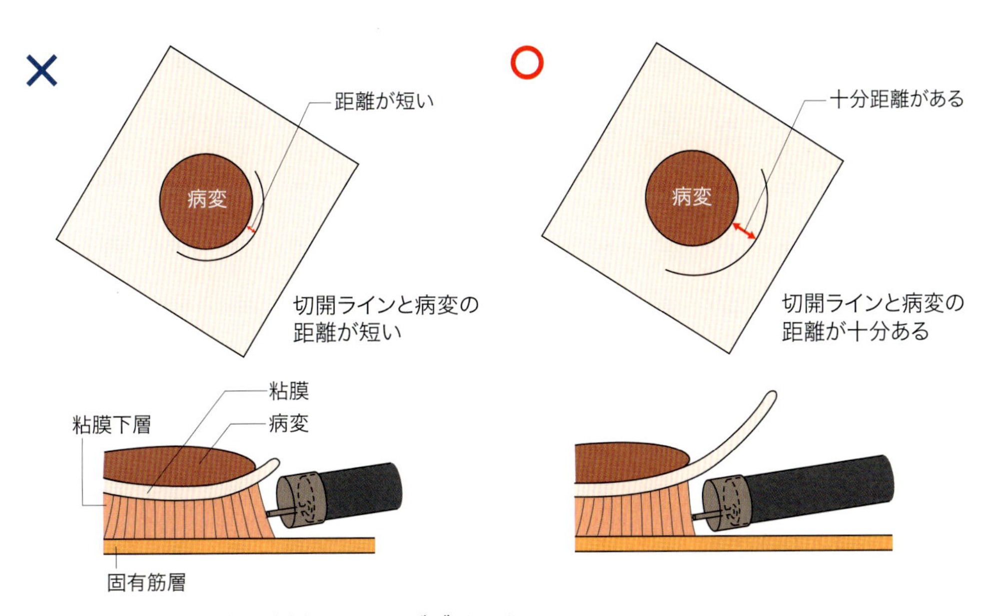

図3　切開ラインは少し余裕をもってデザインする

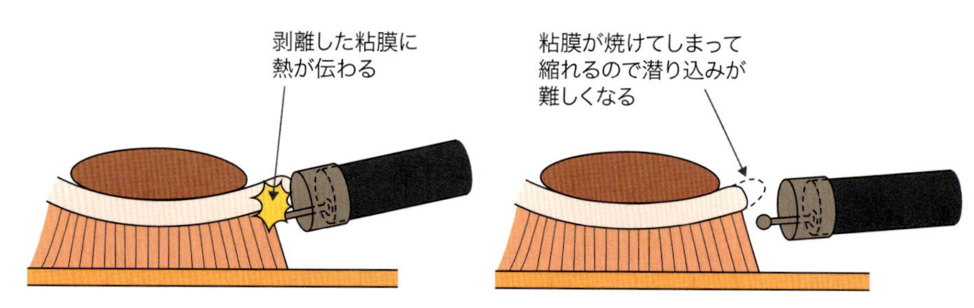

図4　病変と切開ラインが近いと…②

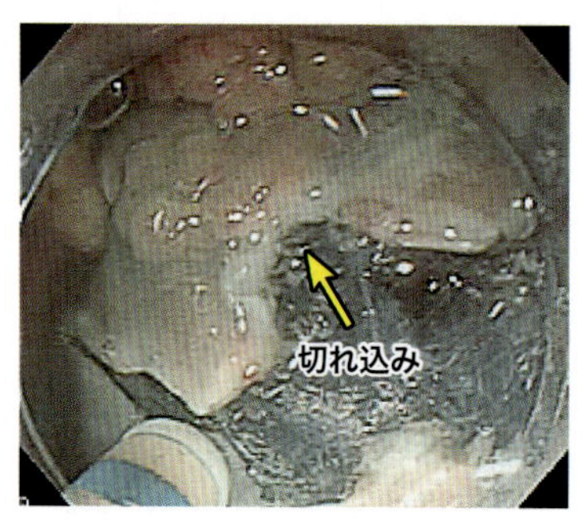

図5　粘膜切開で切れ込みが入ると…

粘膜切開に切れ込みが入ってしまいました．切開ラインが近かったためフラップがつくれなくなってしまいました

また，これにはもう1つ理由があります．手技が未熟なうちは，**病変との距離を余分にとって切らないと，どうしても粘膜下層でなく粘膜にも通電がいってしまいがちになります**．その結果，粘膜はどんどん焼けていってしまい，さらには病変を焼いてしまう可能性もあるわけです（図4）．そうするとESDの大きなメリットである断端の陰性が確保されません．また，剥離した粘膜は，内視鏡が潜り込むのに必要です．剥離した粘膜が焼けて縮れると，なおさら潜り込みが難しくなってきます．また，剥離した粘膜に切れ込みが入ると，スコープを潜り込ませてもうまく粘膜をめくることができず，フラップとして使うことができません（図5）．自業自得にならないように気をつけましょう．

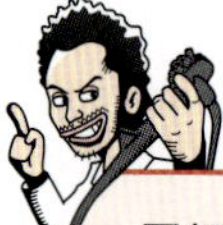

Dr.大圃のココ大事!!

最初の切開でどれだけ剥離ぎみに切れるかがポイント．それがいかにうまく潜り込めるかにかかわってくるのです．

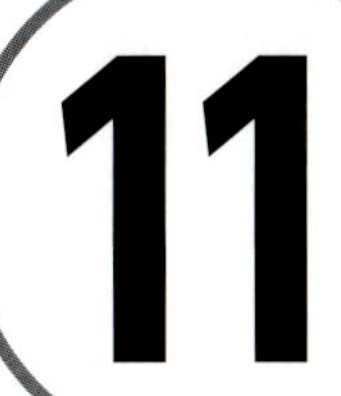

11 フラップづくりへの道 movie

焦って潜り込んではいけません

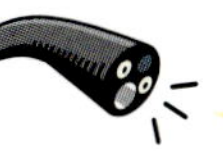

1. 鉗子を少し長く出す
2. 筋層と粘膜どちらも傷つけない
3. 空気の調整をする

最初の切開でフラップがうまくつくれれば万々歳なのですが，そうは問屋が卸さないことがほとんどです．フラップのできていない状況で粘膜下層は直視できません．どうしたらいいでしょうか？ 最近は糸付きクリップやバンド付きクリップなど，トラクションをかける方法がいろいろ考案されていますが，ここでは鉗子をうまく使ってフラップづくりをめざしてみましょう．

1 鉗子を少し長く出す movie 27

さてU字切開を行ったら，次の切るべき線維が見えてきました．しかし，まだフラップができているわけではないので，スコープで潜り込むというのは到底無理です．無理に潜り込もうとしてもその先は筋層です．潜り込むまでは必ずしも目の前に切るべき線維が視認できるようになるわけではないのです．

鉗子は長く出すと，その分安定性が失われます（図1）．しかし，鉗子が短いとちょっと

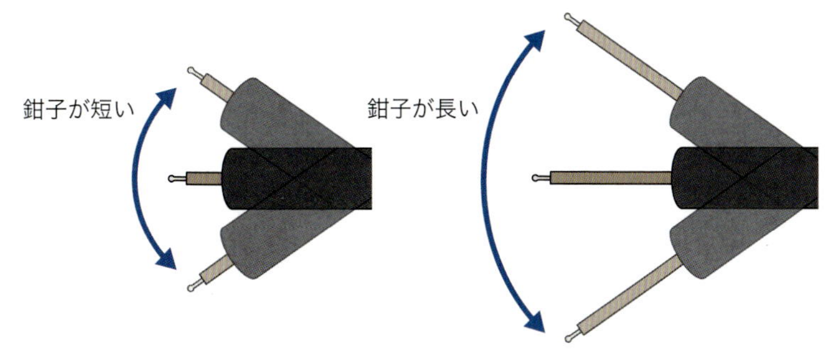

図1 鉗子の長さと可動範囲
スコープを同じだけ動かしても鉗子の長さで，可動範囲はかなり異なります

筋層側にアングルをかけただけで筋層に針先が向いてしまいます（図2）．もちろん大原則は目の前で見えているところを処理していきますが，この場面ではある程度のブラインド操作はやむを得ませんので，**より安全に切るためには鉗子を少し長めに出す**ことが有効です（図3）．鉗子を長く出すと遠景から全体像を捉えられるので，筋層の走行などがイメージしやすく逆に安全な場合も多いです．

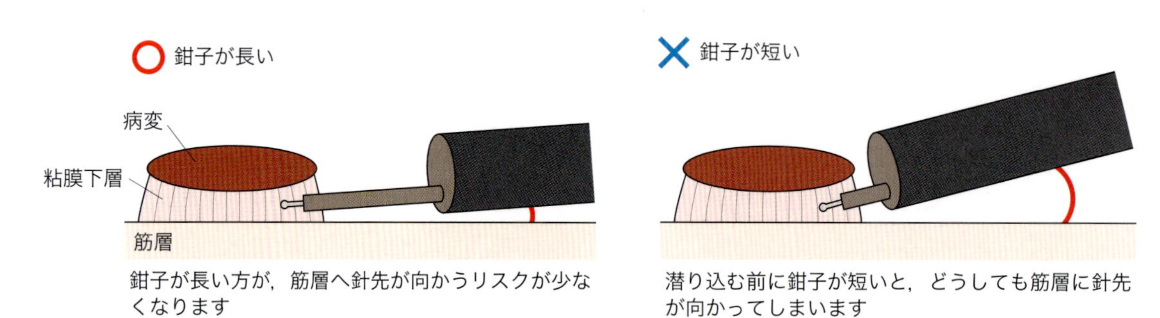

図2　鉗子を長く出すメリット

鉗子が短いと，粘膜下層に潜り込むには角度が鈍角（筋層に垂直）になってしまい，筋層に針先が向いてしまうリスクが高くなります．一方鉗子が長いと，角度は鋭角（筋層に平行）になります

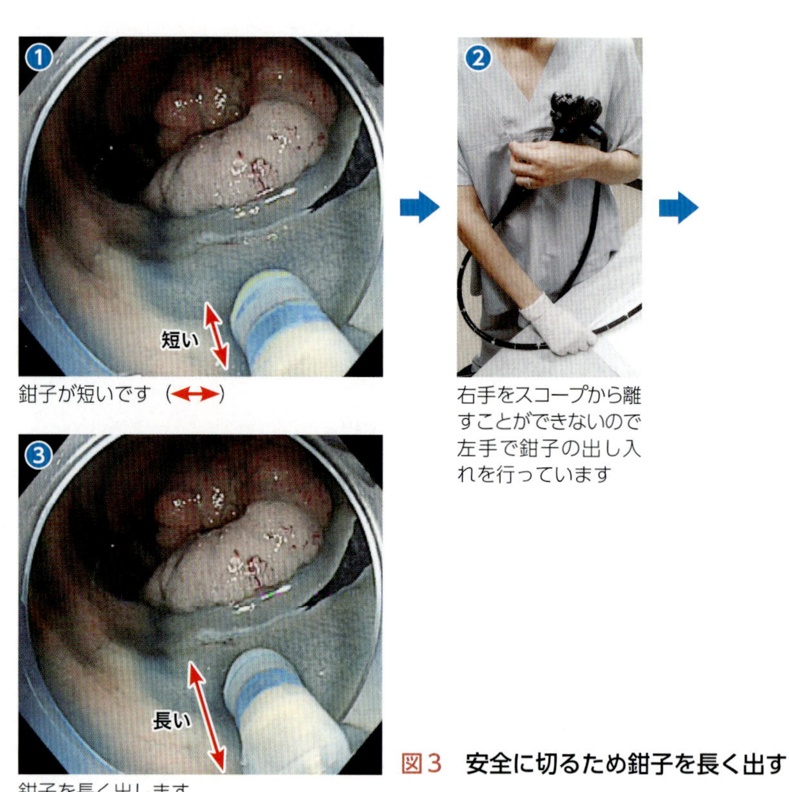

図3　安全に切るため鉗子を長く出す

2 筋層と粘膜どちらも傷つけない

movie 24

では，筋層を意識しながら鉗子を粘膜の下に潜り込ませます．筋層と平行に鉗子を入れていけば安全ですが，ブラインドになってしまうので筋層に針先が万が一でも触れることを防ぐために，少し鉗子を粘膜側に持ち上げるようにします（図4）．その際に気を付けな

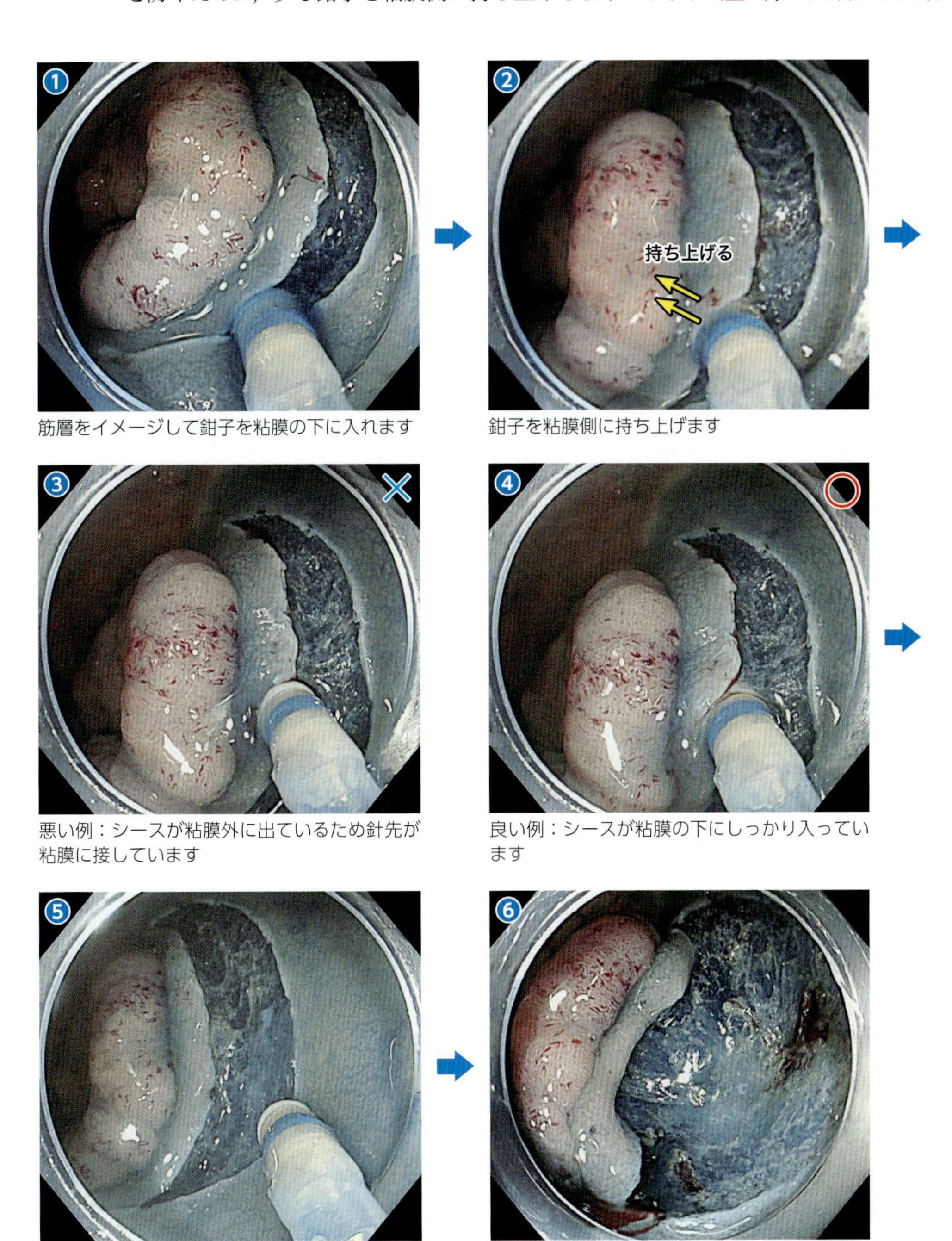

①筋層をイメージして鉗子を粘膜の下に入れます

②鉗子を粘膜側に持ち上げます

③悪い例：シースが粘膜外に出ているため針先が粘膜に接しています

④良い例：シースが粘膜の下にしっかり入っています

⑤1回切るだけでかなり展開されました

⑥何度か切ることでフラップをつくれました

図4　針先で筋層と粘膜をどちらも傷つけないようにする

いといけないのは，**あまり粘膜側に持ち上げると粘膜を焼いてしまう**ことです．そうするといつまで経っても潜り込めませんし，病変を焼いてしまう可能性も出てしまいます．針先だけでなく，鉗子がしっかり粘膜の下に入るようにするのがコツです．ここでは，鉗子の針先はしまっておいたほうがよいでしょう．なぜなら針先が出ていると，手前でひっかかってしまい，切りたいところにうまくセットできません．針先をしまっておけば，シース先端が引っかかることもなく，シースをスムーズにセットしたいところへ移動させることができます．そして，シースが良い位置にセットできたら，そこで針先を出せばよいでしょう．

3 空気の調整をする movie 27

さて，ようやくフラップがつくれたと思っても，それでもまだ潜り込めない…．フラップがつくれるまで頑張って続けるしかないのですが，本当にまだ潜り込めませんか？ **管腔内の空気量を考えてみましょう**．送気量が多いと筋層がピンと張って，粘膜下層も幅広く横方向に引っ張られて，スコープが潜り込みづらくなってしまいます．そこで空気量を

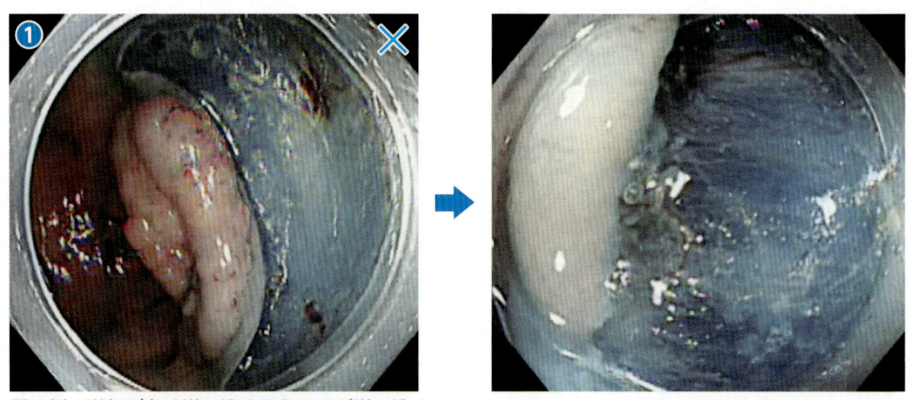

悪い例：送気が多く潜り込めそうでまだ潜り込めません

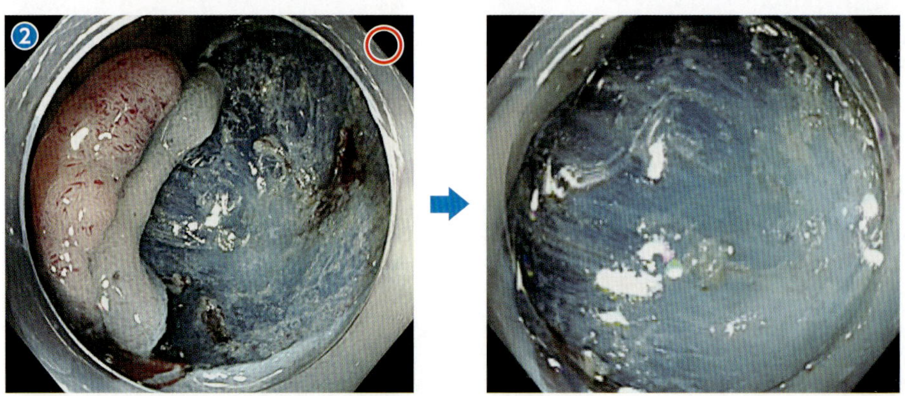

良い例：脱気をして粘膜下層に厚みをもたせてテンションをルースにすることで，潜り込みが可能になりました．切開の追加はしていません

図5　空気量を調整して潜り込む movie 27

調整してみましょう．脱気することで幅広く横方向に引っ張られていた粘膜下層にかかるテンションがルーズになって，粘膜下層が縦方向に伸ばされやすくなります．つまり，スコープが潜りやすくなります（図5）．無駄に難しいシチュエーションを続ける必要はないのです．

Dr.大圃のココ大事!!

鉗子を長く出すことに抵抗あるかもしれませんが，長くするほうが，病変全体を遠景から観察できるので，筋層やひだ，その他全体の状況を俯瞰的に見ることができます．穿孔をきたしたりするのは，全体の形を3次元で把握できず目の前の術野を2次元でしかとらえていないからです．

12 【切開・剥離】いかに粘膜下層に潜り込むか movie

剥離の最初が勝負の分かれ道．No!No! 凝固

〈粘膜下層にうまく潜り込むために〉

1 粘膜剥離は凝固モードだけでやるものではありません

2 QC methodを試してみましょう

ESDはいかに粘膜下層に潜り込むかが勝負の分かれ道といっても過言ではありません．ここでは，いかに粘膜下層に潜り込んでいくかについて学びましょう．ただし，この方法はすべてのシチュエーションで使えるわけではないのでご注意ください．

1 粘膜剥離は凝固モードだけでやるものではありません

ここでは正しい深度に入れていることが前提になります．皆さん「剥離のときは凝固モードで」と当たり前に思っているのではないでしょうか？ もちろん，血管を切開モードで処置すると高確率で出血をきたしてしまいます．ですが，**正しい深度に入っていれば，血管が豊富なわけではありません．ですので，常に凝固モードで切開をする必要はないのです．**むしろ凝固モードで剥離を行っていくと，病変側の粘膜は収縮してしまい，いつまで経っても潜り込めないということを経験するのではないでしょうか．

2 QC methodを試してみましょう

参照 ▶ 第2章-10，movie 28

胃や食道の場合は粘膜切開時の出血が多いことからトリミングを行ったあとに剥離を行います．一方，大腸では血管が少ないので，直腸や回盲弁近傍などを除いて，あまりトリミングを行わず剥離に入っていきます．また、大腸は非常に壁が薄く，特に潜り込みが難しいです．胃や食道では凝固で剥離を行っても粘膜の厚みがあるのであまり問題になりませんが，**大腸では，凝固モードで剥離を行うと，粘膜が縮れて収縮してしまい，どんどん潜り込みにくくなってしまいます．**そこでわれわれは，**最初の潜り込みまでを凝固でなく切開モードにて行う**ことで，一気に潜り込むようにしています．ちなみにこの方法を

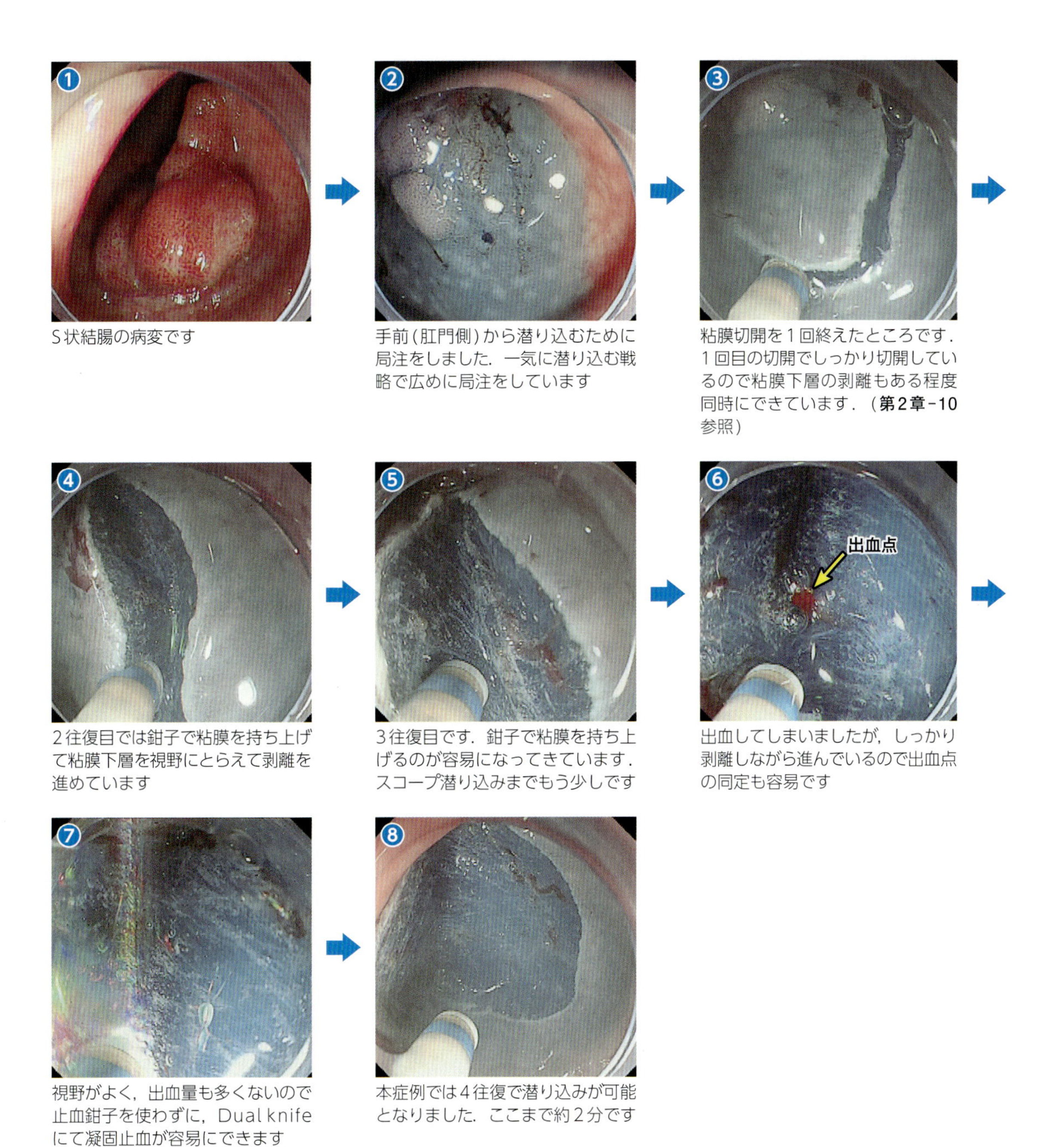

①S状結腸の病変です

②手前(肛門側)から潜り込むために局注をしました．一気に潜り込む戦略で広めに局注をしています

③粘膜切開を1回終えたところです．1回目の切開でしっかり切開しているので粘膜下層の剥離もある程度同時にできています．（**第2章-10**参照）

④2往復目では鉗子で粘膜を持ち上げて粘膜下層を視野にとらえて剥離を進めています

⑤3往復目です．鉗子で粘膜を持ち上げるのが容易になってきています．スコープ潜り込みまでもう少しです

⑥出血してしまいましたが，しっかり剥離しながら進んでいるので出血点の同定も容易です

⑦視野がよく，出血量も多くないので止血鉗子を使わずに，Dual knifeにて凝固止血が容易にできます

⑧本症例では4往復で潜り込みが可能となりました．ここまで約2分です

図1　QC methodで一気に潜り込む

われわれは**QC method**（Quick and Clean method）と名付けています（図1）．

粘膜切開をする前は，ESDのなかで，一番膨隆があるときですので，思い切って切開をするようにしましょう．ある程度しっかり押しつけて，粘膜，粘膜筋板，そして粘膜下層まで一気に切開できるようにします．それがいかに早く潜り込むかのポイントになります（**第2章-10**参照）．

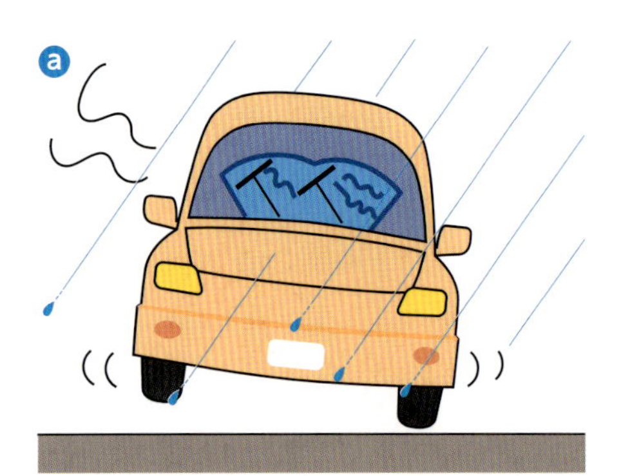

車の運転の時も目の前が曇っていると進行方向がわかりません

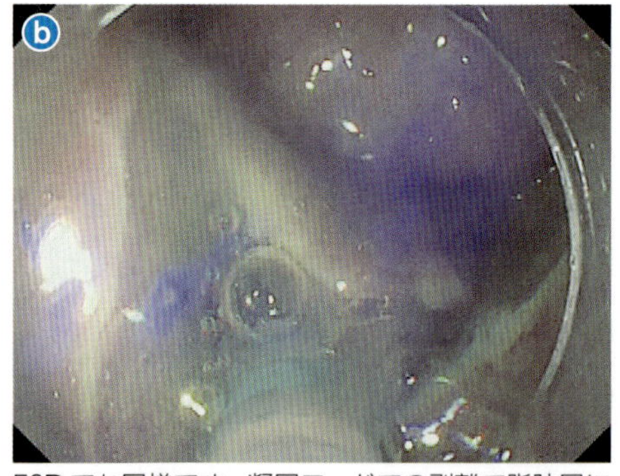

ESDでも同様です．凝固モードでの剥離で脂肪層に針があたってしまうと，内視鏡のレンズが曇ってしまいます．正しい進行方向がわかりません

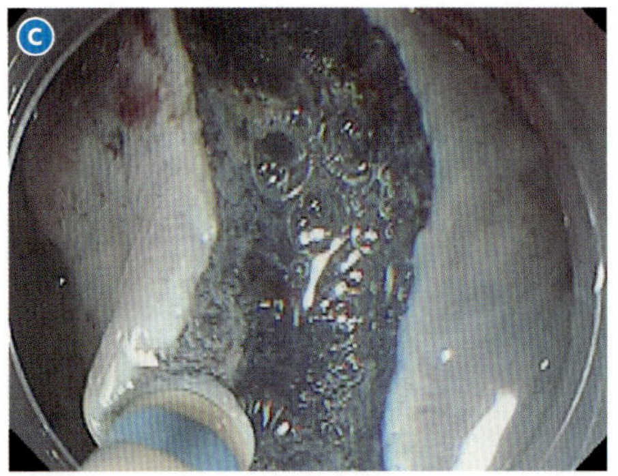

切開モードでの剥離では視野が良好であれば，視野がきれいに保たれます

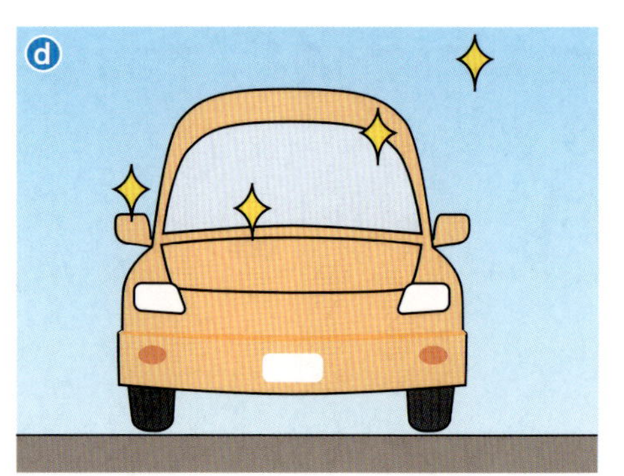

視野がよい(Clean)なことは安全運転(Safety)にもつながります

図2　Quickなだけでなく視野もClean

もし血管を切開してしまい，仮に出血をしてしまったとしても，しっかり押しつけて切っていれば，少し剥離された状態になっているため，出血点が見えますのでその後に十分止血は可能です．ここで躊躇して中途半端に浅く切ると潜り込みはできないし，出血点は見えないし，といったことになってしまいます．われわれの検討では，凝固モードでの剥離に比べて明らかに潜り込みのスピードは速く，止血はデバイス（Dual knife）でほとんど対応可能，止血鉗子の登場回数は凝固モードでの剥離と変わりませんでした．また，凝固モードでは脂肪組織にニードル先端が当たったとき，脂肪が内視鏡のレンズに飛んでレンズが曇ってしまいますが，切開モードでは視野もきれいに保たれますので，ぜひ騙されたと思って，試してみてください（図2）．まさにすばやくきれいに（＝Quick and Clean）な方法（＝method）なわけです．

Dr.大圓のココ大事!!

いかに潜り込むか．逆に言えば潜り込んでさえしまえば勝負ありです．躊躇せずに一気に切開モードで攻めましょう．ただし血管は常に意識することを忘れずに．

13 【切開・剥離】トリミング movie

さぼっちゃだめよ．落とし穴にはまらないように

できてるつもり!? Check Point

1. 正しい深度を意識しましょう
2. トリミングで脂肪と血管を突破しましょう
3. 終点のトリミングは剥離を意識しない！

粘膜切開して，いざ剥離へと移っていきます．粘膜筋板までしっかり切って入ると思いますが，粘膜下層の深度を意識したことはありますか？ トリミングで正しい層に入れることが次なるステップです．常にあとで楽をすることを意識してやることが近道なのです．

1 正しい深度を意識しましょう

さて，粘膜切開が無事終わり，次はいざ剥離へと向かいます．粘膜切開のときに粘膜筋板をしっかり切開することで粘膜下層への侵入が可能となるのですが，さて粘膜下層の深度について皆さん考えたことがありますでしょうか？ 粘膜筋板までしっかり切ったらOK？ そうではありません．大腸や食道ではそこまで血管が豊富でないので問題になることは多くはないですが，こと胃に関しては血管が豊富にあり，初心者のうちは止血にたくさんの時間が費やされることを多々経験するかと思います．どこもかしこも切るたびに出血してうんざり…なんてことも稀ではないでしょう．

粘膜下層では浅層では血管が豊富，一方で**粘膜下層深部（筋層直上）では血管が疎で，見通しの良い層となっています**．そうです．この層が正しい深度なのです．まず血管と脂肪の層を突破して，この正しい深度まで潜ってから剥離をしていけば出血は少なくて済むはずです（図1）．一方，この層より浅い層で勝負を挑んでいると，延々と出血との戦いが続くわけです．

また，特に胃では脂肪が多いためスコープが曇ってしまい視野がすぐに不良となってしまいます．**初心者のうちは，筋層に近いと，筋層にダメージがいくことが怖いと思います．しかし，正しい深度＝粘膜下層の筋層直上**であることを理解しましょう．でないと，結果的には非常に苦しいESDをするはめになってしまいます．

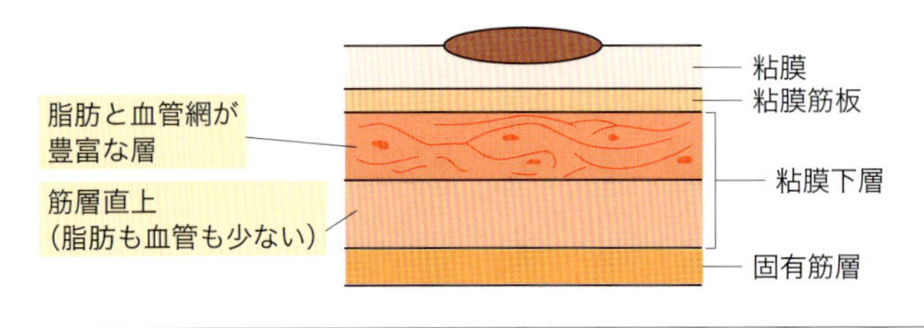

筋板直上まで粘膜切開
凝固トリミングを行い，しっかり筋層直上まで露出させる
筋層直上で（正しい深度）剥離を行う

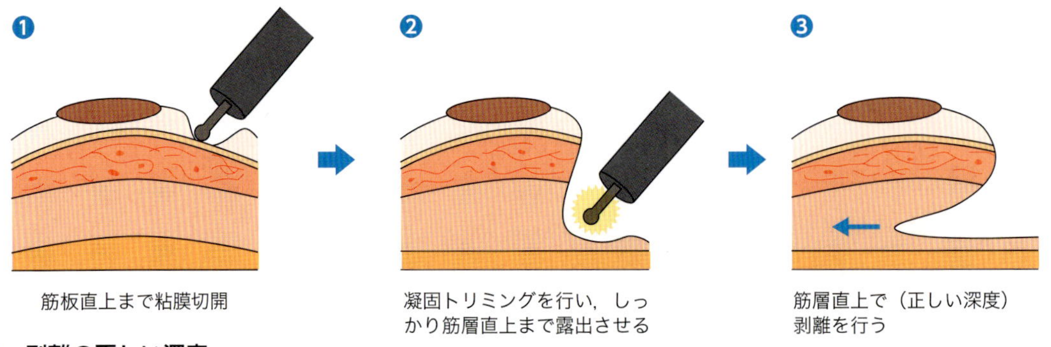

図1　剥離の正しい深度

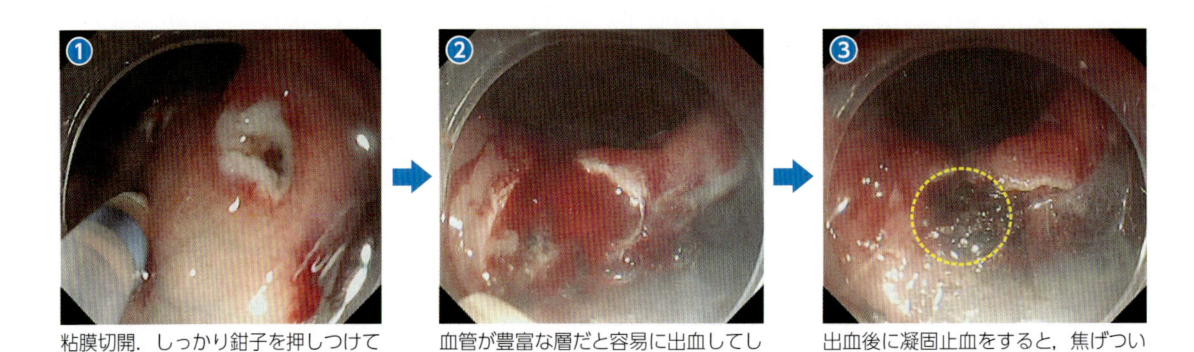

①粘膜切開．しっかり鉗子を押しつけて切開しています．血管が豊富でない部位では正しいですが…
②血管が豊富な層だと容易に出血してしまいます
③出血後に凝固止血をすると，焦げついて（◌）しまいトリミングが不十分になってしまいます

図2　血管網を意識しない粘膜切開：悪い例

2 トリミングで脂肪と血管を突破しましょう

では正しい深度をめざして切開しましょう．と言いたいところですが，正しい深度に入るには，必ず1回は，血管や脂肪の層を突破しなければなりません．ここを切開モードで攻めていくとさすがに出血してしまいます〔図2，注：**第2章-12**のQC methodは主に大腸（直腸・盲腸以外）が対象です〕．混同しないようにしてください．そこで**正しい深度に入るために，粘膜切開のあとにトリミングを凝固で行うことが非常に有用です**（図3）．

剥離していく病変がめくれ上がるためには，切開辺縁が十分に開くまでトリミングすることが望ましいです．近位側および辺縁でしっかりと粘膜下層深層に剥離深度をコントロールすることで，適正深度に到達し，あとの処置がやりやすくなります（図4）．ここを

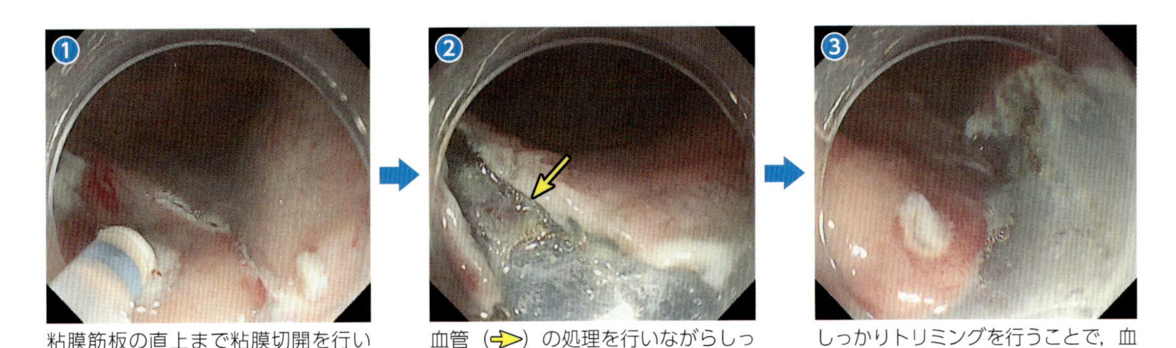

①粘膜筋板の直上まで粘膜切開を行います

②血管（➡）の処理を行いながらしっかり凝固モードでのトリミングを行います

③しっかりトリミングを行うことで，血管網や線維が処理されます

図3　血管網を意識した粘膜切開・トリミング：良い例

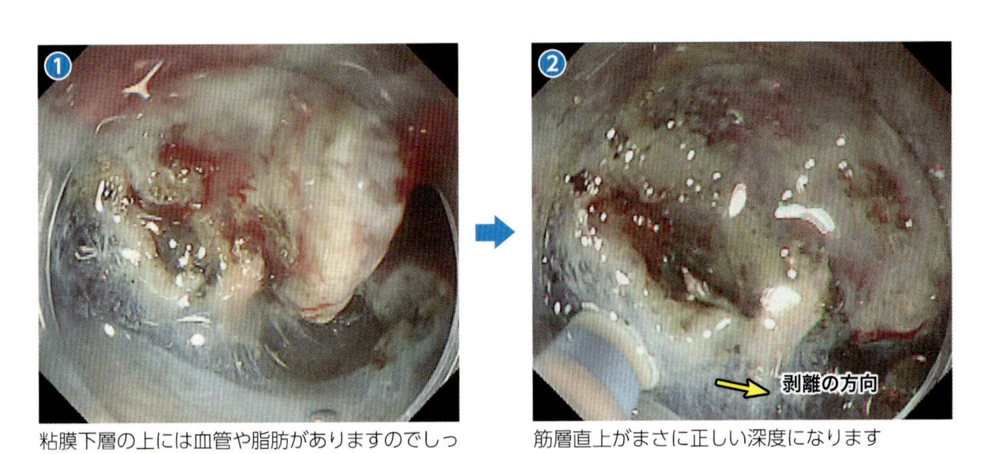

①粘膜下層の上には血管や脂肪がありますのでしっかりその下の層を剥離しましょう

②筋層直上がまさに正しい深度になります

図4　血管と脂肪の下の層を剥離

さぼってしまうと，そのあと，ひたすら苦労することになるのです．そこで切開辺縁を凝固でなぞるようにトリミングを行うようにしましょう．血管網や脂肪が処理され剥離すべき層が開きやすくなり剥離深度の調節が容易になるでしょう．

また，十分な切開およびトリミングを行うことで，病変部分と周辺部分の粘膜下層が遮断されますので，病変部分の局注液が周囲に移行せず，膨隆が持続しやすいです．まさに一石二鳥なわけですね．

3 終点のトリミングは剥離を意識しない！ movie㉙

では終点（遠位側）に関してはどうでしょうか？（図5）

反転操作が可能な臓器や部位もありますが，食道では管腔が狭く反転操作は行いません．また，大腸ではややスコープ操作が窮屈になってしまいますので，われわれは基本的には大腸でも反転操作はあまり行っていません．しかし，順方向での操作の場合，終点（遠位側）のトリミングが問題となります．病変の剥離を少しでも進めるため，遠位側か

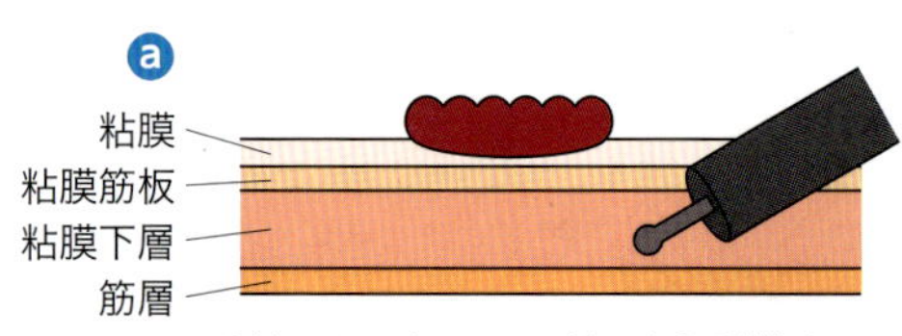

手前では，トリミングにより剥離するスペースがつくれます

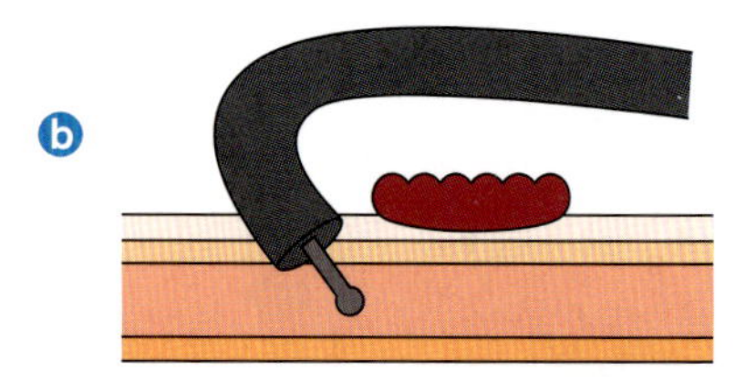

終点（遠位側）では，反転が可能であれば，トリミングにより剥離するスペースをつくれます

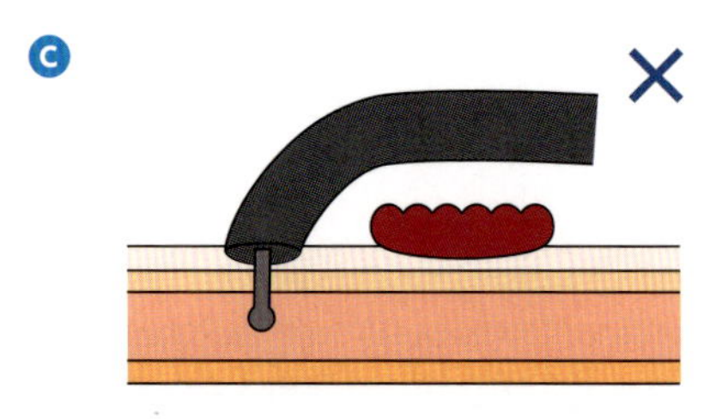

順方向の内視鏡操作で無理に終点（遠位側）から病変側にトリミングを行うとナイフが筋層と垂直になり危険

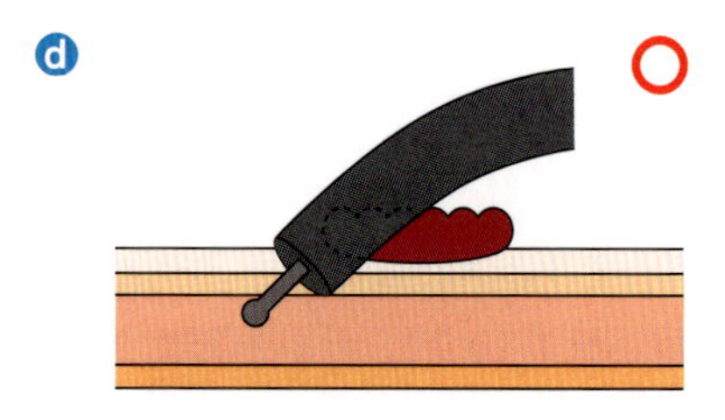

健常粘膜側をトリミングすれば，ナイフが筋層と平行に近い操作ができて安全

図5　終点のトリミング

らでも剥離しようとすると，スコープ操作が筋層と垂直になってしまいます（図5c）.

ですが，果たしてそのリスクを負う必要があるでしょうか？ 手前のトリミングは潜り込みへの足掛かりですが，終点もそうでしょうか？ 終点のトリミングの目的はゴールの設定です．エンドポイントがしっかりわかればOKなのです．であれば，あえて無理して病変下に攻める必要はありません．健常粘膜側をトリミングすればよいのです（図5d）．そうするとスコープ操作は筋層と平行に近くなりますので安全に施行することができるかと思います．リスクを冒す必要はどこにもないのです．

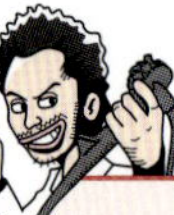

Dr.大圃のココ大事!!

筋板まで突破すればOKではありません．どうしても最初のうちは筋層直上まで切開することは怖いかもしれませんが，結果的にはあとの処置での難易度が大きく変わってきます．特に剥離起始部はトリミングを徹底しましょう．

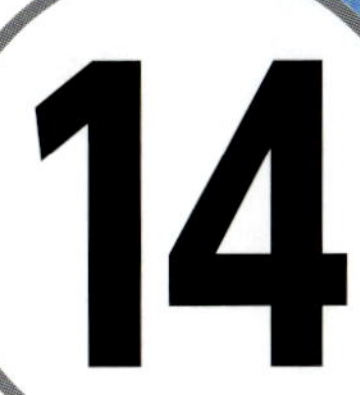

14 【切開・剥離】まだまだ潜り込めない movie

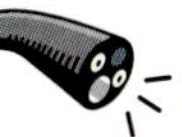

鉗子で病変（粘膜）を持ち上げてみよう

できてるつもり!? Check Point

1. 鉗子で病変（粘膜）をめくってみる
2. フードで病変をめくってみる
3. 誰が邪魔なのかを見極める

いかに潜り込むか．ここがESDの勝負です．あと一歩なのに潜り込めないと右往左往してしまうことがあるかと思います．潜り込めない原因は必ずあります．本稿では潜り込むのに邪魔をしている線維を見つける工夫について学びましょう．

1 鉗子で病変をめくってみる movie30

さて，トリミングやQC methodを駆使して潜り込みを試みても，あと一歩潜り込めない．そのようなときには，どこかで線維や血管が必ず邪魔をしているはずです．もちろんまだ潜り込めていない状況なので，そのまま見てもどこが邪魔をしているのかわかりません．ここでは鉗子を上手く利用して粘膜を持ち上げ，めくってみましょう．その際にも一工夫必要です．鉗子の針を出したままだと先端がいろんなところに引っかかってしまいます．特にDual knifeですと，先端がチップ状になっていますので，容易に引っかかりますので，針を鉗子内にしまった状態で病変をめくります．めくって観察することで，次にどこの線維が引っかかっているかを探すことができます（図1）．

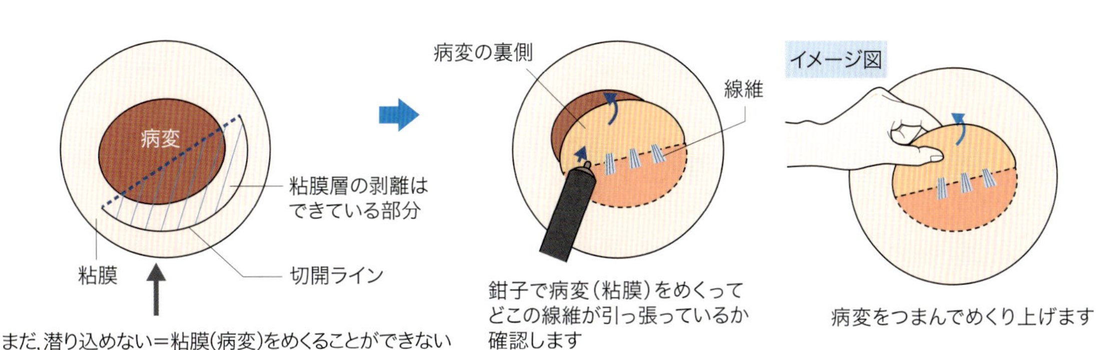

図1　鉗子で病変をめくる

確認できたら，切りたい線維のところまでニードルを出さずに鉗子を持っていき，そこでニードルを出して切開をするようにしましょう．あらかじめ先端を出したまま近づいていくと，やはり切りたい線維以外に引っかかってしまいます（図2）．

2 フードで病変をめくってみる

movie 31

鉗子でめくって線維を確認する方法は非常に有用ですが，いざ切開するときには，鉗子で切るわけですので，めくった状態のままで切開はできません．ある程度，イメージを残像化して切開をしているわけです．ですので，ある程度めくれるようになれば，今度はフードで広げてみるようにしましょう（図3）．それで線維が引っ張られているところをしっかり観察します．この段階であれば引っ張られた線維を目の前で確認して切開することができますのでより安全に確実に行うことができるようになるでしょう．そうすれば病変がいよいよめくれてきます．

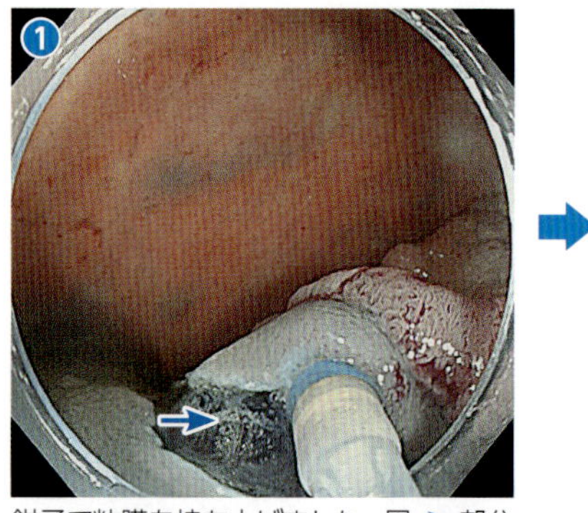

鉗子で粘膜を持ち上げました．図➡部分の線維が残っていることがわかります

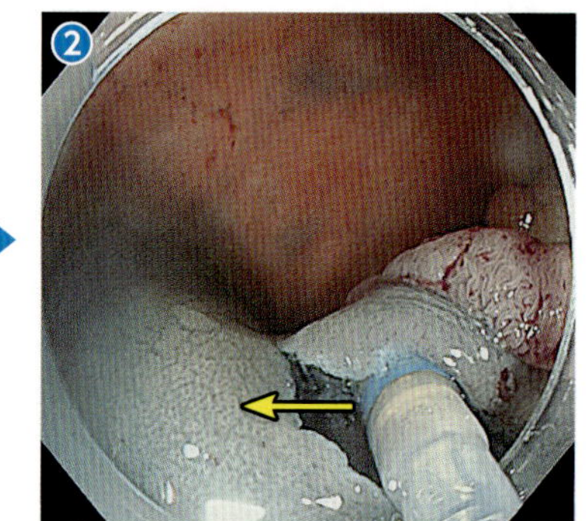

鉗子は抜かずにそのまま左方向⇦に切ります．ただしそのまま切ると粘膜を切ってしまうので少し鉗子を粘膜下層側に押し下げてから切りましょう

図2　鉗子で粘膜（病変）を持ち上げる

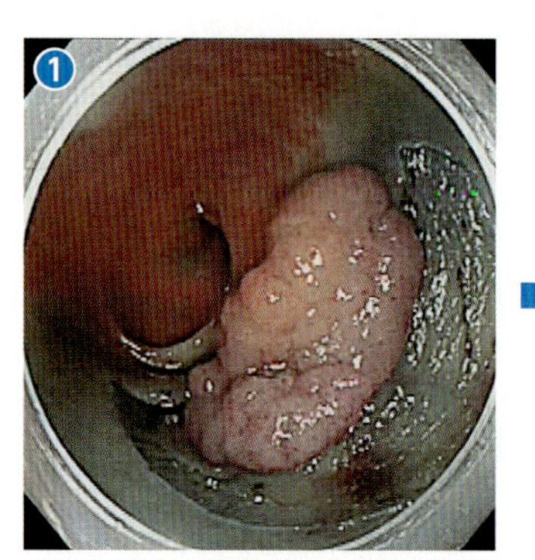

遠目からでは粘膜下層の線維が視認できません

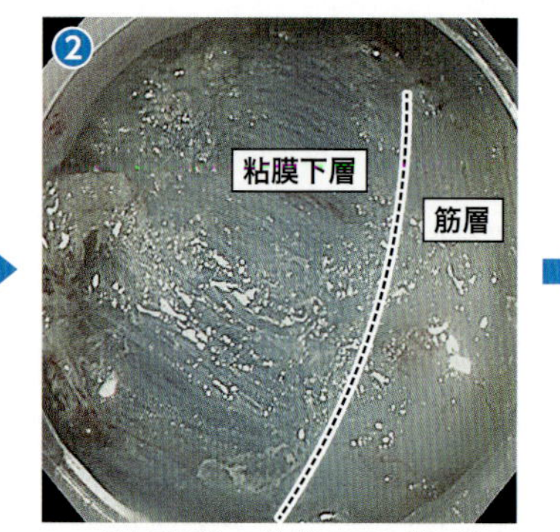

フードを利用して粘膜下層に潜り込みます

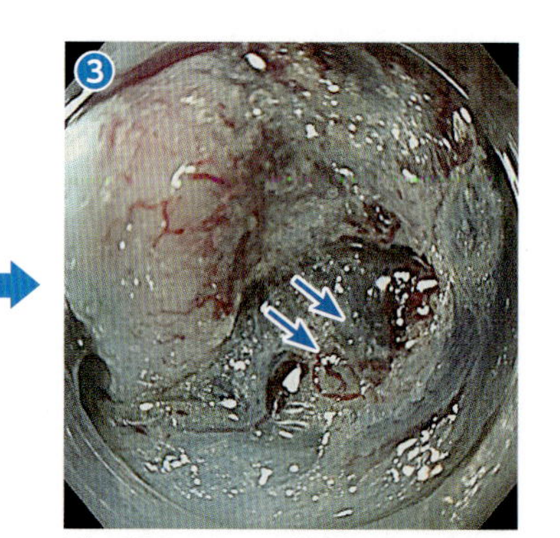

引っ張られている線維を目の前で確認できます

図3　フードで粘膜（病変）をめくる

3 誰が邪魔なのかを見極める movie30

さて，ではフードや鉗子でめくってみて邪魔している線維や血管を探すのですが，そのなかでもkeyになっている線維があるはずです．その線維を処置せずして次には進めません．粘膜（病変）を引っ張っている線維を（誰が邪魔なのかを）しっかり見極めて，ピンポイントで剥離をするようにしましょう．一気に剥離が進みます（図4）．

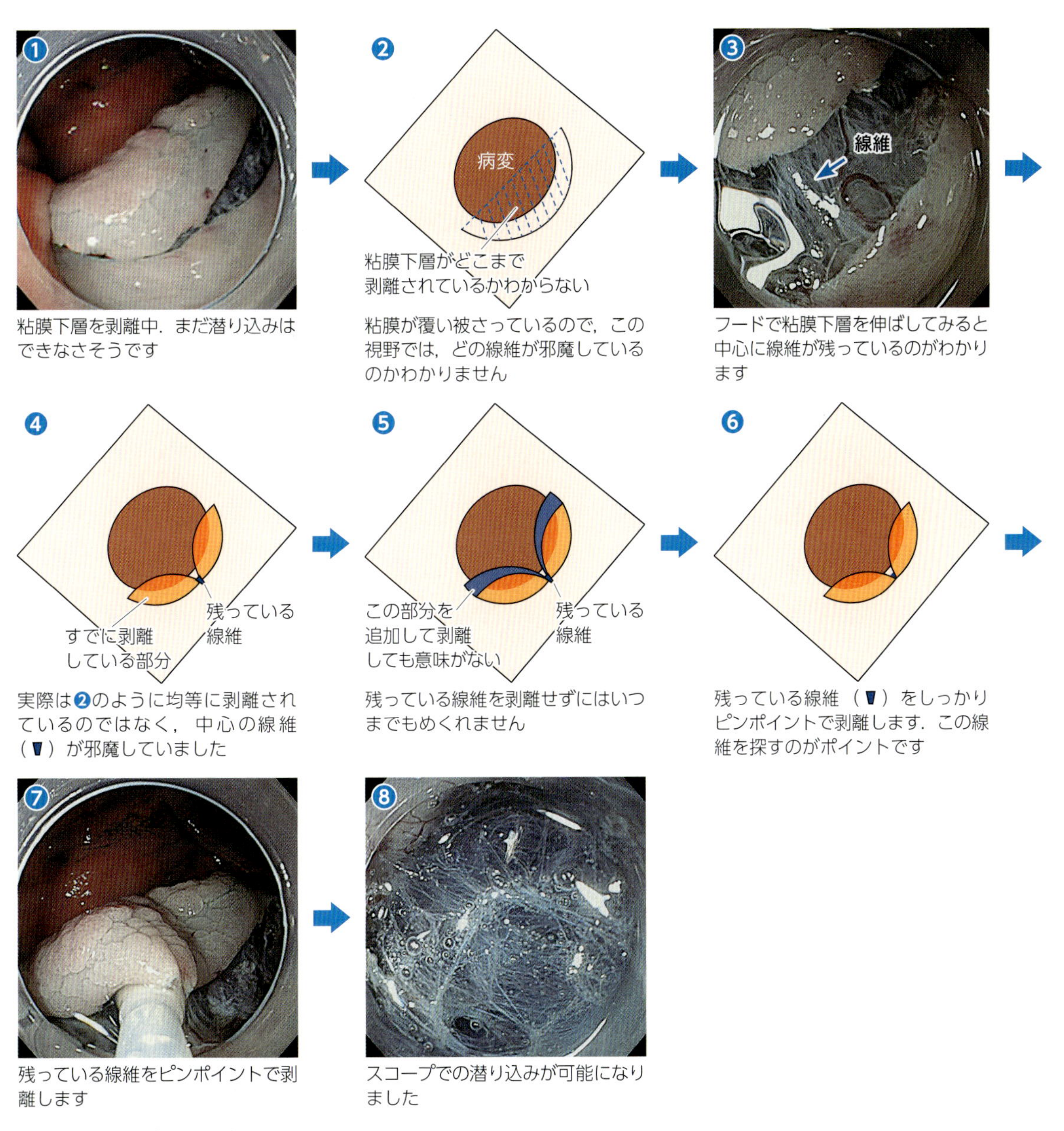

図4 邪魔な線維を見極める

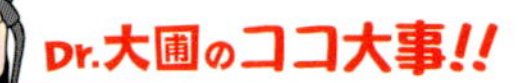

必ず潜り込みを邪魔しているkeyになっている線維があります．やみくもに剥離をしようとしても，なかなか潜り込めません．ピンポイントにその線維を見つけて処置をするようにしましょう．

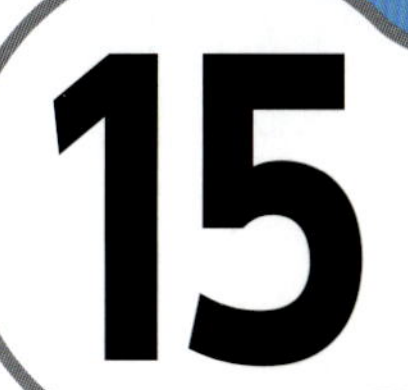

【切開・剥離】

15 それでも潜り込めない movie

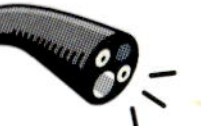

手前の粘膜を押し下げよう

できてるつもり!? Check Point

〈それでも潜り込めないときは〉

1 手前の粘膜を押し下げて，できるだけ剥離するスペースをつくる

2 空気の調整で剥離するスペースをつくる

さて，粘膜にテンションをかけることは前稿（**第2章-8**）で説明しました．外科手術は両手が使えるので，左手でテンションをかけて右手で処置をすることができます．しかし，内視鏡ではそれはできません．内視鏡手技での命題なのですが，右手だけしか使えないのです．それなので手を変え品を変えて，なんとか片手のみでテンションをつくる工夫をしています．使えるものはなんでも使うのです．「まだ潜り込めない」そういったときにさらなる工夫をしてみましょう．

1 手前の粘膜を押し下げて，できるだけ剥離するスペースをつくる movie 32

しっかり潜り込むには粘膜下層を剥離する深度も大切になります．前稿（**第2章-13**）では，血管や脂肪の層を避けるために筋層直上の粘膜下層が最適な深度であることは説明したと思いますが，粘膜下層の深層を剥離する方が潜り込むことも容易です．粘膜下層浅層の血管と脂肪が多い層を剥離するには，おのずと凝固波を主に使用することになりますが，凝固波で粘膜に近い層の剥離を進めると剥離した粘膜は熱変性で収縮し，潜り込みにくくなります．一方で，粘膜下層深層は血管も少なく切開波での剥離も可能になります．粘膜から離れた深い層を剥離すれば，剥離した粘膜にも熱変性が起きにくく，切り裂くように粘膜下層に鋭く潜っていくことが可能になります．また，切開（剥離）する際には，切るところにしっかりテンションをかけないと，せっかく切開（剥離）したつもりになっても肝心の線維は切れていません．**フードで手前の粘膜側を押し付けながら気持ち手前に引っ張ってください**（図1，2）．それで，線維がピーンと張るのを確認して，この状況で鉗子を出して切っていきます．これをするとぐっと剥離スペースが開くはずです．

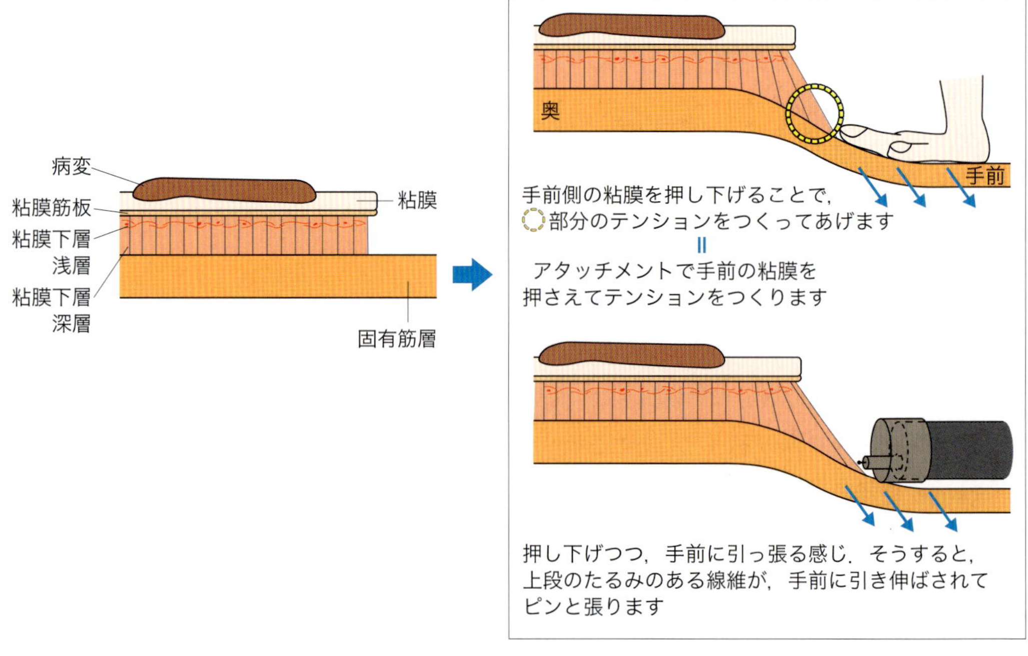

図1　手前の粘膜を引っ張ってテンションをかける

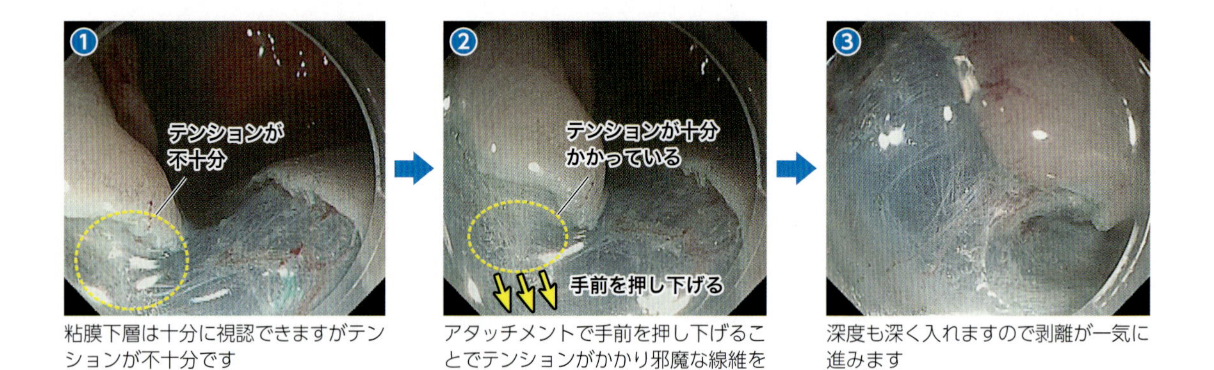

① 粘膜下層は十分に視認できますがテンションが不十分です

② アタッチメントで手前を押し下げることでテンションがかかり邪魔な線維を認識できます

③ 深度も深く入れますので剥離が一気に進みます

図2　手前の粘膜を引っ張り邪魔な線維を探す

2　空気の調整で剥離するスペースをつくる

工夫は右手（内視鏡もしくは内視鏡の鉗子）だけではありません．内視鏡中の管腔のテンションをつくる方法はまだあります．それは空気の調整です．

「ここまでしてもまだ潜り込めない」，「もう駄目だ」と諦めないでください．空気の出し入れを意識したことはありますか？ 実は空気の調整をするだけで，あなたがこれまで頑張ってきた処置で，もう潜り込みができているのかもしれないのです．これまでテンションをいかにつくるかについて書いてきていますので，「あとは送気をしてテンションをつくるのか，なるほど」と思われるかもしれません．しかし，それは逆効果です．正解は**脱気**

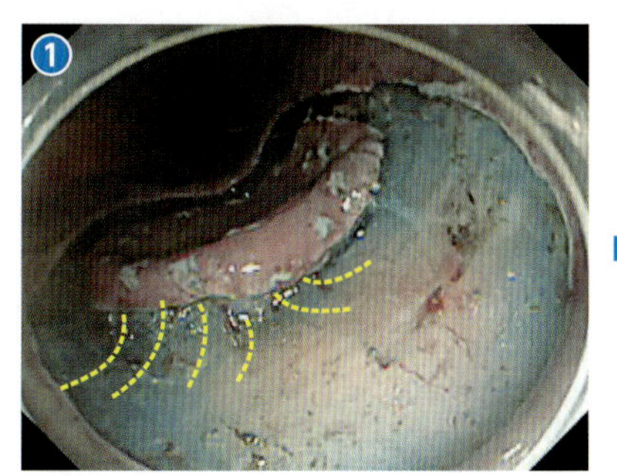

送気された状態．筋層が伸展しているために，粘膜下層が横方向に引っ張られて（▬▬）潜り込むスペースができません

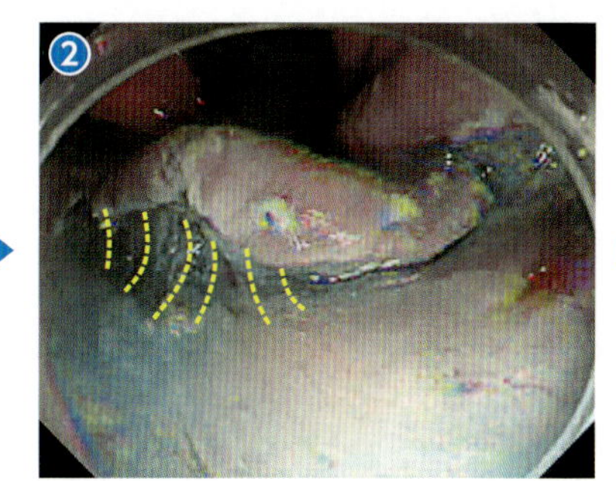

やや脱気された状態．筋層の伸展が緩んだので，粘膜下層が横に拡がっていたのが中央に寄ってきて（▬▬），粘膜下層の線維がルースになってきています

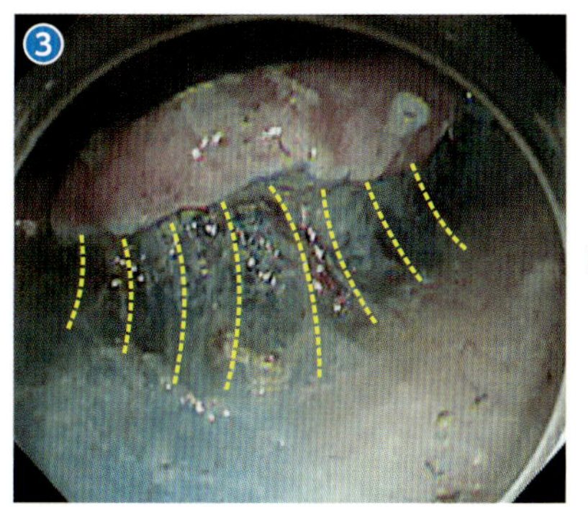

さらに脱気していくと筋層の伸展が取れ，粘膜下層にたるみができ，その分上方へ伸びる余裕ができて（▬▬），粘膜下層への潜り込みが可能になります

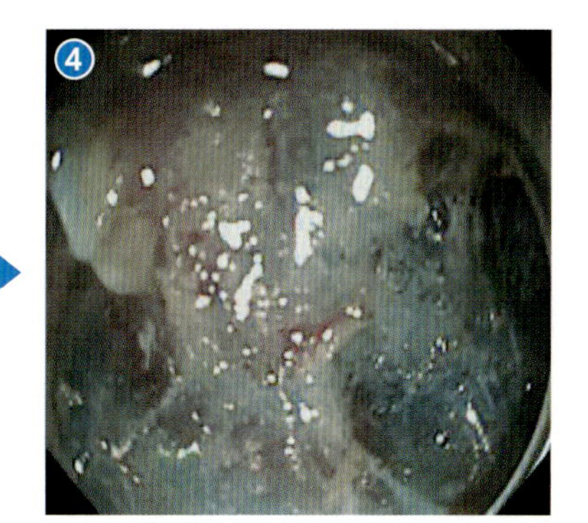

スコープで潜り込みに成功しました

図3　空気の調整で潜り込むスペースをつくる

をしてみることです．**脱気をして管腔内を緩くすることで，潜り込むスペースをつくってあげる**のです．ただし脱気をすると管腔内のスペースは狭くなりますので，周囲の液体が邪魔になることがありますのでしっかり余分な液体は吸引しておきましょう．脱気することで線維を視野にとらえることができます．どこの線維が邪魔になっているのかを確認して，邪魔な線維を処理しましょう．きっと気づいたら粘膜下層に潜り込めているはずです（図2，3）．

Dr.大圃のココ大事!!

潜り込むためには，猫の手でも借りてではないですが，いかなる手段を使ってでも潜り込むようにしましょう．一見ダイナミックにESDをしているように思われがちですが，とても繊細な動きで視野をつくっています．

16 【切開・剥離】効率のよい剥離① movie

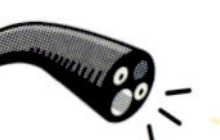

どこがボトルネック？ それを見極める！

できてるつもり!? Check Point

1. どこが剥離の邪魔をしている線維か見極めましょう
2. エッジ（辺縁）はしつこく処理しておきましょう

さて，潜り込みができたら剥離をしていくのですが，皆さん目の前に見えている粘膜下層をとりあえず剥離していっているだけではありませんか？

筆者の大圃は面倒くさがりなのでできるだけ楽に終わらせたいと常々思っています．そのためには効率的にやる必要があります．面倒くさいがゆえに効率的に．

1 どこが剥離の邪魔をしている線維か見極めましょう movie 34

目の前にそびえ立つ粘膜下層では，どこに一番テンションがかかっていて粘膜下層の展開を邪魔している線維であるかを常に意識するようにしましょう．障壁となっている線維をピンポイントで狙って処理していくと非常に効率的にペダルを踏む回数を少なく処理していくことができます（図1）．**とにかく踏む回数をいかに少なくできるかがコツで**，それが結果的には，全体のスピードが速くなることにつながります．**早くペダルを踏むことが決して早いESDなわけではありません．**

どこがピンと張っているかはもちろん慣れてくればすぐに見分けられるかと思いますが，もし，最初のうちは邪魔している線維がよくわからないと思うこともあると思います．そんなときは簡単な見つけ方としては「**線維が角ばっているところ**」と思えばいいでしょう．そこを1回剥離すると，また新たな角ばっているところがでてきます．そこを狙って順次剥離していけばいいのです（図2）．

2 エッジ（辺縁）はしつこく処理しておきましょう movie 31 movie 33

ある程度剥離が進んでいくと粘膜下層が容易に視認できるようになりますので，一見目先の，簡単に剥離できる部位に飛びつきたくなります．しかし，いくら病変の真ん中ばか

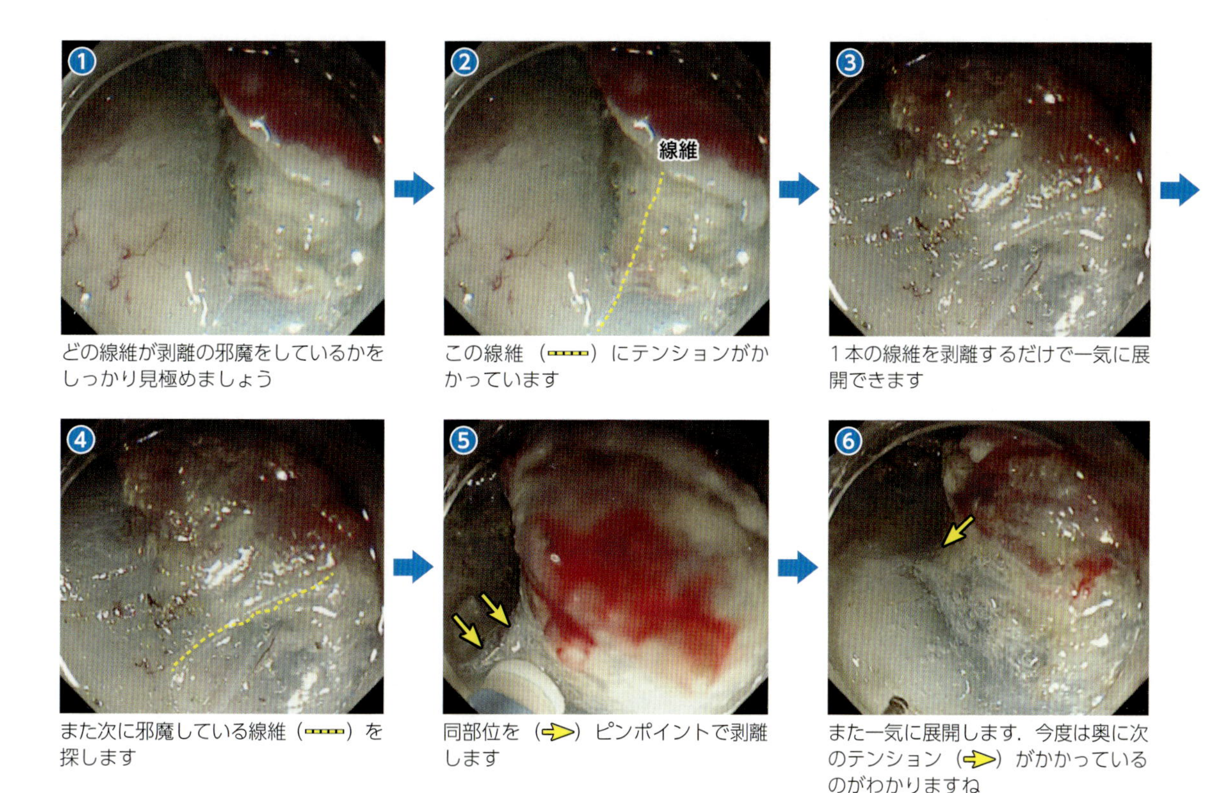

①どの線維が剥離の邪魔をしているかをしっかり見極めましょう

②この線維（┅┅）にテンションがかかっています

③1本の線維を剥離するだけで一気に展開できます

④また次に邪魔している線維（┅┅）を探します

⑤同部位を（⇨）ピンポイントで剥離します

⑥また一気に展開します．今度は奥に次のテンション（⇨）がかかっているのがわかりますね

図1　邪魔している線維をピンポイントで処理

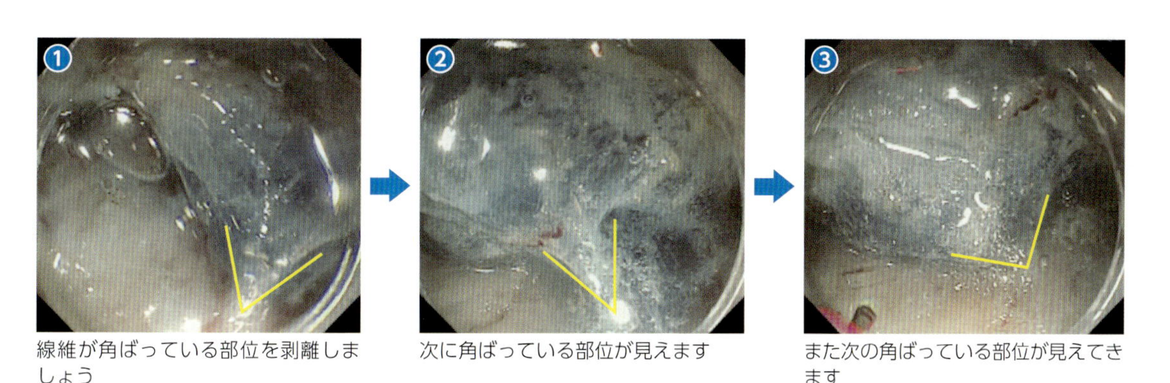

①線維が角ばっている部位を剥離しましょう

②次に角ばっている部位が見えます

③また次の角ばっている部位が見えてきます

図2　角ばっている（邪魔している）線維を探す

り処理をしてもエッジ（辺縁）を残したままでは展開していきません．また，メリットにならないばかりか，さらに落とし穴（デメリット）があります．凸状で簡単に処理できる病変の真ん中ばかりを処理していくと，エッジ（辺縁）が三角島のようにとり残されてしまう場合があります．そうすると，粘膜下層に局注液も残らないので，とたんに切りづらいことになります．**真ん中の部分はいつでも剥離はできるので，まずはしっかりエッジ（辺縁）を処理することを心がけましょう**（図3）．

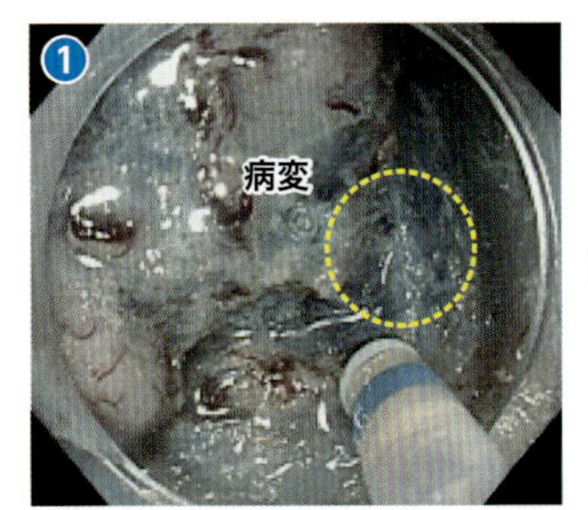

粘膜下層が視認できます．鉗子より右側（病変中央）が切りやすそうに見えますね

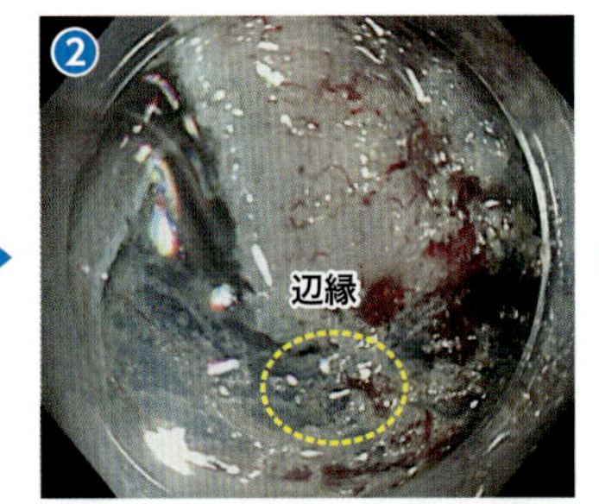

しかしエッジ（辺縁）の処理を先に行いましょう．局注液も十分ですのでこの段階での処置が好ましいです

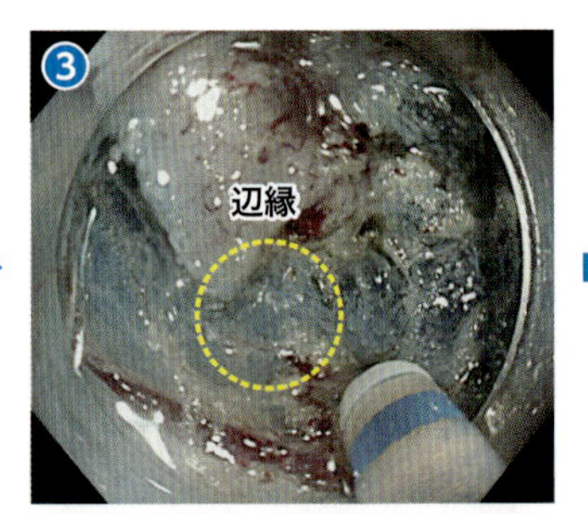

エッジ（辺縁）の切開をできる限り進めていきましょう

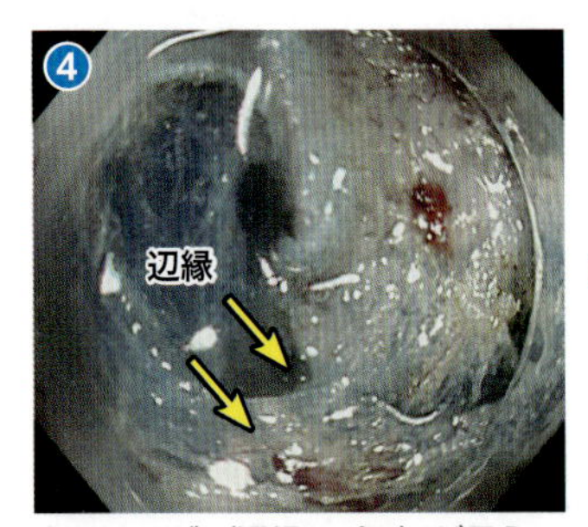

次のエッジ（辺縁，➡）が見えてきました

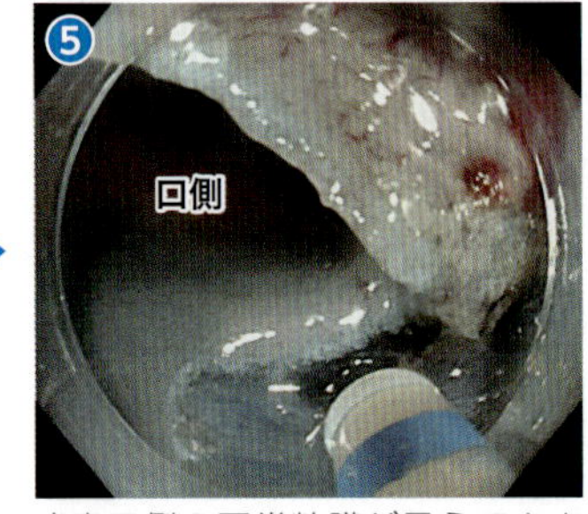

病変口側の正常粘膜が見えてきました

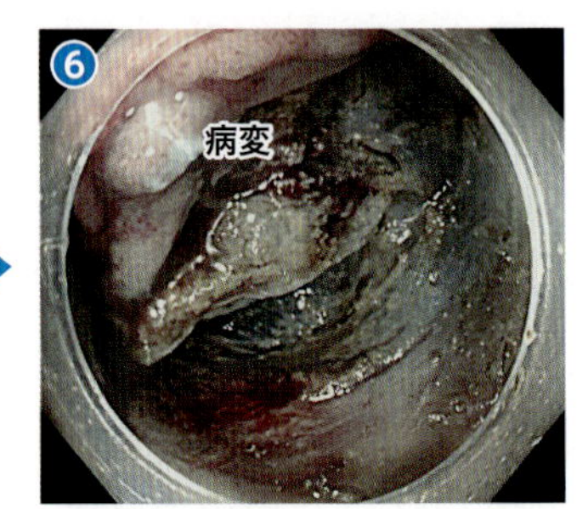

病変左側（重力側）のエッジ（辺縁）を剥離したあと，宙に浮いてるような状態になっています

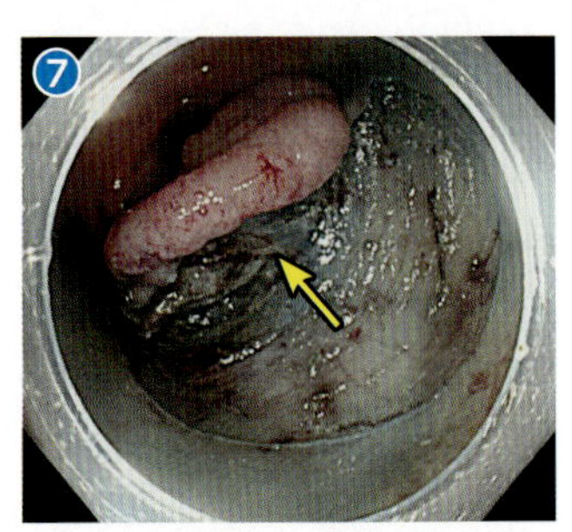

病変右側（➡）の剥離に移ります

図3　まずはエッジ（辺縁）の処理

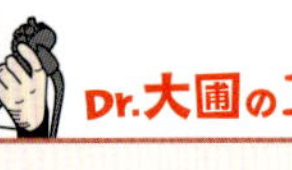

Dr.大圃のココ大事!!

どこがkeyの線維なのか的確に見極め，そこを確実に攻める．なんとなく切りやすいところをいくら切っても，keyの線維が外れないと展開しません．逆にkeyの線維を一突きれば，ぱっと展開していきます．ゆっくりでも的確に，一撃を効果的に．急がば回れ，結果的に速さにつながります．

17 【切開・剥離】効率のよい剥離②

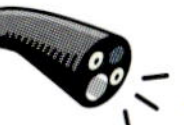

粘膜下層は貝柱のような線維の束とイメージしよう

できてるつもり!? Check Point

1. 剥離の際は線維の向きを感じましょう
2. 剥離の際は線維と垂直に切っていきましょう

粘膜下層まで潜り込めていればあとは出血や穿孔に気を付けながら剥離をしていけば問題ありません．しかし，より的確に効率よく剥離を続けていきましょう．ここでは粘膜下層の線維を貝柱に見立てて説明していきます．

1 剥離の際は線維の向きを感じましょう

筆者が，初学者に教育する際に，粘膜下層をホタテの貝柱の束と思えといつも説明しています（図1）．似ていると思うのはきっと筆者だけではないはずです．粘膜下層はしっかりと局注液が入っていれば，青々とした水の塊のように見えると思います．しかしそうではなく，とにかく線維の束だと思うこと・感じることが大切です．

2 剥離の際は線維と垂直に切っていきましょう movie㉟

さあ，暗示にかけられたと思ってください．ほら，線維の束がホタテの貝柱のようにみえてきたでしょう？ では，これをどのように切るのが効率的でしょうか？ 答えは線維に対して垂直に切っていくことが正解です（図2）．線維に対して平行であると滑って切ることができません．その線維がどの方向に引っ張られているかを全体でざっくり把握するの

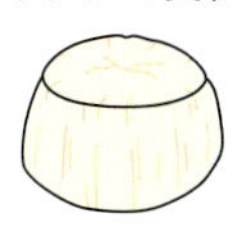

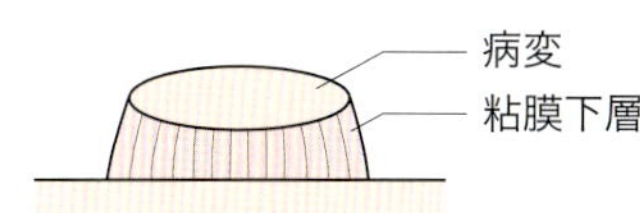

図1 貝柱をイメージ

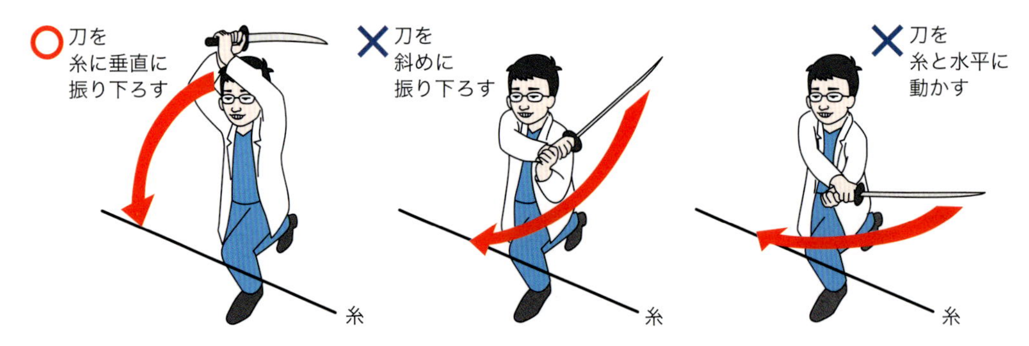

図2　垂直に切る

ピーンと張った糸は，垂直に切るとスパッと切れますが，斜めだったり平行であったりすると，糸はしっかり切れません

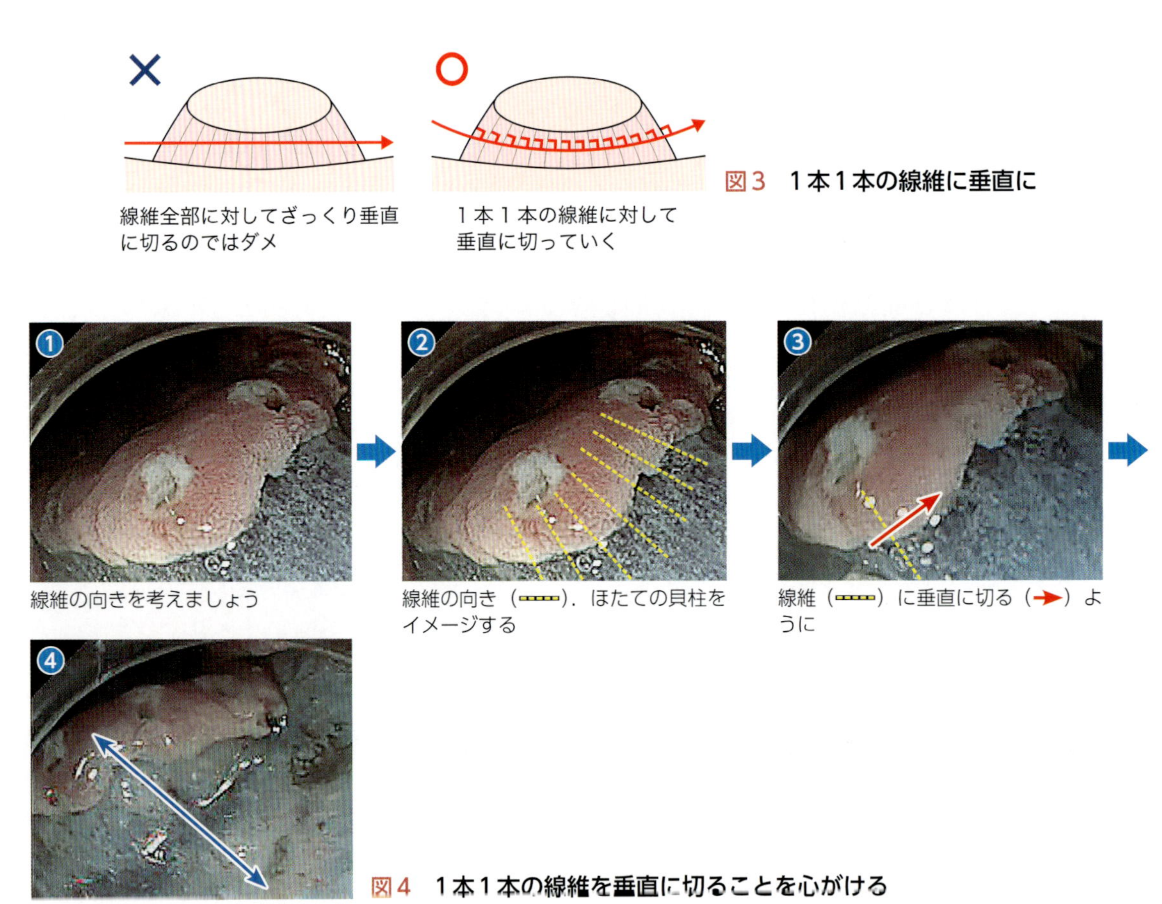

図3　1本1本の線維に垂直に

図4　1本1本の線維を垂直に切ることを心がける

でなくて，1本1本の線維を感じて垂直に切っていくことが大切になります（図3）．そうすることで1回剥離を加えるだけでもぐっと展開していきます（図4）．

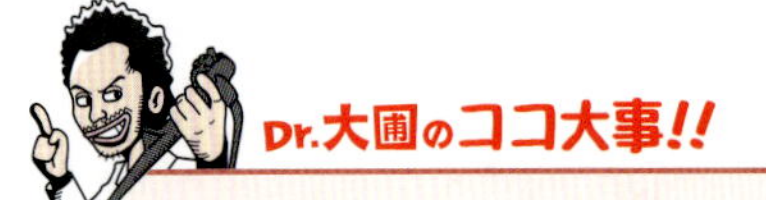

Dr.大圃のココ大事!!

線維を貝柱に，粘膜下層はその線維の集合体と思ってください．

18 【切開・剥離】効率のよい剥離③ movie

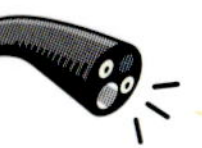

常にテンションを意識する．テンションをつくる

できてるつもり!? Check Point

1. 常に剥離のためのテンションを意識する
2. 剥離のためのテンションをつくる

第2章 -5 の局注の際に粘膜にテンションをつくる話はしたと思いますが，粘膜下層の剥離の段階では一層，敵（粘膜下層）が受けてくれる（テンションがかかっている）状況でないと効率的な剥離はできません．

皆さん正拳突きの板割りを見たことありますか？ 受け手がしっかりテンションを板にかけているから成立つのであって，もし板を持つ受け手がしっかり板のテンションを維持できていなかったら，いかに正拳の力が強かろうが，割ることはできないでしょう（図1）．筆者の大圃は空手部出身ですから，身をもって体に染みついていた感覚なのかもしれません．

1 常に剥離のためのテンションを意識する movie 36 movie 37

ここでは1枚の写真を見てみましょう（図2）．正直もうどこからでも剥離をすることは

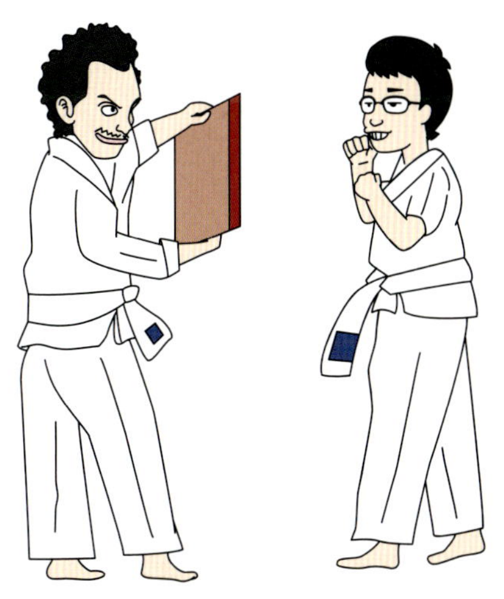

図1　空手の板割り同様テンションが大切

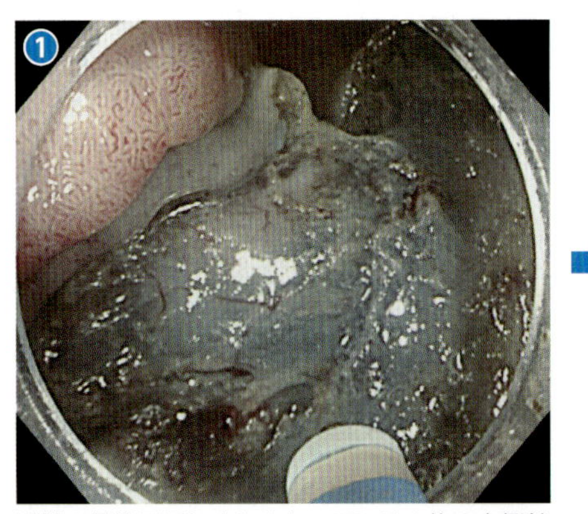

剥離の最終局面にさしかかっている１枚の内視鏡写真です

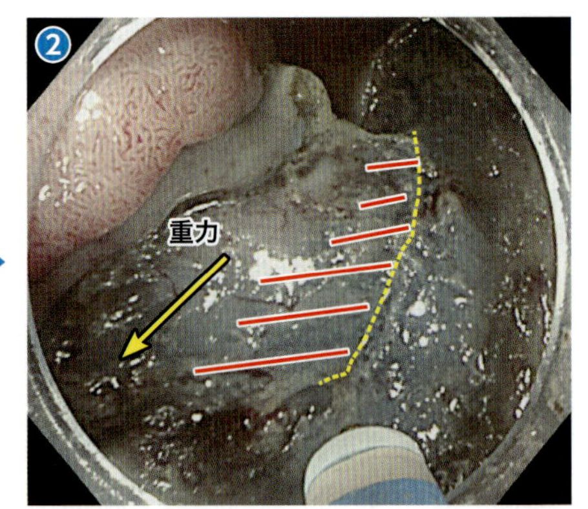

重力は➡方向です．赤色のライン（―）は貝柱の線維の束の方向です．剥離したいのは黄色のライン（----）です

図２　剥離したいラインと重力の方向

a　鋭角

b　鈍角

c

鈍角より鋭角のほうが切りやすい

d

切る方向と逆に左手でテンションをかけています．そうするとよりしっかり切ることができます

図３　角を切るときの角度

できるでしょう．しかし，ここでも効率的に剥離をすることを心がけましょう．

まず，重力を意識します．病変は図２②の➡方向に垂れ下がっていますので重力は画面の左下のほうにあることがわかります．さて皆さんであれば，どこからどこへ向かって剥離をしますか？ ここでカッターや定規で紙を切ることを思い出してください（図３）．折った紙を切るとき，紙の折り目の角度は鋭角の方が切りやすいですよね．剥離も同じです．図４のように左下から右上に切っていくと，重力が左手の役割を果たしていますので左下に向かってテンションがかかります．ホタテの貝柱理論だと，筋層と貝柱の線維の束（図２の―）が形成する角度は鋭角になり，より効率的に切ることができます．こう説明されると当たり前のことなのでしょうが，言われてみないと意外と気づかないことですよね．

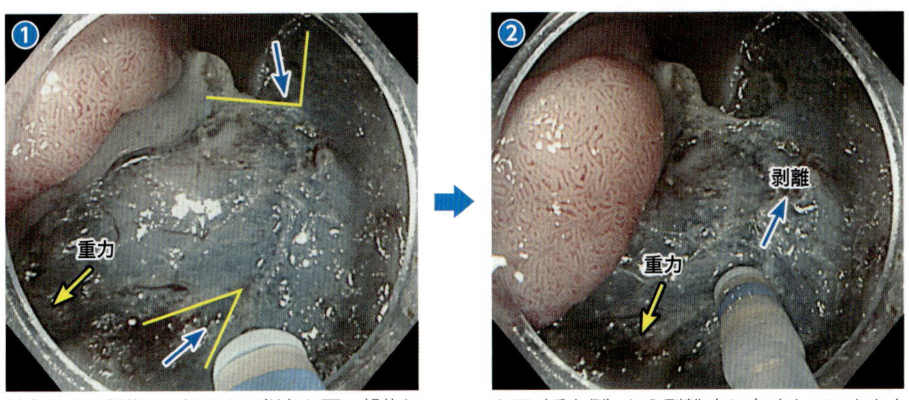

① 鈍角の上の部位から切るより鋭角な下の部位から切るほうがテンション（➔）がしっかりかかります

② 左下（重力側）から剥離（➔）をしていきます

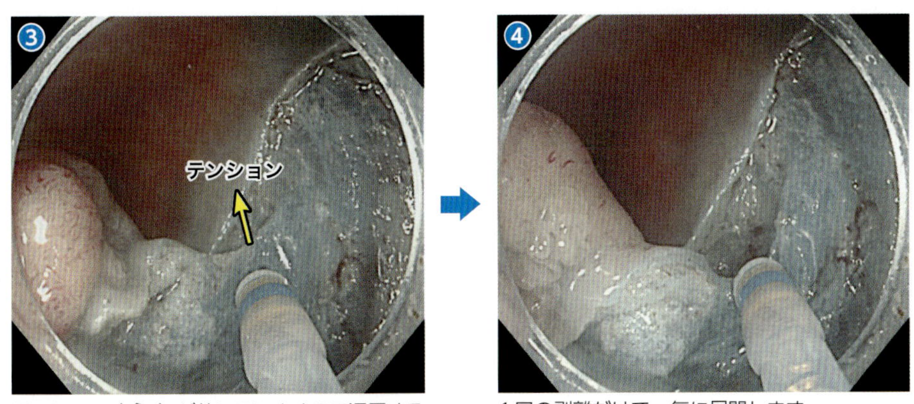

③ テンション（➔）が効いていますので通電するだけで簡単に剥離していきます

④ 1回の剥離だけで一気に展開します

図4　剥離のときのテンションの方向と線維の束が形成する角度

2 剥離のためのテンションをつくる movie 37

次にまた1枚の写真を見てみましょう（図5）．食道の病変ですが，潜り込みが必要ないくらい十分に剥離が進んできており，粘膜下層には十分に局注液も入っていますのでほぼ勝負ありの状況です．ですが全周切開も終わっていて，線維の束にかかるテンションもなくなっているので，思ったよりうまく剥離が進まないといった経験があるのではないでしょうか．最後の部分がなかなか取れないという状況です．

外科手術では操作環境において左手が使えますし，助手の介助もあるので，術者のためにテンションをつくってあげることは容易でしょう．しかし，内視鏡操作ではそうはいきません．鉗子1本での手術になりますので違った工夫で同じようなシチュエーションをつくってあげなければいけないのです．

ここではフードをうまく使いましょう．フードでしっかりと粘膜を押し上げることで，粘膜下層にしっかりとテンションがかかるようにします（図5③）．

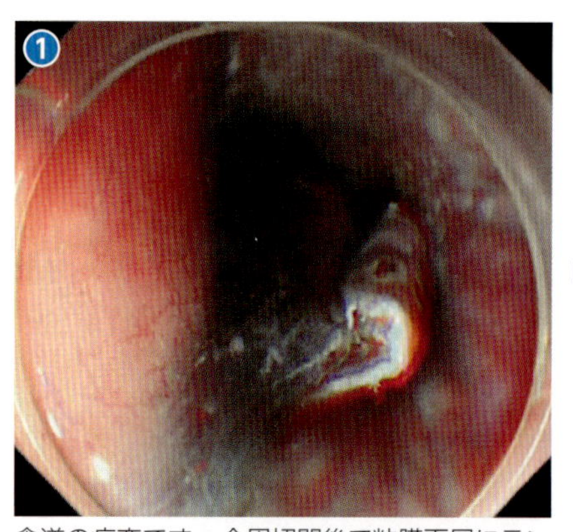

食道の病変です．全周切開後で粘膜下層にテンションがあまりかかっていません

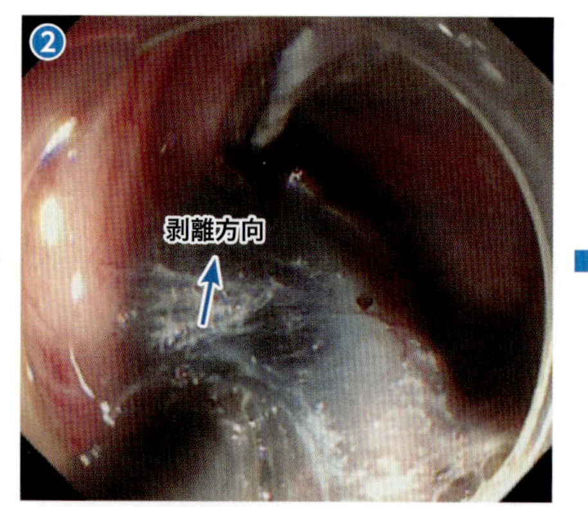

このままでも剥離できますがテンションがルースで効率的ではありません

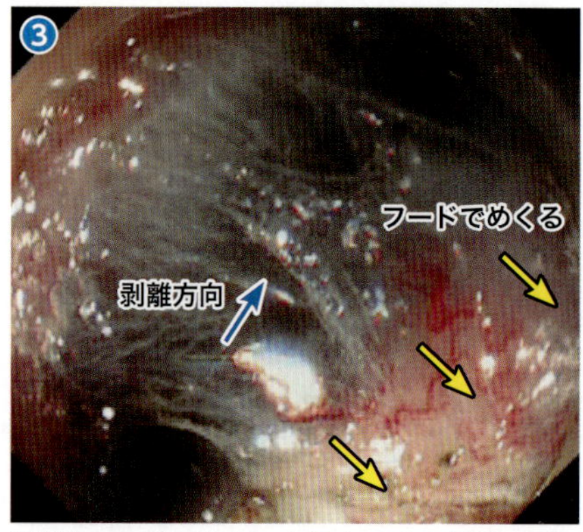

粘膜をフードでめくる（➡）ことで粘膜下層にテンションをつくります

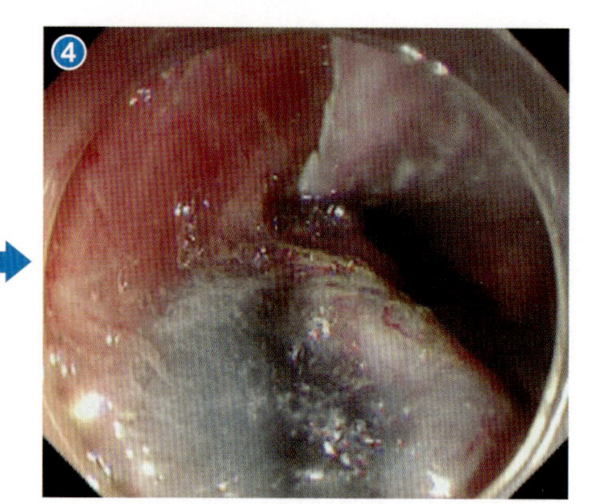

一度の剥離だけで一気に展開します

図5　フードでテンションをかける

粘膜下層にしっかりテンションがかかれば，内視鏡操作に余計な力はいりません．テンションの効いている部分に切開モード（ここでは剥離モードでも十分）で剥離を進めていけば，鉗子側に余計な力を加えなくても面白いように簡単に剥離されていきます（図6）．

ここでフードについて補足をしておくと，当センターでは視野がしっかり確保できるように2 mmのタイプを使用しています．それでも潜り込みができる前提です．しかし潜り込みの難易度が少し上がるとは思いますので，そこでどうしても躓くようであれば，4 mmフードや先端細径フード（STフード）を使用するのもよいでしょう．

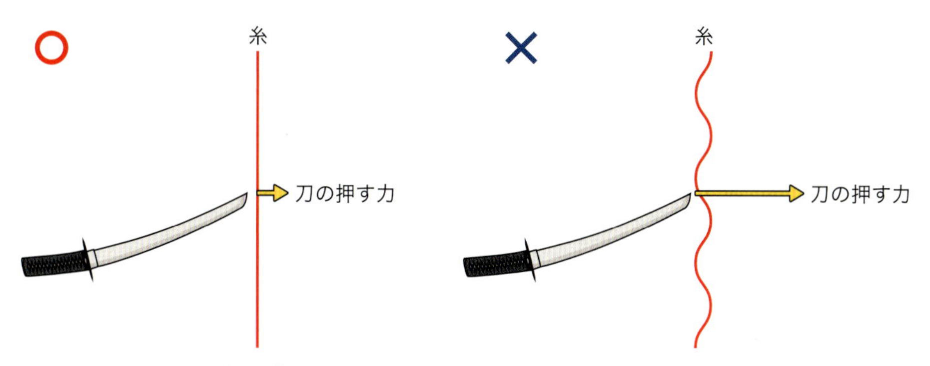

図6　テンションと押す力

糸にテンションがかかっていれば，ほとんど刀側の力は必要ありません．テンションがかかっていないと，刀側の力をいくら入れても糸を切ることはできません

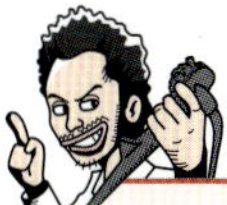

Dr.大圃のココ大事!!

1つひとつのシチュエーションづくりを面倒くさがらないこと．前稿のホタテの貝柱理論で，常に線維の束の向きと重力の向きを意識しながら，効果的に切っていける方向を感じてください．確かにこれらの操作はなしでも完遂できるかもしれませんが，こういったことを1つひとつ丁寧にやると，とても効果的にスピーディに剥離が進みます．

19 【切開・剥離】剥離の深度と角度 movie

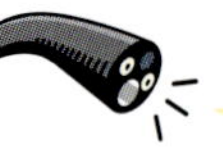

2次元の剥離深度だけ意識するのでなく，3次元で粘膜下層の奥まで意識を払え！！

できてるつもり!? Check Point

1 目の前の視野では大丈夫でも一歩引いて見ると危険な剥離!?

2 長軸方向の“筋層の向きとデバイス先端の向き”を意識して剥離すること

粘膜下層がしっかり視認できて視野も操作性も安定．そんなときにうっかり筋層を傷つけてしまった…そんな苦い経験ありませんか？ もちろんそれには原因があります．

1 目の前の視野では大丈夫でも一歩引いて見ると危険な剥離!? movie㊳

2次元（目の前）の視野では大丈夫でも3次元の（一歩引いて見た）視野では危険な剥離になっていることがあります．

なかなか2次元・3次元と言葉で言われてもあまりピンとこないと思います．ここではさっそく例を出してみましょう（図1）．症例は体下部前壁の大彎寄りの病変で，スコープは病変を見下ろすような状態で剥離を進めています．なんとかここまでうまく処置が進んでいて粘膜，局注液の入った粘膜下層，筋層がしっかり視認できます．粘膜下層にシースをもっていって剥離すればいいのですが，このまま剥離しても本当に大丈夫でしょうか？

近接してしまうと目の前の視野でしかわからなくなりますので，進入角度を意識しておくことが大事です．ただ，針を粘膜下層にある程度押さえつけて摩擦を生まないと，このシーンではふらふらしてしまいますので，まずはしっかりシースを押さえつけるようにして，その後に先端が向かう方向を筋層から外すために，先端を管腔側に持ち上げるようにするとよいでしょう（図1⑨）．

目の前での2次元での解釈でなく，内視鏡は3次元での操作ですので，広い視野をもってやるようにしてください．

2 長軸方向の“筋層の向きとデバイス先端の向き”を意識して剥離すること

movie 38

当然のことですが，筋層は直線なわけではありませんし（図2），当然，腸管も水平線のように真っすぐあるわけではありません．ですので，筋層のラインを常に意識する必要が

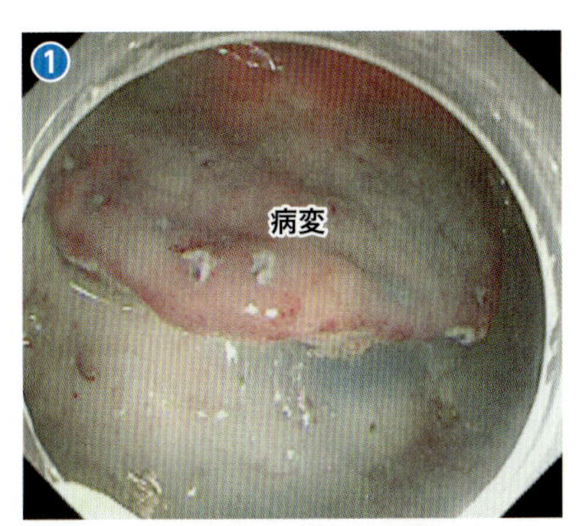

病変は体下部前壁の大彎寄りの病変です．スコープは病変を見下ろすような状態です

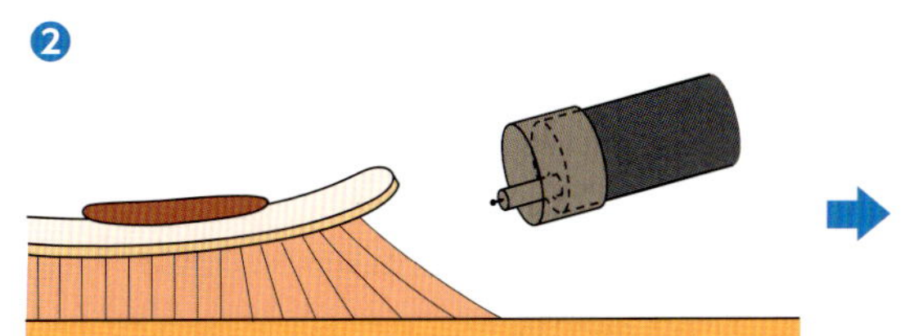

スコープは病変を見下ろすような位置にいます

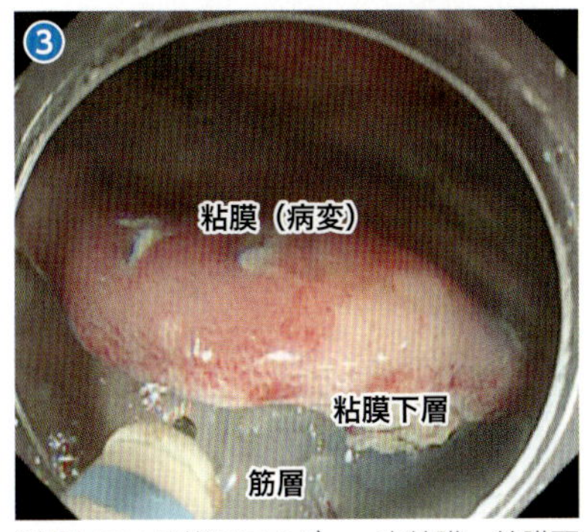

近接している状況ですが，一応粘膜，粘膜下層，筋層が視認できます

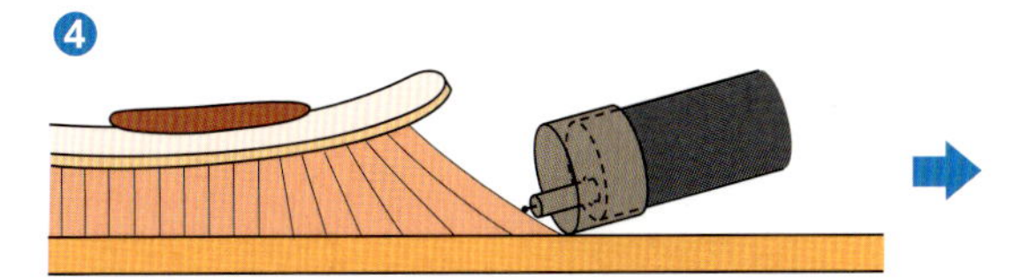

近接しても粘膜下層が視認できていますので一見安全そうに見えます

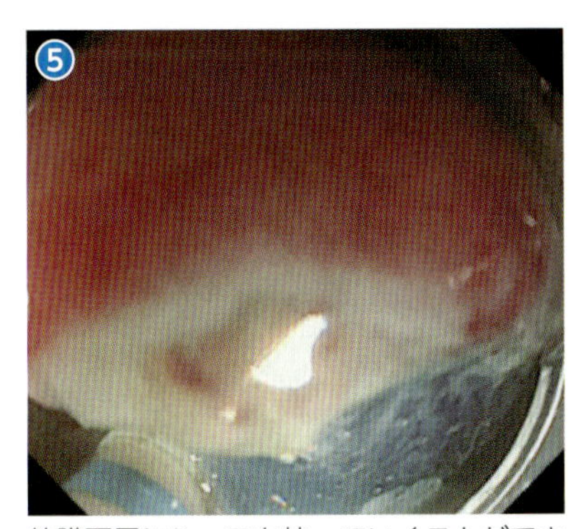

粘膜下層にシースを持っていくことができました．しかしこの段階ではシースの向きが筋層を向いている可能性があります

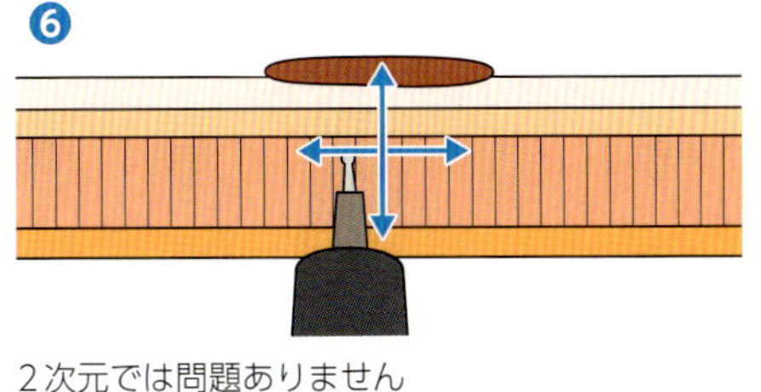

2次元では問題ありません

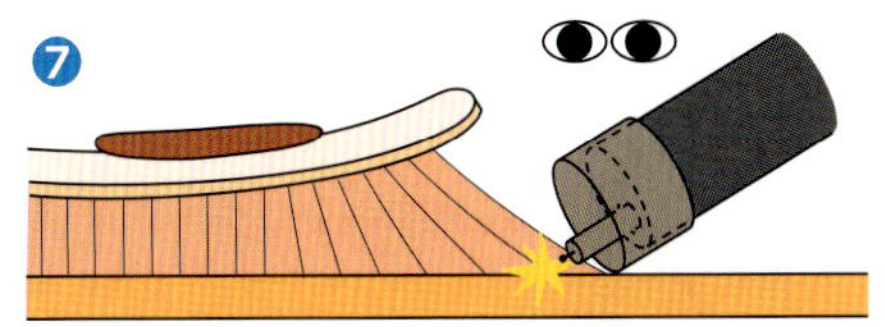

しかし3次元では先端が筋層に向かっているのがわかります

図1　俯瞰して見て筋層から針の先端を外す

（次ページにつづく）

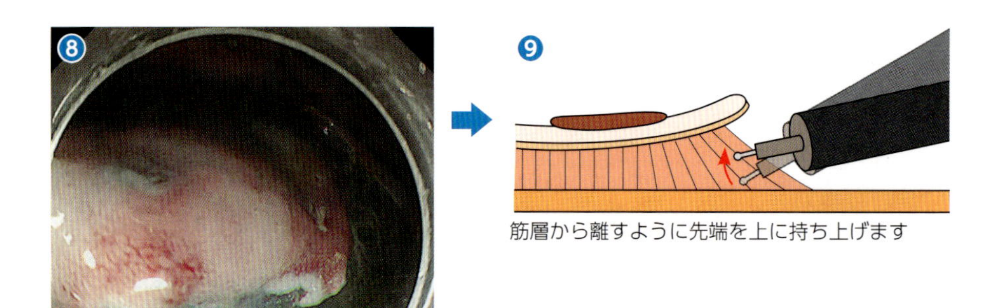

筋層から離すように先端を上に持ち上げます

先端を上に持ち上げることで，先端を筋層から外して針の向きを筋層へ向かわないように調整しています．粘膜下層に針の先端をもっていくことができました

図1　俯瞰して見て筋層から針の先端を外す（つづき）

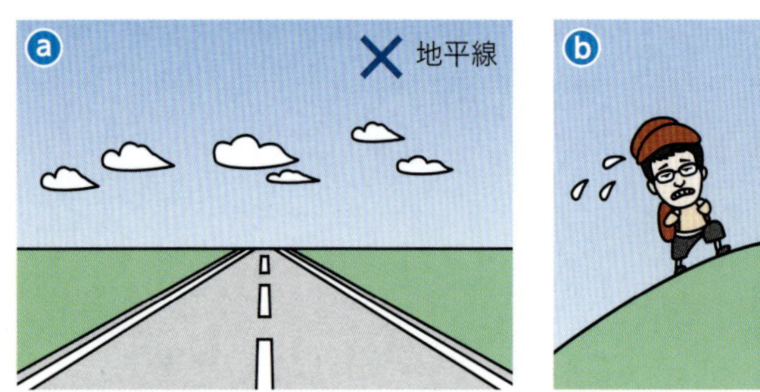

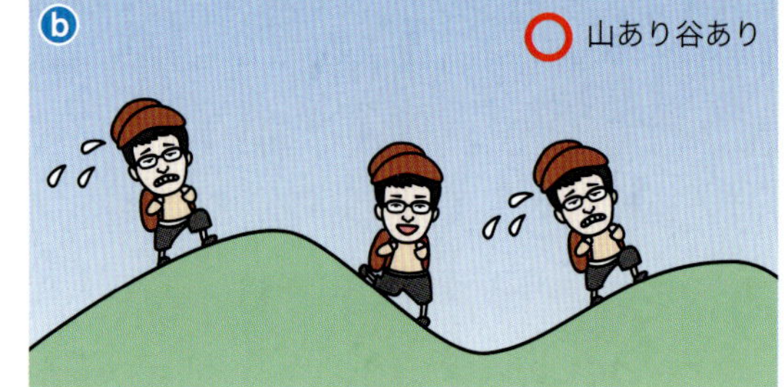

図2　筋層は直線ではない

あるのです．しかし，近接した状況では目の前の筋層や粘膜下層は認識できたとしても，その奥（進路方向）で筋層が近づいてくるのか，遠ざかるのか，平行なのかわかりません．筋層の走行が把握できない場合には，病変と少し距離をとることで全体を俯瞰し，筋層の走行を感じながら処置を進めることも有効です（図3）．

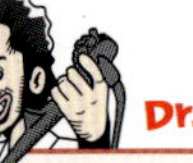

Dr.大圃のココ大事!!

目の前に粘膜下層が見えることで安心してはいけません．どうしても近接での処置では，スコープを粘膜下層に押し付けすぎて，その奥の筋層方向へと針先が向かってしまいがちです．3次元でのイメージをもつこと，時には鉗子を長く出すことで針先を筋層から外すように心がけて，リスクを回避するようにしましょう．

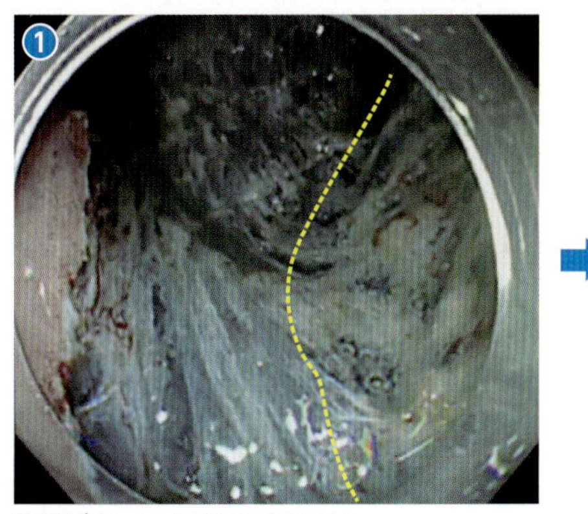

筋層が真っすぐではありません

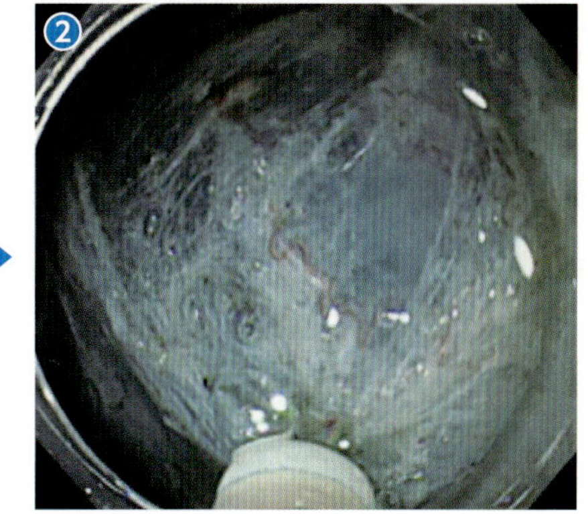

近接すると筋層のラインがさらにわかりづらいです

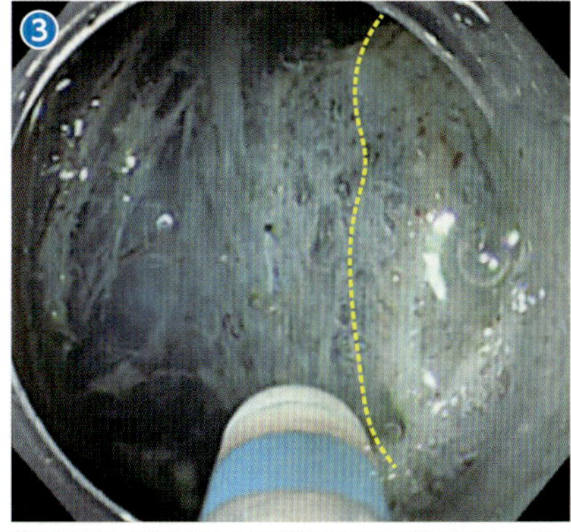

鉗子を長く出すことで進行方向の筋層のラインがわかります

図3　俯瞰して見て筋層のラインを確認する

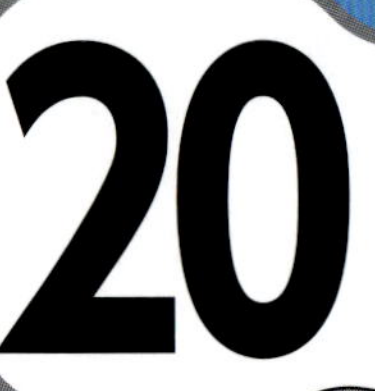

20 【切開・剥離】筋層が目の前にそびえ立つ movie

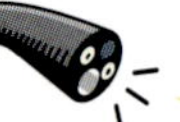

さあ，スコープを一歩引いてみましょう

できてるつもり!? Check Point

1. 安全な切開のためにナイフと筋層の位置関係が大切
2. 安全な切開のために筋層と平行に切開する

さて，どうしても剥離が必要な線維をより確実に見ようとする意識が強いあまり，内視鏡を粘膜下層に無理矢理潜り込ませて切ろうとするシーンを見かけます．モニター上は一見粘膜下層が目の前にあるように見えますが，それ本当に安全ですか？

ここでは筋層を意識した切開をすることを学びましょう．

1 安全な切開のためにナイフと筋層の位置関係が大切 movie 39

内視鏡が粘膜下層に十分に潜り込めるスペースができていない状態なのに，なんとか内視鏡を病変粘膜の下に潜り込ませようと試みることがあるかと思います．十分に剥離が済んでいない状況では，一見粘膜の下にフードが潜れたように思えても，実はスコープが筋層側を向いているだけで全く潜れていない場合が多々あります（図1a）．

この状況は筋層に対してカメラは垂直になり，穿孔をきたす場合もしばしばあり危険です．内視鏡画面だけ考えていると一見安全に思われるのですが，外からカメラと筋層の関係図を見ていただければその危険性がわかるかと思います．しっかり剥離が進むまでは，無理矢理粘膜下層に潜り込まないようにしましょう．

ある程度粘膜下層をしっかり剥離すれば，図1bのようにスコープが筋層に平行な状態で粘膜下層に潜り込むことができます．このくらい十分剥離を進めてから潜り込むことが大切です．**剥離がまだ甘い段階で無理に潜らない**ことを肝に銘じてください．

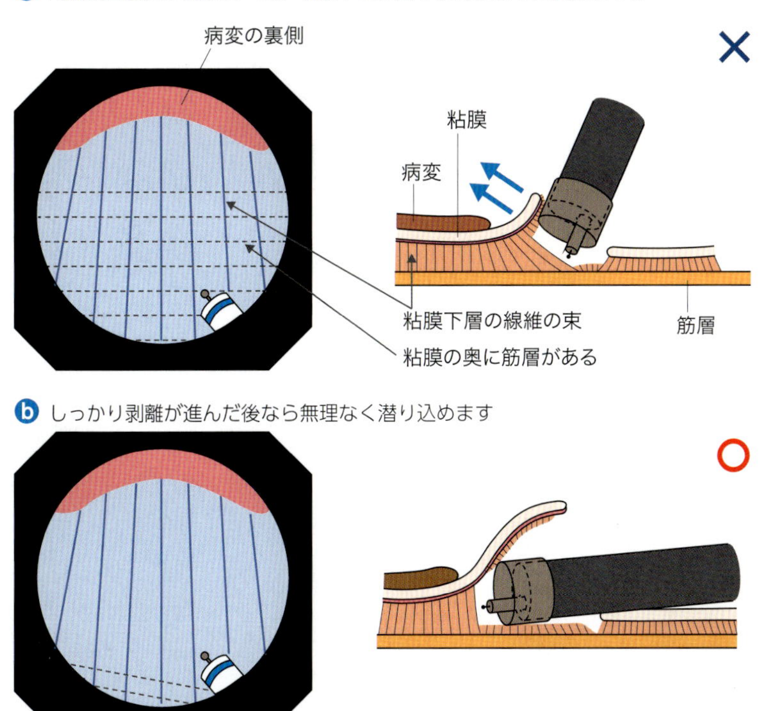

図1　目線を変えましょう

2 安全な切開のために筋層とは平行に切開する movie39

では，粘膜下層にスコープが潜り込めない段階，まだほんの少ししか剥離できていない段階ではどうしたらよいでしょうか．

スコープが潜れないため粘膜下層を直視しながら剥離ができません．無理に潜れば図1aのシチュエーションになります．局注をして粘膜下層が十分膨隆する部位なら，それで対応すればよいでしょう．しかし，大腸の場合などは，局注してもそこまで持ち上がらないこともしばしばあります．われわれはこのようなとき，ナイフのシースを粘膜下層に差し込み，筋層から離すようにシースを持ち上げ，持ち上げた地点から左右にテンションをかけて剥離をします．左右に剥離をするとき，筋層の方向にも病変粘膜にも熱が伝わらないように，筋層に平行に針先を動かすイメージです．スコープが余裕をもって潜り込めるまでは（潜り込めない場合は），この操作を地道にくり返すことになります(図2).

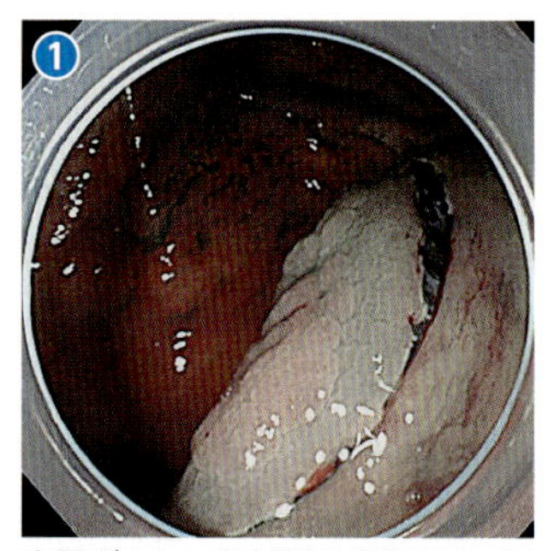

盲腸バウヒン弁対側の病変です．口側の粘膜下層剥離中ですが，まだスコープが粘膜下層に潜り込めない段階です

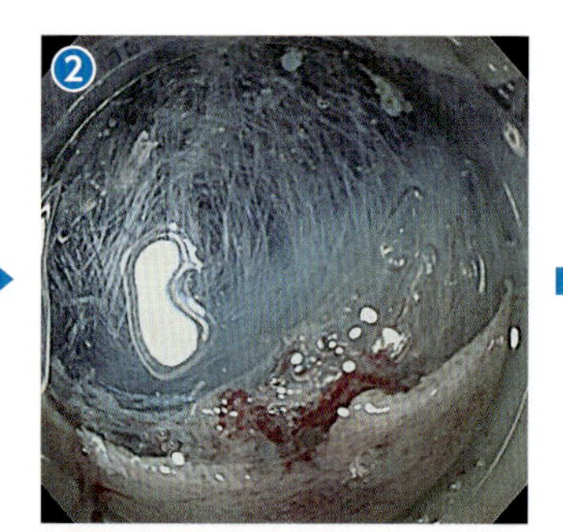

無理に潜り込もうとすると，一見目の前は粘膜下層で潜り込んでいるように思うかもしれませんが…

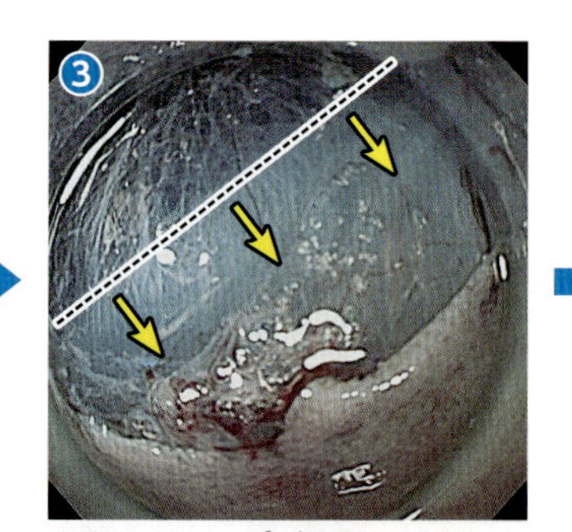

実際はスコープが筋層に垂直に向かっています．局注液から透けてみる白い筋（--- から下の⇨ の部分）がすべて筋層です

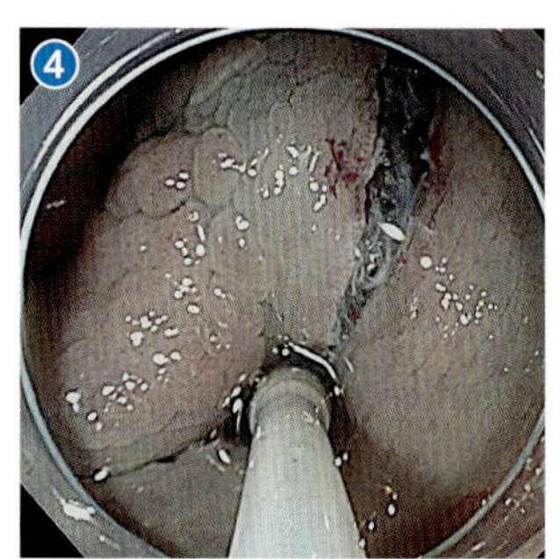

一歩スコープを引いて鉗子を少し長めに出して，シースを粘膜下層に差し込むようにします（この段階ではナイフの先は筋層を向いています）

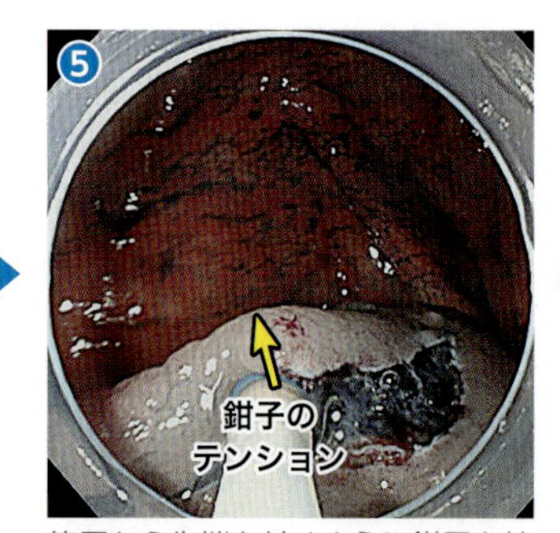

筋層から先端を外すように鉗子を持ち上げます．このときにシースは粘膜下層に入っているようにします

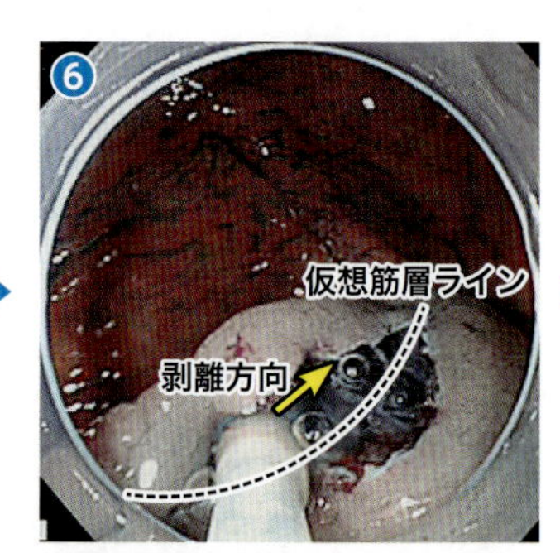

筋層と平行に剥離することを意識します（⇨）．上（管腔側）に切ると剥離した粘膜を切ってしまうので筋層と平行に切開をします

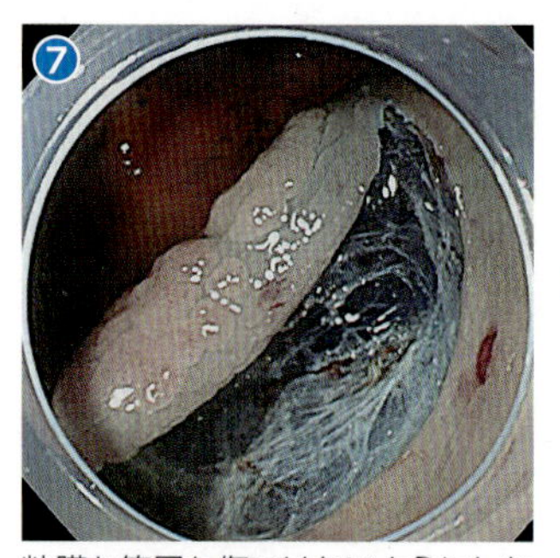

粘膜も筋層も傷つけないようにしながらこのテクニックで剥離をくり返して行いました

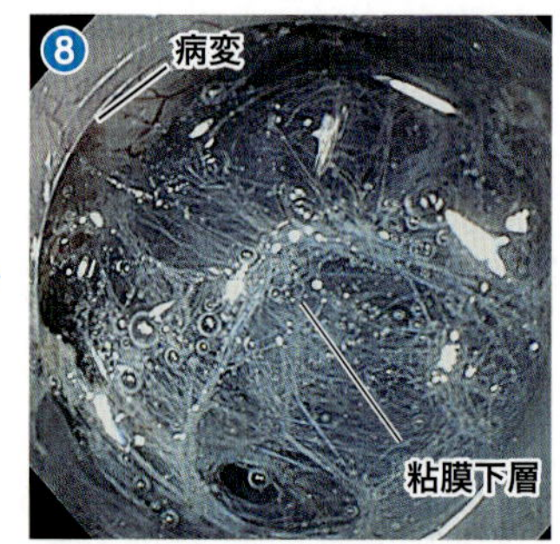

今度はスコープで粘膜下層に潜り込めました

図2　距離をとって視野を確保 movie 39

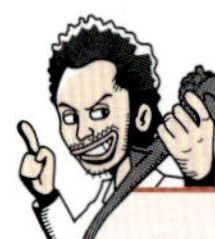

Dr.大圃のココ大事!!

早く潜り込みたい（＝楽なシチュエーションにもっていきたい）一心でまだ十分剥離できていないのに潜り込もうとしてはいけません．急がば回れです．危険な行為を犯してまで急ぐ理由はどこにもありません．しっかり距離をとって，筋層とスコープを並行に保つことを意識してください．

21 【切開・剥離】良好な剥離視野を確保するために①

movie

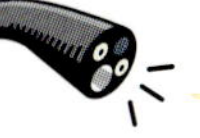

送気しながらの剥離術

できてるつもり!? Check Point

■ 送気しながら剥離する

内視鏡操作では左手の介入も，介助者の手助けもなく，鉗子1本しかないのです．そんななか視野を確保するにはどうすればいいでしょうか？ 使えるものはなんでも使いましょう．

送気しながら剥離する

movie 40

フードで粘膜下層に潜り込んでも，思ったように粘膜下層の線維の束にテンションをかけることができない場合がありませんか？ または，線維がレンズに密着してしまい，近づきすぎてしまう場合がありませんか？ 送気をうまく使いましょう（図1）．

粘膜下層に潜り込んだら，送気で粘膜下層との距離を調節します．図2①でも粘膜下層は視認できていますが，粘膜下層の線維の束をイメージしてみてください．線維の束は緩んでいるのが感じられますか？ そして，送気をした図2②では，線維の束にテンションがかかってピンと張っているのがわかるかと思います（図3）．この状態で通電すると，線維は容易に切れていくはずです．ただし，管腔内に送気されてエアーが貯まると，患者さ

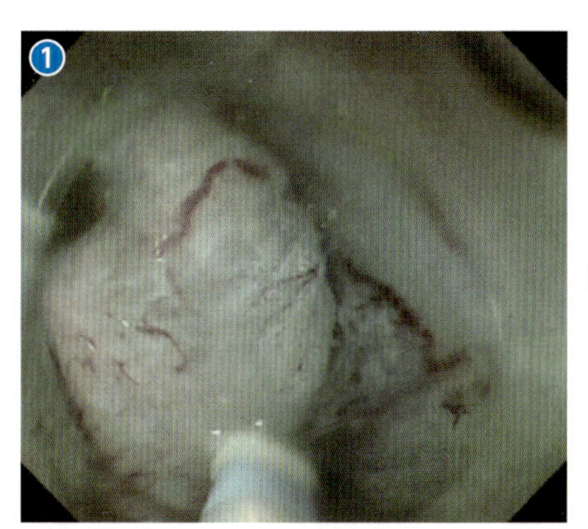

①大腸S状結腸の病変．重力側で水没してしまう位置にあります．送気で視野を保てますが…

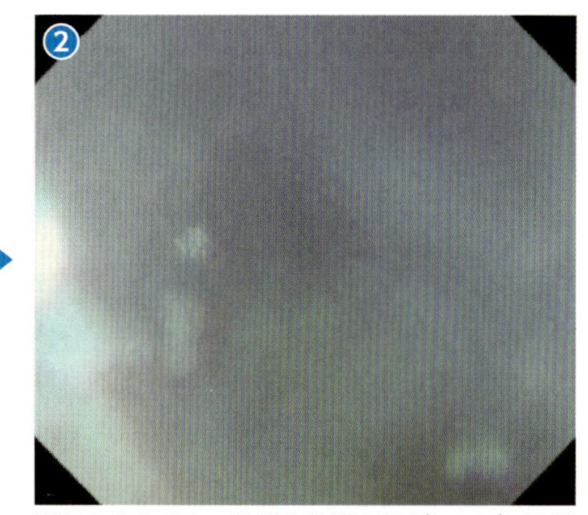

②送気をやめると，粘膜や粘膜下層がレンズに密着してしまい，視野が保てません

図1　送気で粘膜下層との距離を調節

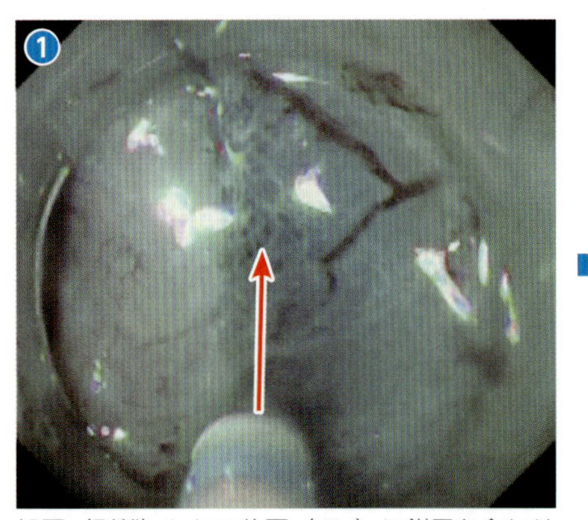

処置（剥離）したい位置（→）に鉗子を合わせます

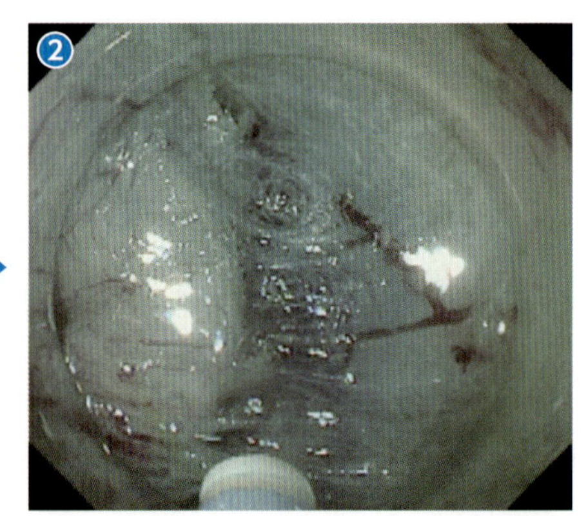

送気して粘膜下層と距離を保ちつつ粘膜下層の線維にテンションがかかって，ピンと張った状態をつくっています

図2　線維の束にテンションをかけて剥離

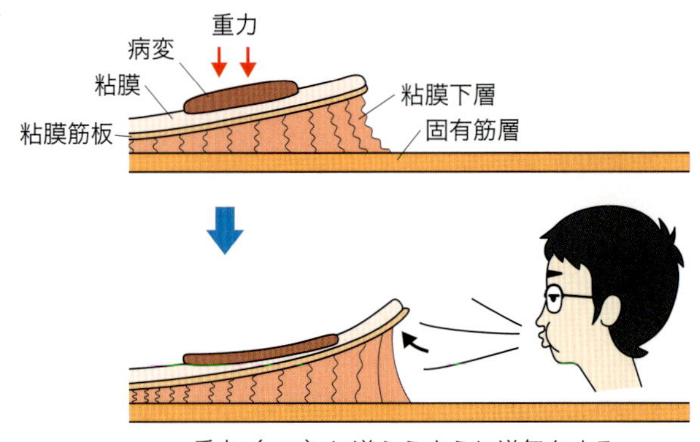

重力（→）に逆らうように送気をする

図3　送気で線維がピンと張る

んが苦痛を感じるだけでなく，送気により鉗子が届かなくなったり，深部大腸では手前のS状結腸や横行結腸がループをつくってしまうことがあります．ですので，**極力処置（剥離）したい部位にアプローチするまではエアーを抜くようにしておいたうえで，処置する直前にギア（送気）を上げるようにしましょう．**処置が終わったら送気で管腔内に入ったエアーはその都度吸引して回収するようにしましょう．

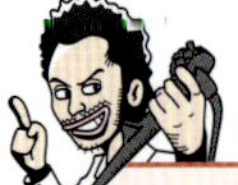

Dr.大圃のココ大事!!

実際の剥離において，送気し続けて粘膜下層との距離を微調整していることが多いです．そして，送気し続けて剥離にすることは，距離と同時に線維にテンションをかけられるので剥離の効率UP効果大です．

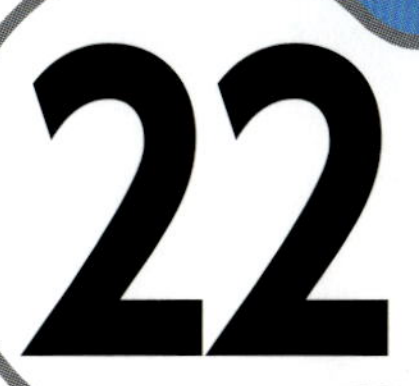

22 【切開・剥離】良好な剥離視野を確保するために②

movie

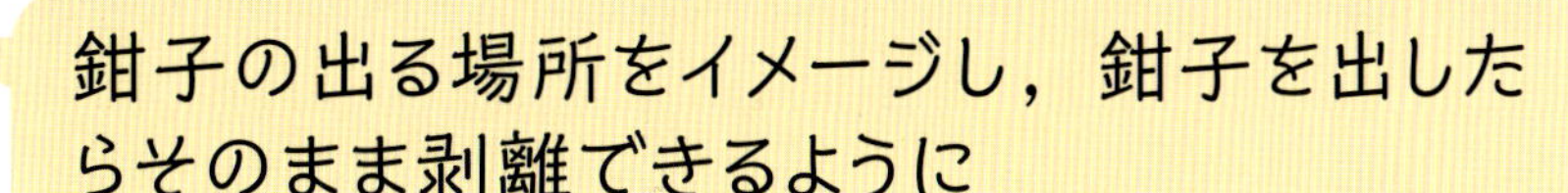

鉗子の出る場所をイメージし，鉗子を出したらそのまま剥離できるように

できてるつもり!? Check Point

1 鉗子の出る場所がイメージできる
2 視野を壊さないで鉗子を出す
3 体外の摩擦を利用する ～いかに視野を保つか～

さて処置をするときに，デバイスがどこから出て，画面上のどこに先端がいくのか，皆さんは頭のなかでイメージすることができますか？ もちろん，デバイス（鉗子）をあらかじめ出して，そして処置したい場所にもっていくことができればそれで構わないのですが，まさにその視野で鉗子を出さないと駄目なシチュエーションがあります．

1 鉗子の出る場所がイメージできる

movie 41

例えば切開したい線維があったとします．あなたはこの線維を内視鏡画面のどこにもってこればいいかわかりますか？ 画面の真ん中にもってくるのがいいと思った方はいますか？ 残念ながらそれは不正解です．鉗子が内視鏡画面のどこから，どちらの方向に向かって出ているのかをイメージしましょう．鉗子は，スコープにもよりますが，少なくとも画面の下から出てきますね．われわれが使用しているオリンパス株式会社製のGIF-Q260Jでは7時方向から，PCF-Q260Jでは6時方向から出てきます．GIF-2TQ260Mでは7時からやや8時方向に近いでしょうか．スコープごとに出てくる位置が違いますので，最低でも**自分がよく使うスコープではどこから出てくるかを把握しておくことはきわめて大事でしょう．**

2 視野を壊さないでデバイスを出す

movie 41

ではなぜ，鉗子の出る場所がイメージできないと駄目なのでしょうか？ ESDでは，デバイス（鉗子や局注針）を出しながら視野をつくろうとすると，デバイスが引っかかって

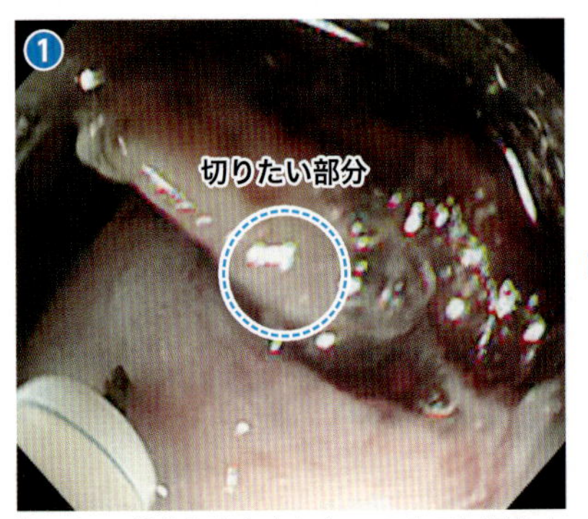

切りたい部分を真ん中にもってきても切れません

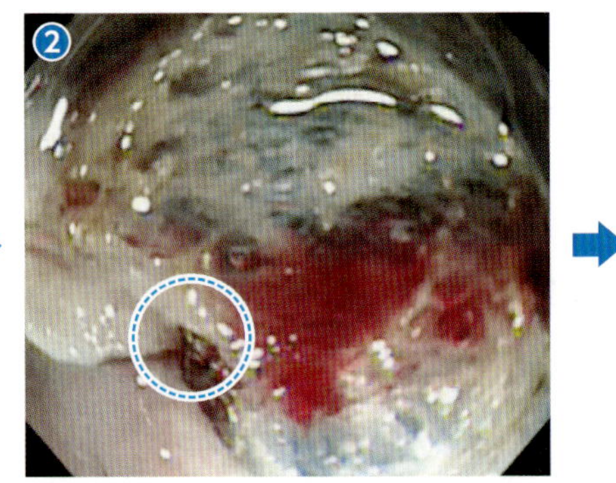

切りたい部分を7時方向にもってきます

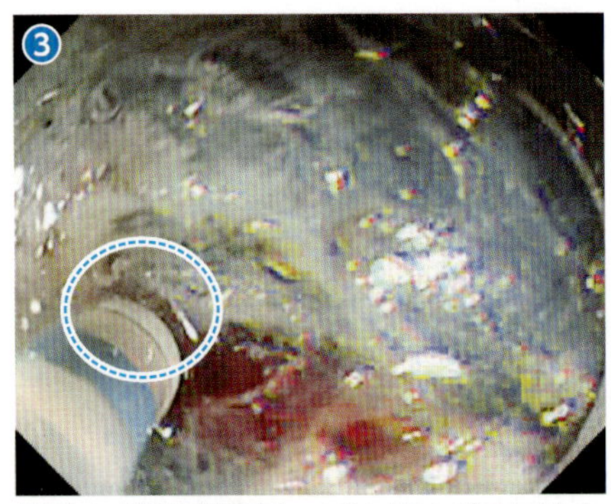

切りたい部分に鉗子をもっていくことができました

図1　切りたい部分と鉗子が出る場所

視野がつくれない場合があります．その場合，デバイスを鉗子孔の中にしまって視野をつくることになります．そして，いい視野（粘膜下層にしっかりテンションがかかった状態）ができたら，鉗子孔からデバイスを出します．しかし，鉗子を出した時にデバイス先端と切りたい粘膜下層の場所が一致していないと，スコープをずらしてデバイス先端と切りたい場所を一致させねばなりません．そのスコープをずらす操作をすると，スコープ（アタッチメント）でつくった良いテンションのかかった粘膜下層の状況が崩れてしまいます．その状況（テンションのかかっていない粘膜下層にデバイス先端が当たっている）では，うまく切開していくことはできないでしょう．

良好なテンションのかかった粘膜下層であれば，軽くスパークが当たるだけでも，どんどん線維が開いていきます．なので，粘膜下層によいテンションがかかったその視野でデバイスを出したら，まさにそのまま切りたい粘膜下層にピンポイントで先端が当たるようにしたいのです．**鉗子がぴったり切りたいところにくるようにすれば，そこからテンションがかかったまま切っていくことができます**．そうすることで，粘膜下層に対して良いテンションを維持しながら，効率的に切開ができるわけです．小さなことですが，その積み重ねです（図1，2）．

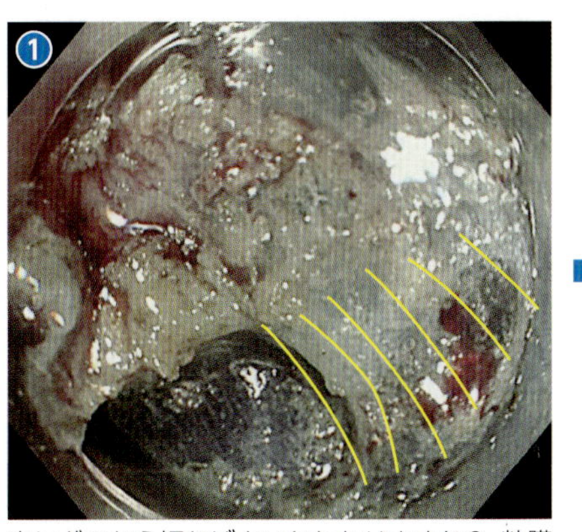

次にどこから切ればよいかわかりますか？ 粘膜下層の線維の束の方向から考えると…

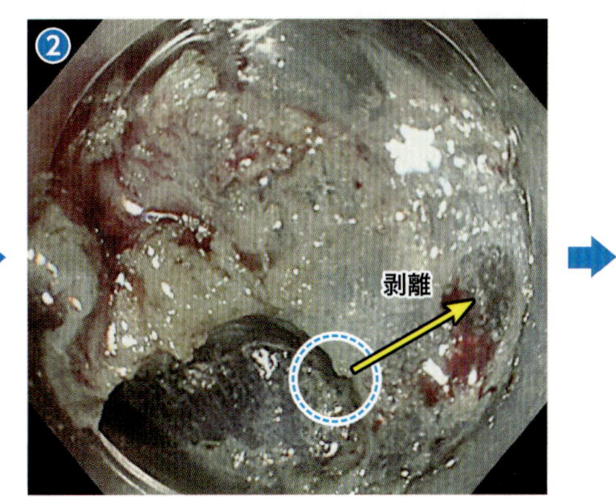

◌に針をセットして，➩方向に剥離をしたいですね

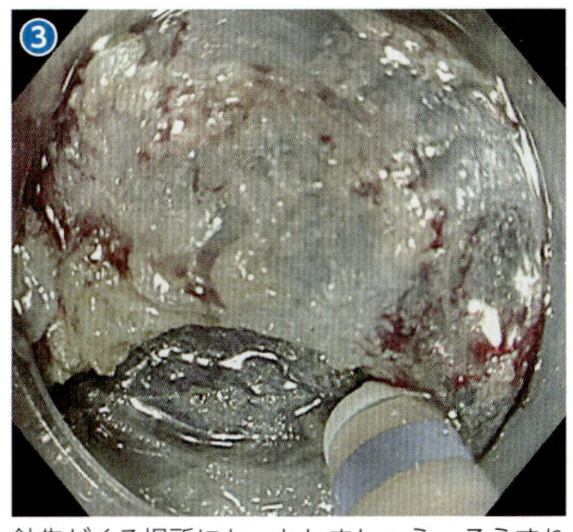

針先がくる場所にセットしましょう．そうすれば視野を壊さずに粘膜下層の線維の束のテンションを保ったまま切開を開始できます

図2　視野を壊さずデバイスを出す

3 体外の摩擦を利用する ～いかに視野を保つか～

2ではデバイスを出す視野について説明しましたが，せっかく視野をセットしても鉗子を出す際に視野が崩れてしまっては元も子もありません．本来鉗子を出すのは右手ですのでスコープから右手を離す必要がありますが，視野を保つには右手をスコープから離せないシチュエーションがでてきます．そのような場合には左手の人差し指と中指で鉗子の出し入れをする，または左手で鉗子の出し入れ＋スコープの保持を行うといった工夫をしています（**第1章**参照）．ここでは＋αで体外にでているスコープを摩擦の抵抗で固定する方法も紹介しましょう．右手を離すとスコープが抜けてしまうようなシーンでは，抜けようとする力を止めることができればいいわけです．そこで体外のスコープを検査台・お腹でスコープを押さえることにより摩擦を生じさせ，スコープが抜けないようにするのです（図3）．

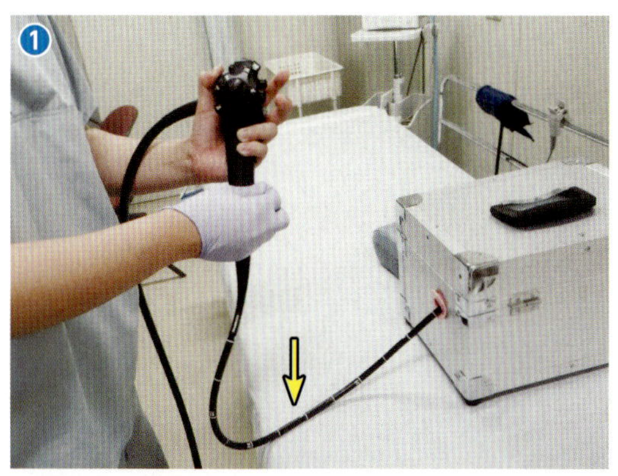

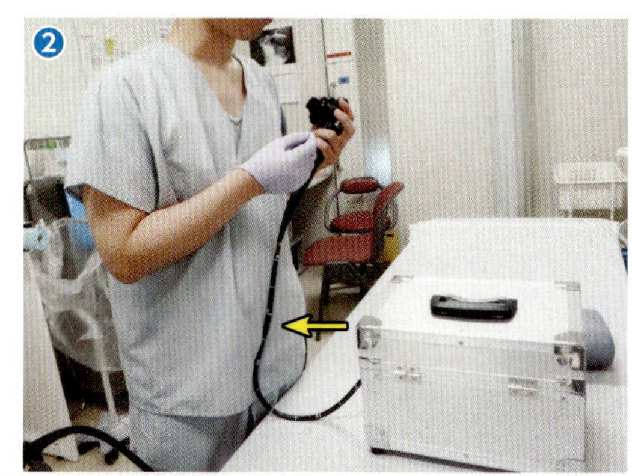

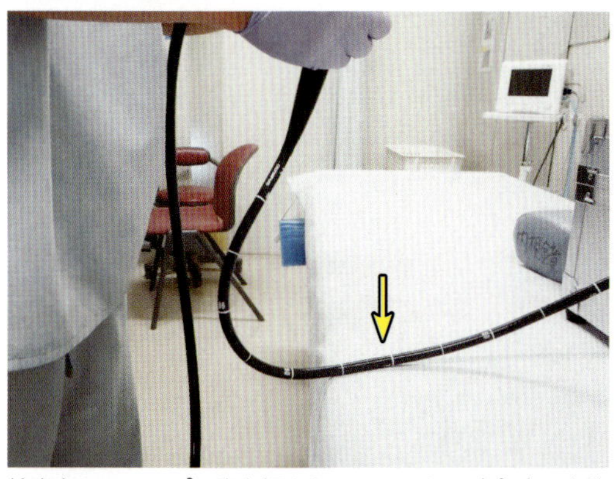

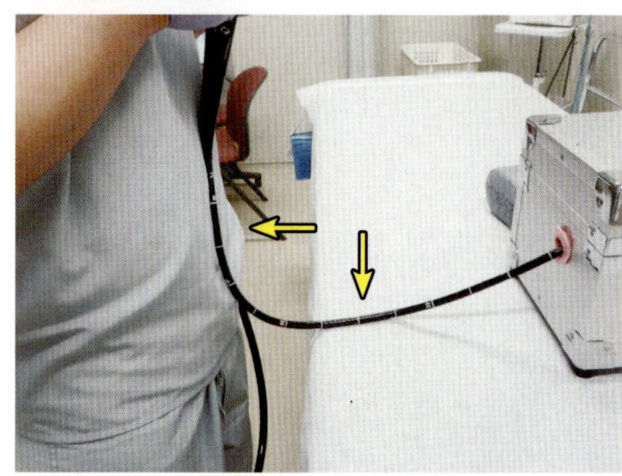

検査台にスコープの腹を押さえつけることで（⇨），摩擦を生じさせます

お腹と検査台にスコープをくっつける（⇨）ことで固定します

図3　体外の摩擦を利用したスコープの安定化

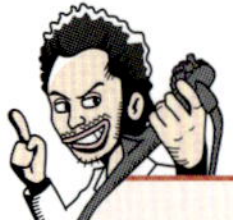

Dr.大圃のココ大事!!

武器（処置具やスコープ）についての知識をしっかりもつことも大切です．各々のスコープで鉗子が出てくる場所が，画面上のどこになるのかを点で感じられるようにしましょう．鉗子を出していくと，そのまま切りたい部分にピタッと当たるように．

23 【偶発症・その他】病変との距離がうまくとれない movie

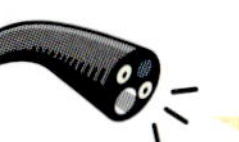

脱気？ 体位変換？ スコープ交換？

できてるつもり!? Check Point

〈病変との距離をとるのが難しい場合〉

1 まずはできることから．脱気を試みましょう

2 ちょっとだけでも体位変換してみましょう

3 スコープを交換しましょう

ESDにおいては病変との至適距離をとることが大切です．食道は管腔が狭く，病変との距離がとれないことはないですが，胃の病変では，胃角〜体下部小彎や体部前壁，穹窿部など近接が難しい部位があります．まずは処置具などなくてもできることから，それでも無理なら道具に頼りましょう．

1 まずはできることから．脱気を試みましょう movie 42

まずは脱気で調整をしましょう．どうしても夢中になっていると空気の出し入れに頭が回らないものです（図1）．ただし，脱気時にも視野の確保が大前提となります．

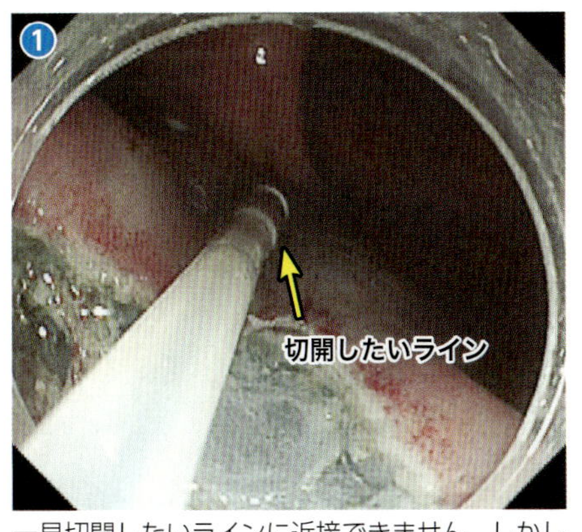

一見切開したいラインに近接できません．しかし送気がまだまだ多そうです

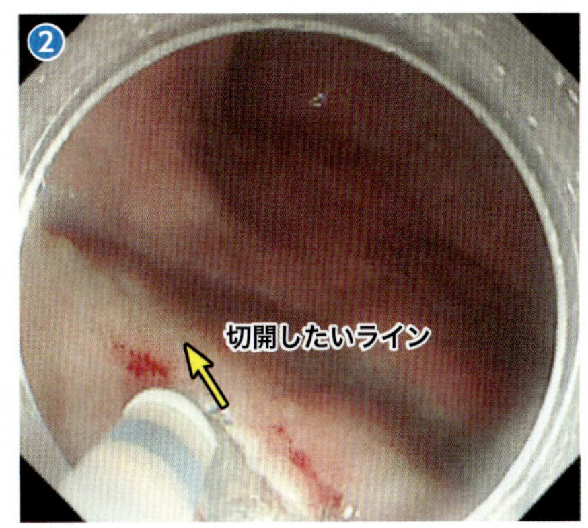

まずは脱気をしてみましょう．すると鉗子が十分に届く位置になりました

図1 脱気してスコープを近接させる

2 ちょっとだけでも体位変換してみましょう

それでも無理な場合，ちょっとした体位変換で変わる場合があります．

右側臥位にする方法もありますが，食道や胃のESDの際，右側臥位では，スコープの操作性が悪くなり，また慣れていないこともあり，ESDに必要な繊細な動作が難しくなります．そのため，われわれはほとんど使用することがありません．ですが，ちょっと仰臥位や仰向けぎみにするだけで状況（視野）が変わることがありますので試してみる価値は多いにあるでしょう（図2）．特に大腸のESDでは体位変換は容易にできますので躊躇せずに試してみるべきでしょう．

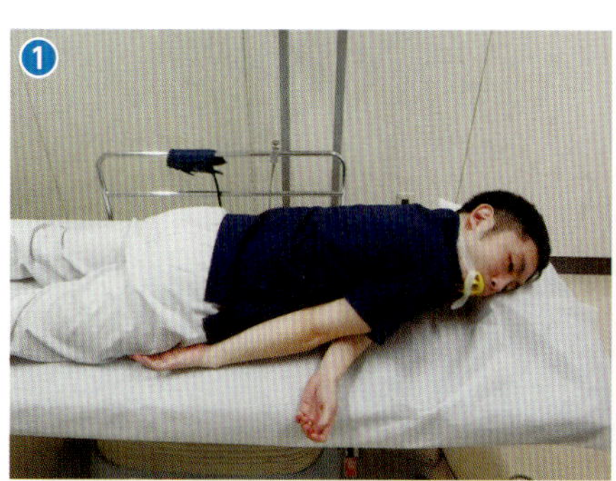

左側臥位（うつ伏せ気味）

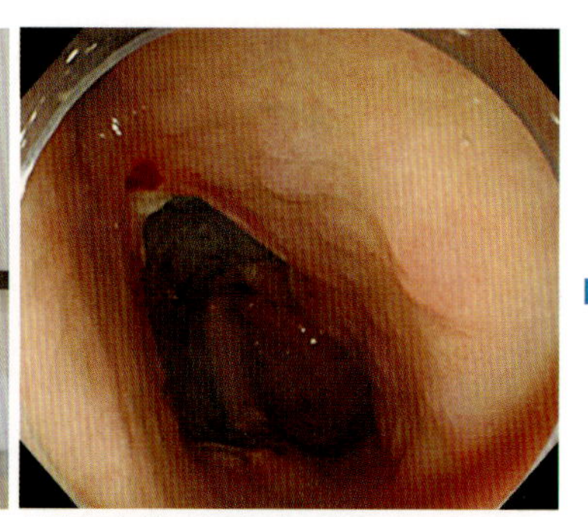

前庭部小彎．管腔がつぶれています

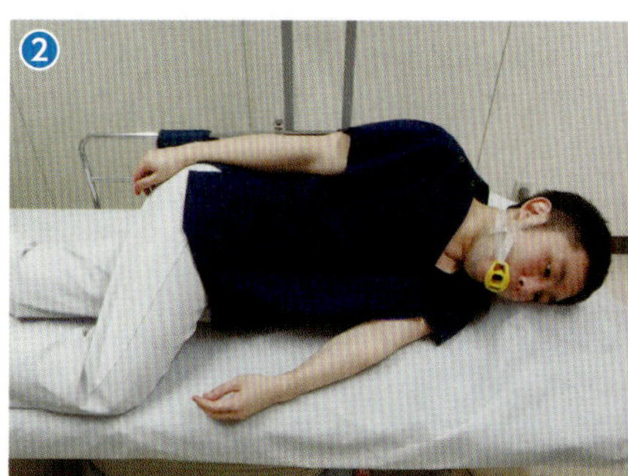

左側臥位

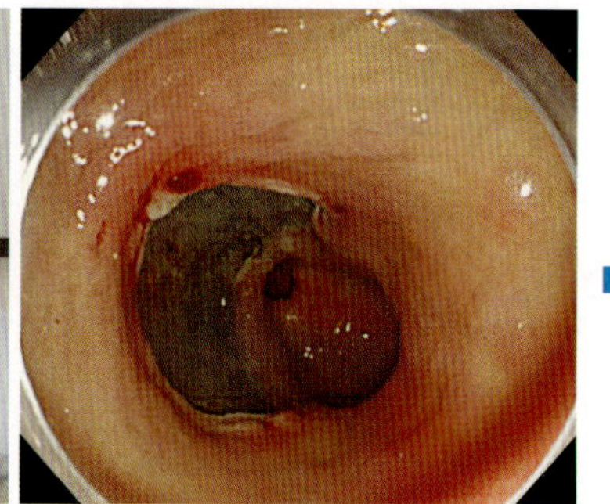

管腔が開いてスペースができます

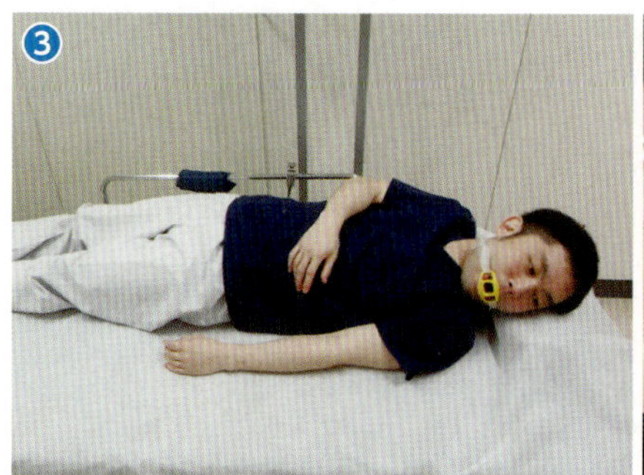

左側臥位（仰向け気味）

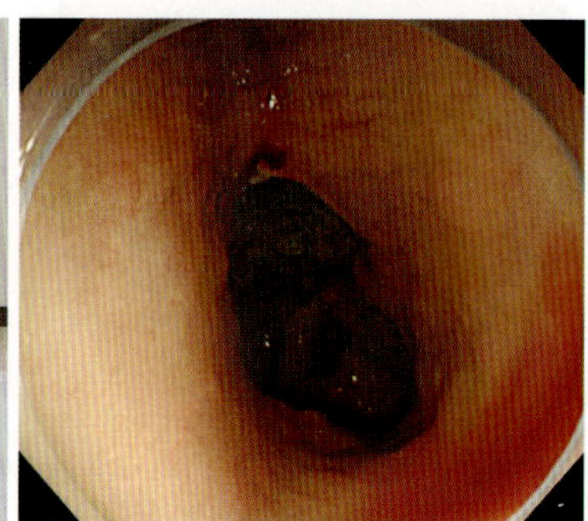

管腔はまたつぶれます

図2　体位変換で管腔のスペース調整

3 スコープを交換しましょう

スコープの太さや硬さを変えることで病変に近接できる場合もあります．

また，すべての施設で使用可能なスコープではないと思いますが，そのようなときには2チャンネルマルチベンディングスコープ（オリンパス株式会社，GIF-2TQ260M：以下Mスコープ）を使用するのも選択肢になります（Mスコープは彎曲部が2カ所あり，通常の彎曲に加えて第2彎曲で上下に屈曲ができるスコープです，図3，4）．では具体的に有効であった症例を1例提示いたしましょう（図5）．胃角小彎の病変で，すでにマーキング

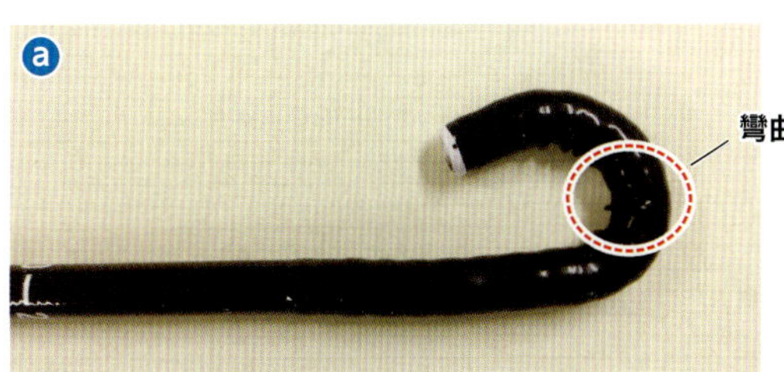

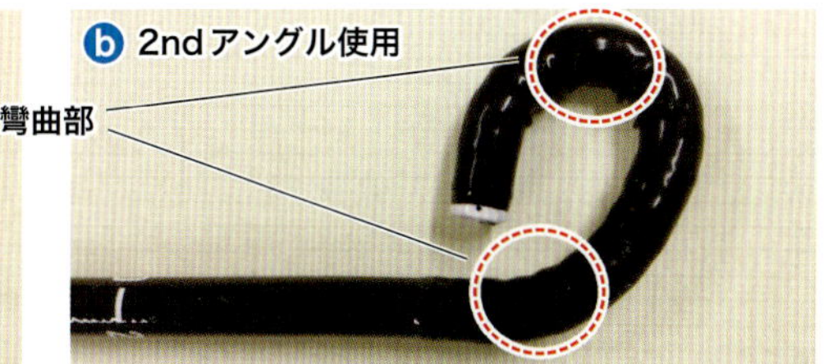

図3　GIF-2TQ260M（Mスコープ）

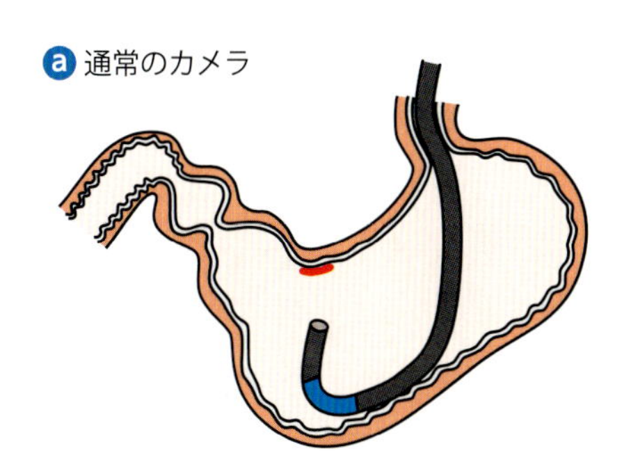

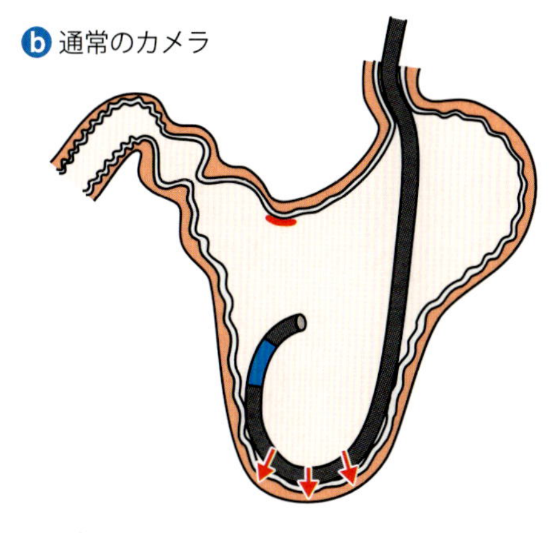

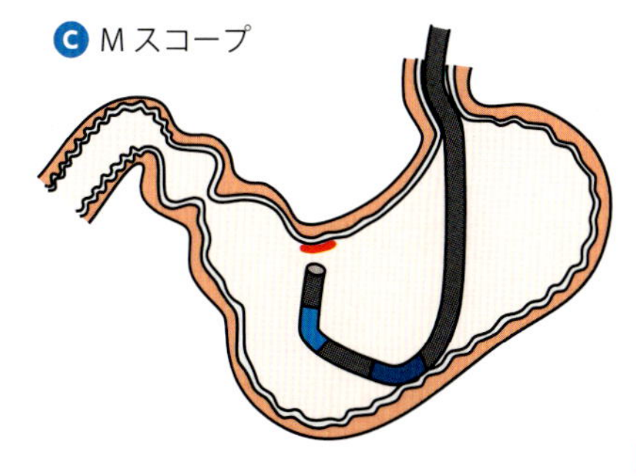

図4　Mスコープの挿入イメージ

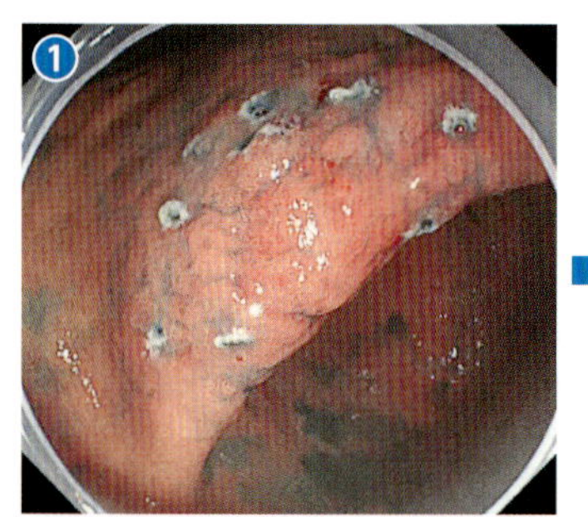

胃角小彎の0-Ⅱc病変．マーキング後にはすでに距離が離れてきています

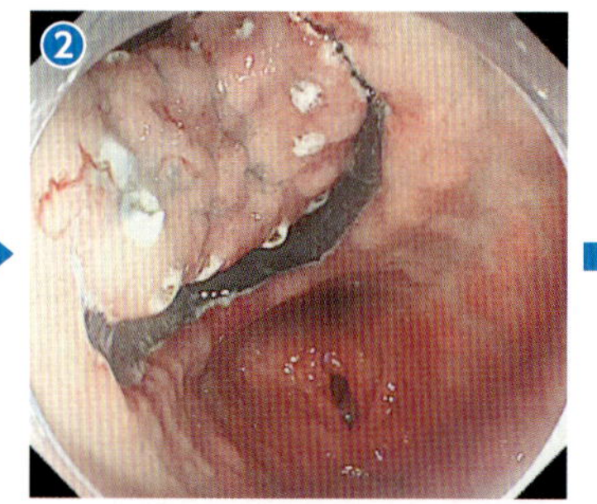

まず肛門側から処理するも，後壁側がいよいよ近づかなくなってきました

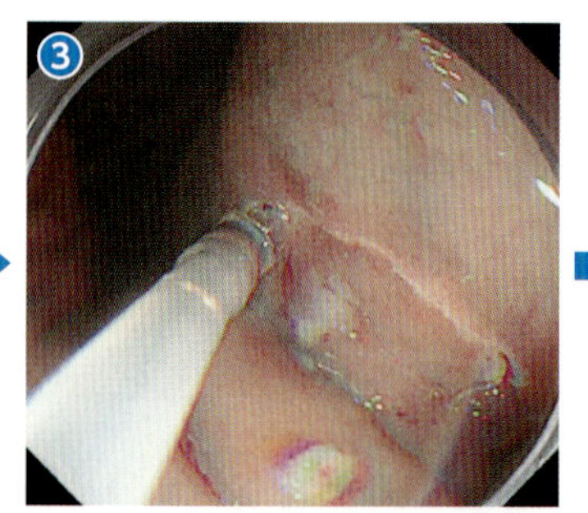

鉗子をかなり長く出さないといけません

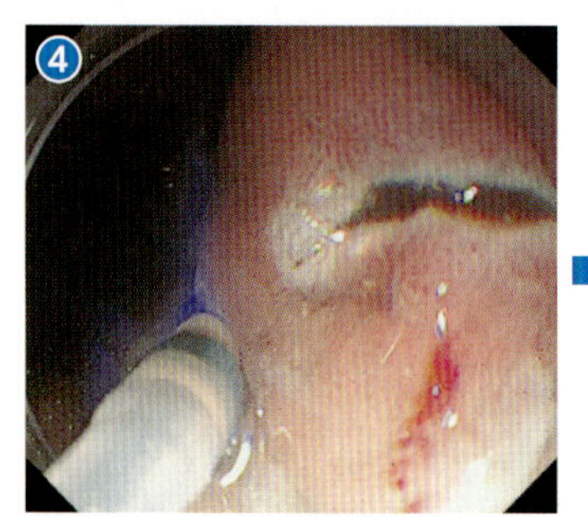

脱気像です．かろうじて近接できますが，スコープが不安定です

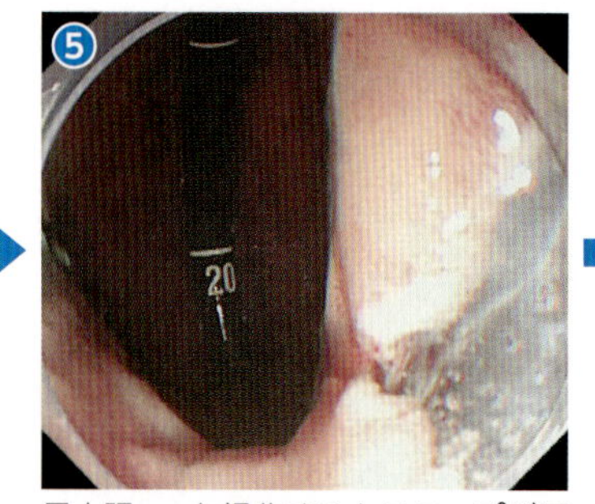

最大限push操作するとスコープが反り返ってしまい，病変上にいってしまいます．近接は限界で接線になってしまいます

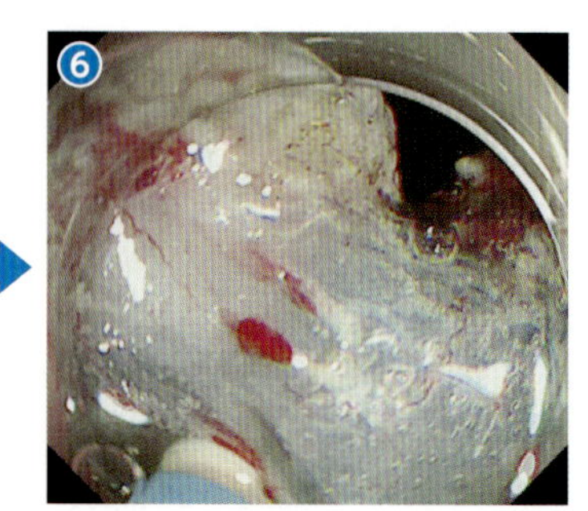

Mスコープに変更後．近接が可能となり，安定して操作性・視野の確保が可能となりました

図5 Mスコープでの操作

が終わった時点でスコープが病変に届かなくなってきています．脱気しても，スコープを最大限pushしても，うまく病変にアプローチできません．しかしMスコープに変更して，彎曲部が2箇所あることを最大限利用することで，病変に近接でき，さらに平行な角度で視野を維持できるようになりました．

それでも近接が困難な際には，胃の病変では糸付きクリップを使用する施設もあり，有効な選択肢となりますが，当センターでは使用経験が少なく本書では割愛させていただきます．

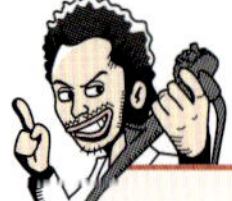

Dr.大圃のココ大事!!

いろいろな工夫の知識をもつことも武器の1つです．知識は使うのに修練のいらない武器で，初学者でもエキスパートにすぐ並ぶことができます．たくさんの武器をもつことで心に余裕が出ます．

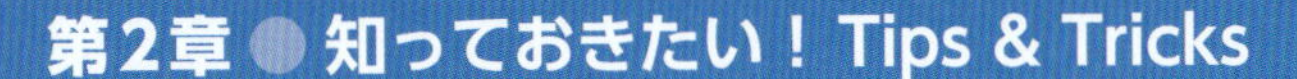

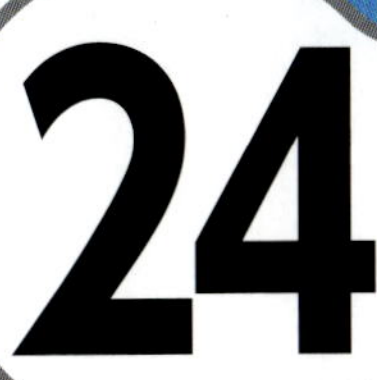

24 【偶発症・その他】呼吸とうまく付き合うには？ movie

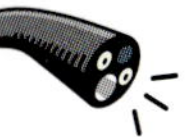

呼吸は友達

できてるつもり!? Check Point

1 スコープの接地面を増やす
2 呼吸の動きを読む
3 針先をひっかける
4 右手のスコープ操作で呼吸と合わせる
5 スコープを右手以外で固定してみる

ESDの難易度を上げる要因として呼吸変動や消化管の蠕動があります．相手が動かないものであればいいのですが，内視鏡操作も，病変も常に動いているのです．病変とうまく動きを合わせられずにあくせくしているときに，指導医に変わったとたん，ぴたっと相手の動きが止まったように感じることはありませんか？ もちろんそれは錯覚に過ぎませんが，あたかも相手が止まっているようにする工夫をしているのです．

1 スコープの接地面を増やす

食道は管腔が狭いので除きますが，大腸や胃の場合，反転操作やスコープを粘膜に押しつけることで，呼吸変動による影響が軽減します．当センターでは大腸の反転操作はそこまで頻用しないですが，反転操作により腸管壁とデバイスの軸が平行になるために，安全性も上がるメリットもあるかと思います（図1）．

2 呼吸の動きを読む movie 42

せっかく処置すべき部位に合わせられたと思って，いざペダル（凝固・止血・送水など）を踏もうとすると呼吸変動で動いてしまって場所が合わせられない，といったことは多々あるかと思います（図2）．呼吸は基本的に吸う・吐く一定のリズムで一定の1回換気量です（睡眠時無呼吸症候群の患者さんは除く）．なので，一定のリズムで，一定の動きで病変は動くはずです．呼吸による動きを追いかけると後手後手に回ります．もし何度も同じ

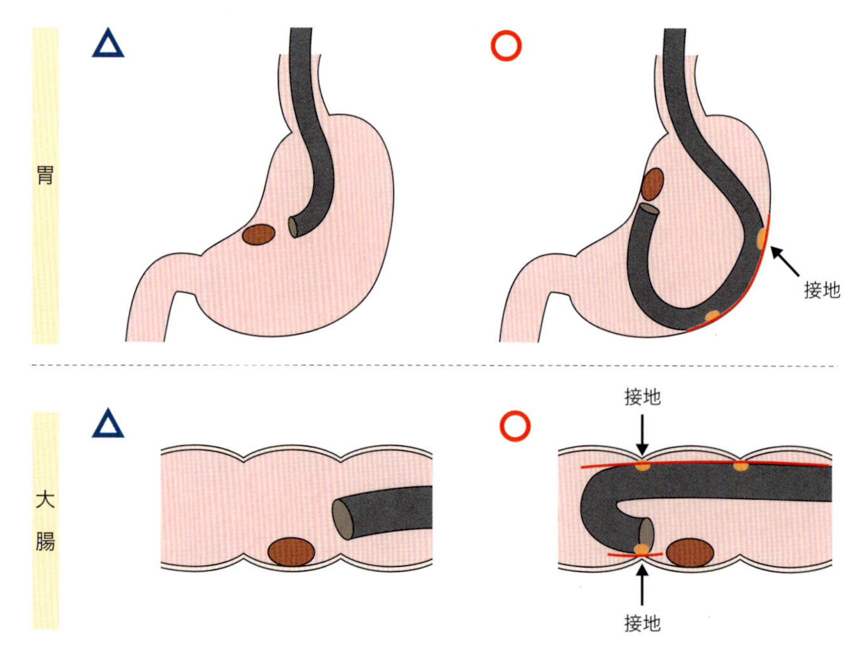

図1　スコープが粘膜に押し付けられることで安定する

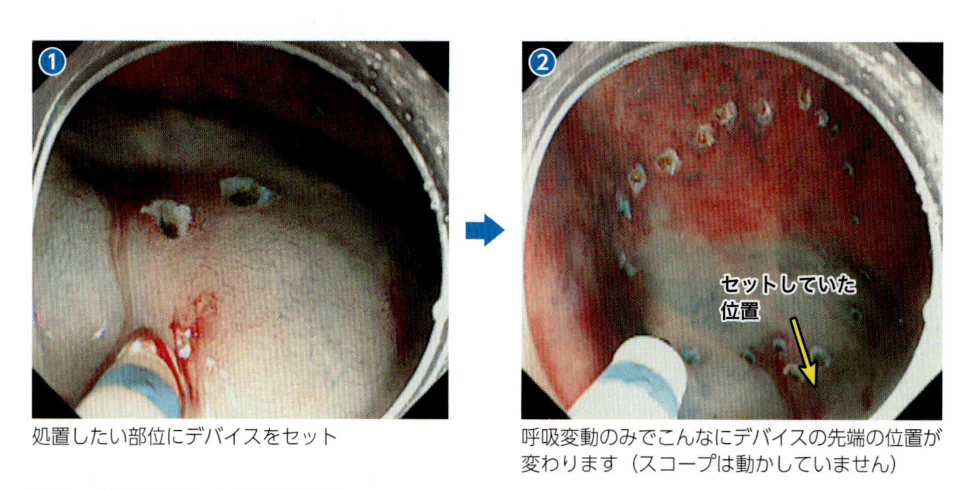

処置したい部位にデバイスをセット

呼吸変動のみでこんなにデバイスの先端の位置が変わります（スコープは動かしていません）

図2　呼吸変動による位置変化

過ちをくり返しているようであれば，いったん箸休めをして，その**患者さんの呼吸変動のパターンを理解する**ようにしましょう．**基本的には病変が離れて近づくのくり返しでしょうから，離れてから近づくであろう場所を想定してスコープを待ち構えておき，いざ近づいてきたらセット，位置を合わせペダルを踏む**といった形です．呼吸の動きを読んで，待ち受けるイメージです．

吸気に合わせて処置をした方がよいことが多いでしょう．一般的に吸気時間：呼気時間＝2：1ですから，吸気の方が処置に与えられる時間が長くなります．または，息を吐ききった後，吸気に転じるまでの間は静止している時間になるので，そのタイミングに合わせて処置をするのもよいでしょう．送気量が多いと，より呼吸変動の影響を受けやすい

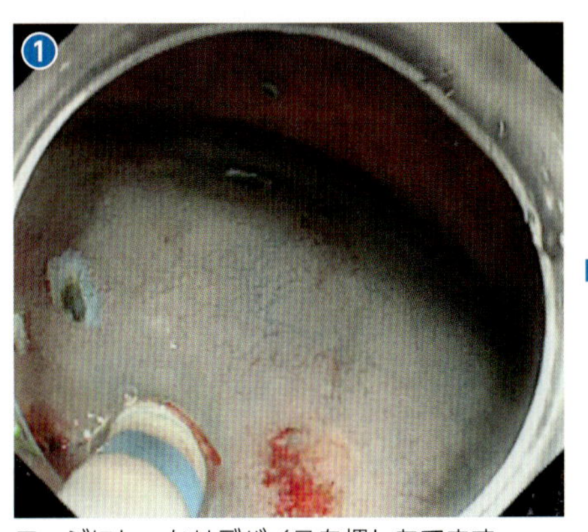

エッジにしっかりデバイスを押しあてます

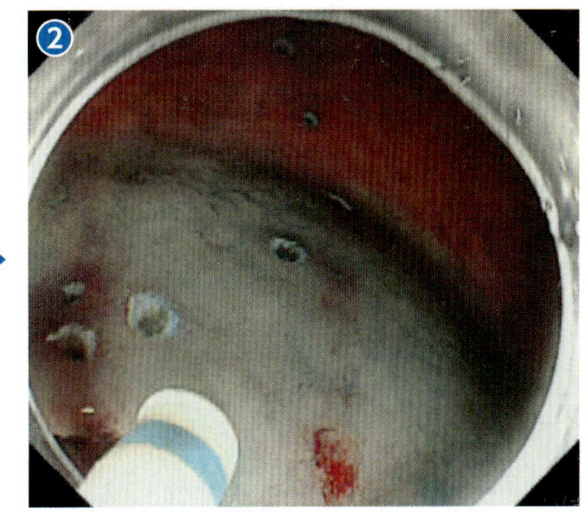

先端の針を出していますので，呼吸で離れても摩擦で合わせた位置にキープしています

図3　摩擦によってデバイスの位置をキープ

ですから，空気量を調整するのも一手です．もちろん，その時間の間に処置具を合わせることができないようでは元も子もないのですが．

3 針先をひっかける

ただ，まだまだ諦めてはいけません．どうしても呼吸に合わすことができないとき，次は針でもデバイスの先端でもいいので，ひっかけるようにしてみましょう．シースの針を出していない状況だと摩擦は少ないので，なかなか難しいですが，針先を出して，処置したい場所にひっかけるようにしてみましょう（図3）．そうするとシースが外れにくくなります．処置したい場所へのセットはできていますので，呼吸の時間に合わせて先端をセットをする時間を省略できます．

4 右手のスコープ操作で呼吸と合わせる

スコープ操作が安定している位置では，右手で鉗子の出し入れを行うことが多々ありますが，右手を鉗子に置いたままだとスコープを右手で保持できません．そういった場面ではスコープは右手で持たざるを得ないでしょう．鉗子の長さをあらかじめセットして，右手のスコープ操作で呼吸と合わせるのが有効です（図4）．そのほうが安定して処置できる場合が多いです．

5 スコープを右手以外で固定してみる

参照▶第2章-22

どうしても右手をスコープから離さざるを得ない場合も，お腹でスコープを押さえたり，

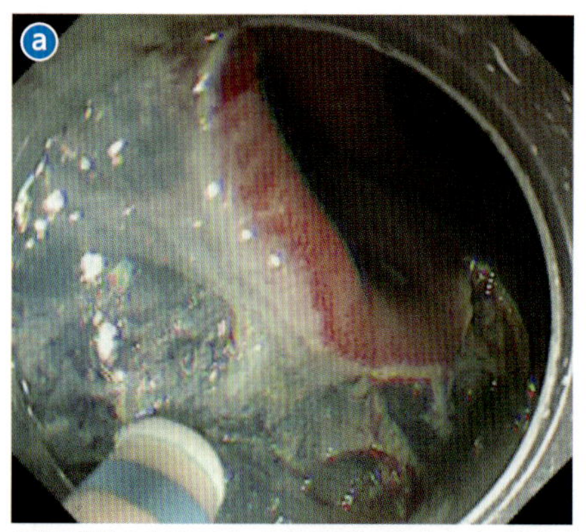

胃体下部の病変です．呼吸変動でなかなかデバイスの位置が定まりづらい場所です

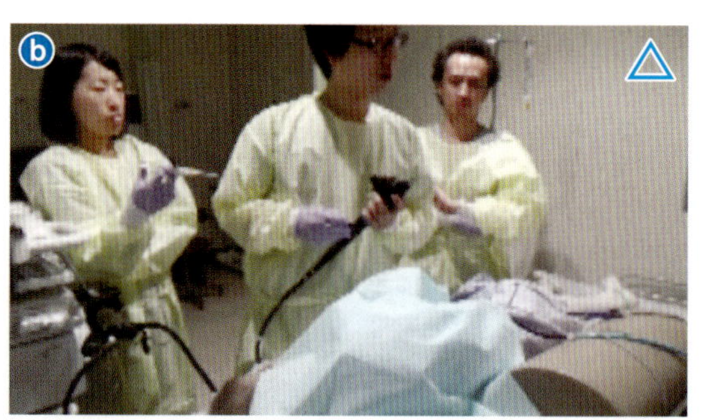

右手で鉗子を持つのも常套手段ですが，呼吸変動に対応は△でしょう

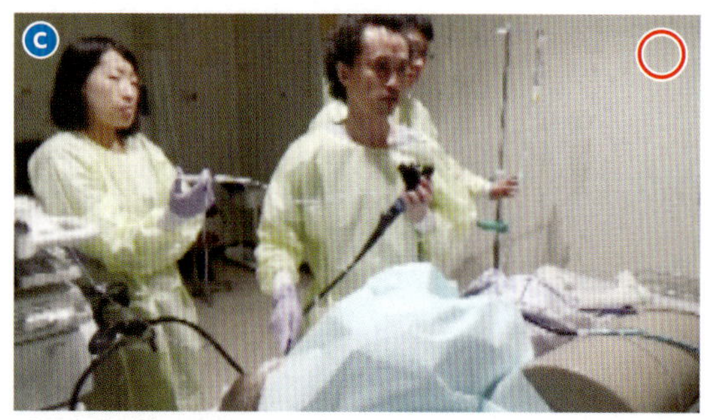

呼吸変動が多い部位では，鉗子の長さを固定して，右手でスコープを保持するのが○

図4　右手でスコープを出し入れして呼吸と合わせる

体外でスコープの固定点を見つけることなどにより（**第2章-22参照**），呼吸変動でスコープを抜けないようにする方法もありでしょう．

このように相手の動きが勝手に止まってくれているわけでなく，いろいろなテクニックを組合わせているのです．研修生のESDは視野がばたついていますが，本人は思ったより動いていません．指導医のESDはいつも視野が安定しているのですが，外では思う以上にせかせか動いているのです．それを感じさせないだけなんですよ．

Dr.大圃のココ大事!!

いい視野をつくれれば，ESDは8割方成功だと思います．呼吸とうまく付き合うためには色々な小技を組合わせています．組合わせ技だけどシンプルに，最短距離・最小限の動きで素早く，でもじんわり厳かに…難しいですね…

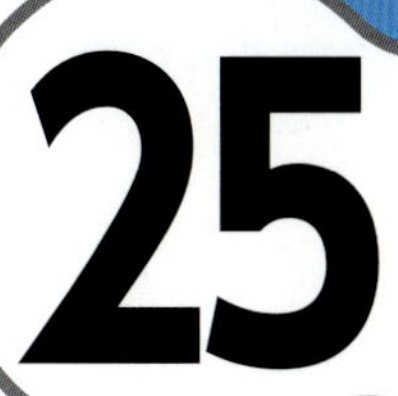

25 【偶発症・その他】スコープの操作軸を最大限に利用する

movie

そこはほんとに届かない？ そのままの軸で勝負する必要はありません

できてるつもり!? Check Point

1. スコープの軸を180度回転
2. スコープの軸を90度回転

第1章でESDに必要な4つの操作について話しましたが，そのなかでスコープの回転操作があります．病変が目の前に見えていても届かない，というときは，必ずしもそのままの軸で勝負する必要はありません．敵（病変）にあわせて，軸をうまく変えましょう．

1 スコープの軸を180度回転

movie 43

アプローチの角度が筋層に向かってしまい，なかなか踏み込めないシーンがあるかと思います．そのような場合は**思い切ってスコープの操作軸を変えてしまいましょう．**

ESDの基本の視野は病変を6時方向にもってきて処置をすることですが，スコープの軸を変えて病変を画面の12時方向にもっていきます．すると，鉗子孔は画面の片側（下側）に偏っているので，筋層から鉗子の位置を遠ざけることができて安全な角度で切ることが可能になります（図1，2）．

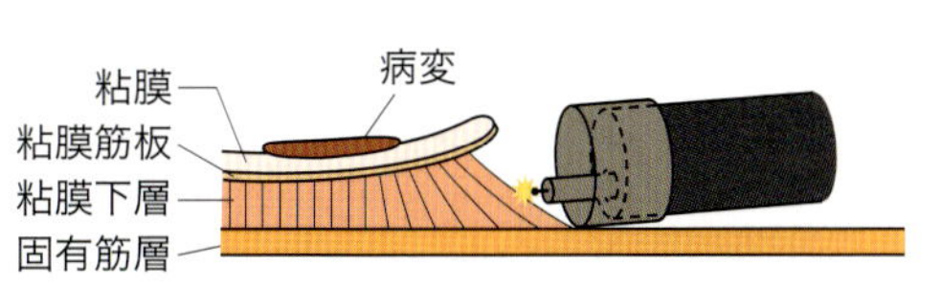

針先が筋層に向かっています

スコープを
180度回転させる

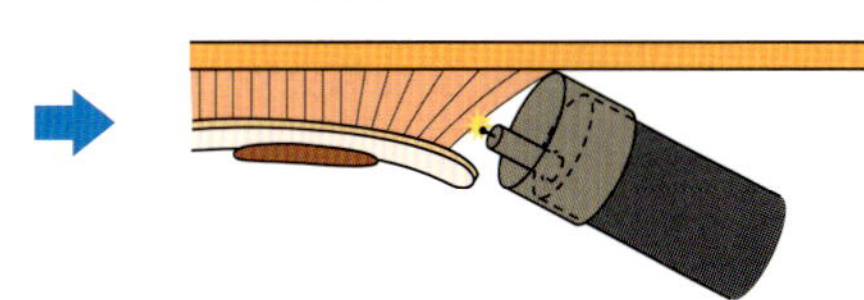

針先が管腔（筋層と反対側）を
向いており安全です

図1　スコープの軸を180度回転させる

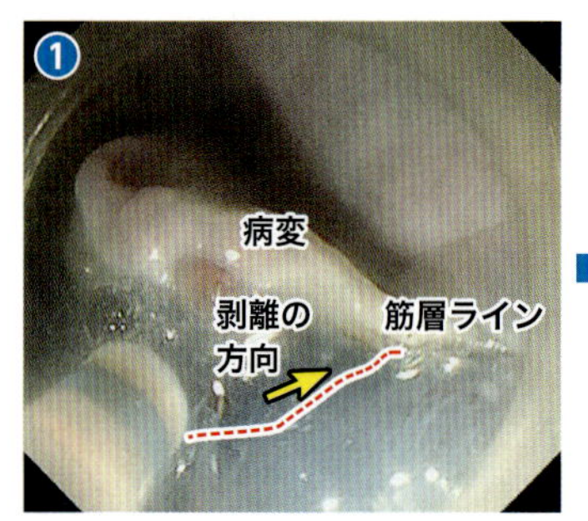

筋層と近く，慎重にやりたいシーンです

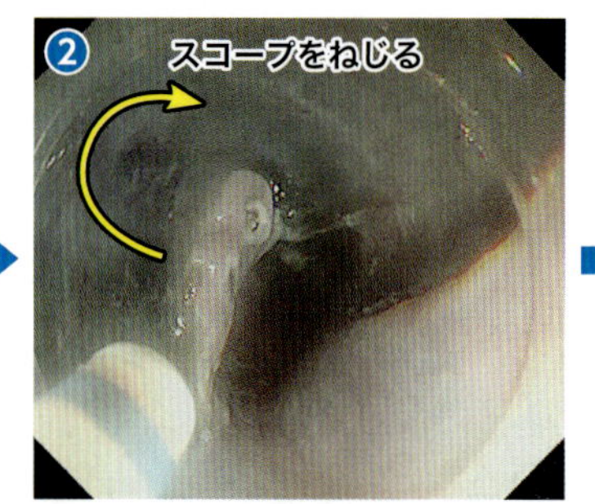

スコープをねじっていって，病変を6時方向にもっていきます

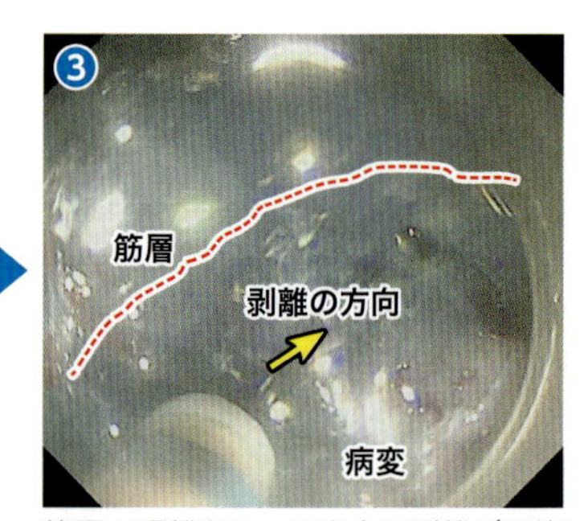

筋層と距離をとって安全な剥離が可能になりました

図2　食道でスコープの軸を180度回転

ただ，剥離深度が浅くなってしまわないようには気を付けましょう．場合によっては，さらにダウンアングルをかけてデバイスで病変を押し下げることにより，より粘膜下層の線維の束にテンションをかけて剥離していくことが可能になります（図3）．

2 スコープの軸を90度回転

参照 ▶ 第2章-18，movie 31

大圃流では左手の動きを重視し，左手で左右アングルを使いこなせることを極意としています．そうはいっても上下アングル操作が一番楽ですし，慣れていると思います．また，スコープを左右にひねると，真横（右，左）にいくわけでなく，軸がずれますので，アングルでの微調整が必要です．**もし右手でのスコープ操作や体外ループなどで，調整が難しければ，切開（剥離）ラインを12時-6時方向にもってくるのも1つでしょう**（図4）．フードで粘膜を横にかきわけることで，粘膜下層の束にテンションをかけて（**第2章-18参照**）剥離することができますし，また筋層とも距離をとることができ安全に剥離ができます．

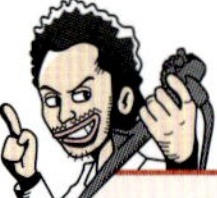

Dr.大圃のココ大事!!

鉗子は画面の片側に偏っています．その位置関係を利用して，病変粘膜をデバイスで押し広げながら（粘膜下層の線維の束にテンションをかける）剥離をすると効率よく進めることができます．スコープの軸を調整して，そういった視野づくりをしてみると劇的に剥離を進めやすくなることがあります．

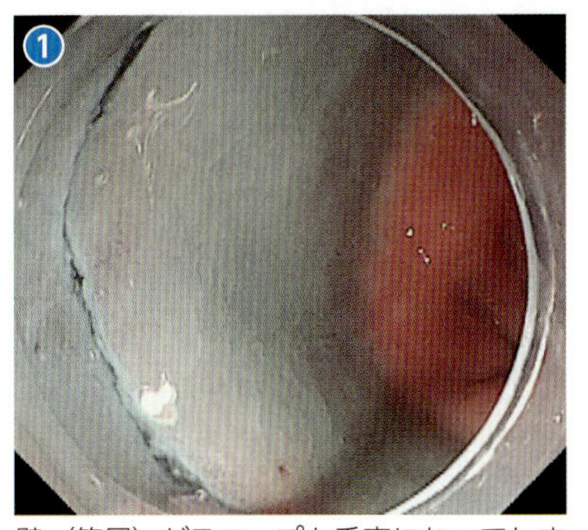

壁（筋層）がスコープと垂直になってしまいアプローチが難しそうです

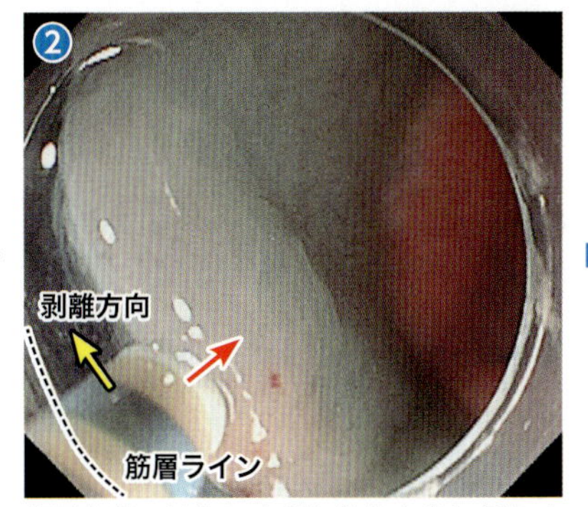

筋層を傷つけないように針先を少し浮かすようにしています（⇨，第2章-11参照）

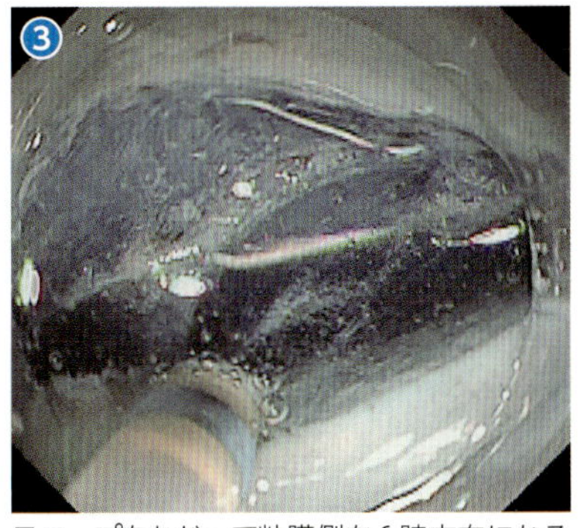

スコープをねじって粘膜側を6時方向になるようにします

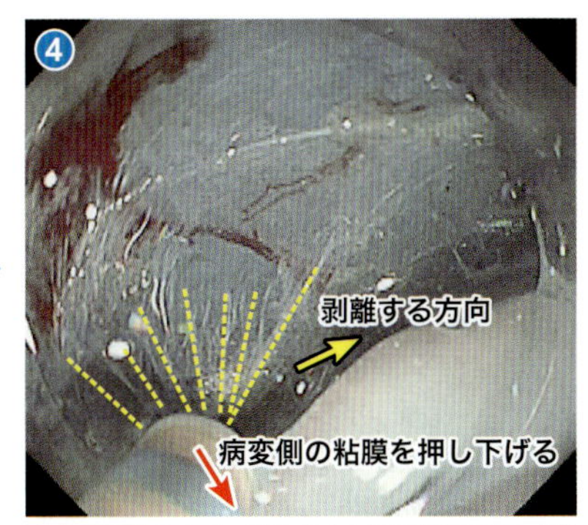

さらにダウンアングルをかけて粘膜を押し下げてスペースをつくります．粘膜下層の線維の束にテンションがかかってピンと張っているのがわかります（▭：第2章-18参照）

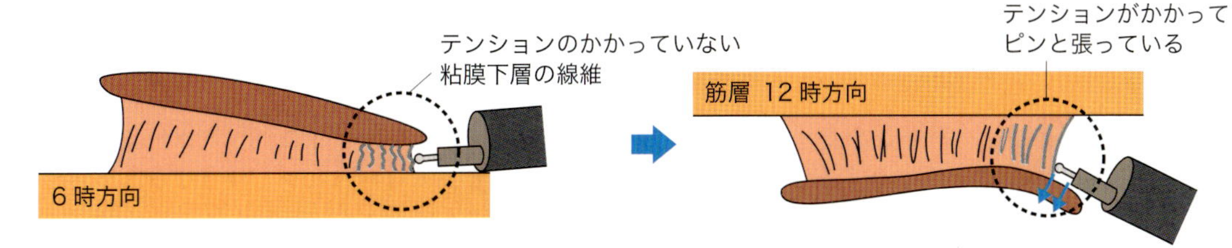

図3　大腸でスコープの軸を180度回転

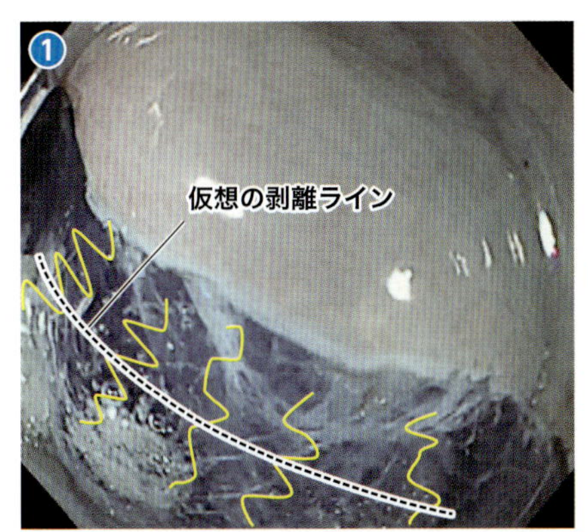

左右アングルでの操作でも剥離は可能ですが粘膜下層の線維の束にはあまりテンションがかかっていません（▭）．切れなくはないですが…

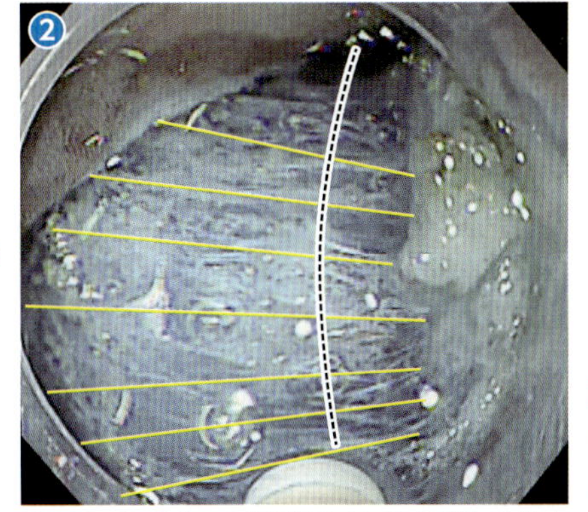

スコープをひねって剥離ラインを12時-6時方向にもってきます．アタッチメントによって，粘膜下層の線維の束にテンションがかかっているのがわかります（▭：第2章-18参照）

図4　切開ラインを12時-6時方向にする

26 【偶発症・その他】出血点の推測 movie

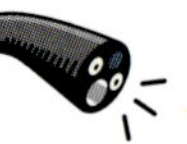

無駄な送水禁止，レンズの送水も活用

できてるつもり!? Check Point

- レンズの送水機能を使う（送気も使う）

さて，出血はなるべく起こさないに越したことはないですが，どうしても予期せぬ血管があったり，まだ血管が見えない段階の粘膜切開など，一定の確率で出血は起きてしまいます．なるべく早く止血をしたいですよね．しかし，出血点がわからないことには止血はできません．

レンズの送水機能を使う（送気も使う） movie44

止血に時間を要すると視野も悪くなりますし，ようやく止血できたと思っても，焼け焦げた組織（炭化）になってしまい剥離がしづらくなることを経験するかと思います．

ではいざ出血したとき，なるべく早く止血（消火）をしたいですよね．まず最初にするべきことは出血源の同定，出火元を調べることですね．そのためには視野を安定させたうえで水洗により同定することが第一歩です．水洗の方法にはシリンジで洗うこと，ウォータージェット機能つき内視鏡であればそれを利用する方法があります．

もちろん大出血であればこれらは必要ですが，シリンジで洗う場合は鉗子の出し入れが必要になりますし，ウォータージェットの場合は，水量・水圧が多くて逆に見づらいこともあります．最小限の洗浄で同定できるのがベストです（図1）．

そこで皆さん，スコープにレンズの送水機能があるのを覚えていますか？ われわれは，**少量の出血の場合にはレンズの送水機能を用いて出血点を同定する**ようにしています（図2）．送水だけで出血点を描出できなければ，送気を使用する場合もあります．送気し続け

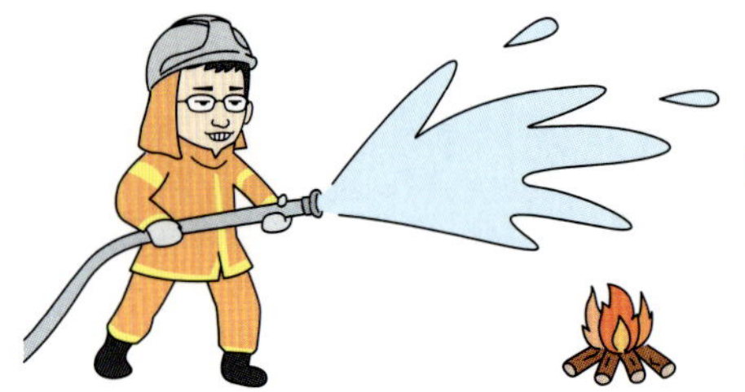

図1　その火事（出血）の消火（止血）にこんなに水量いりますか？

小さな焚き火の消火に大量の水は必要ありません．また，炎の先ではなく根本に水をかけないとうまく消火できませんね．小さな出血の止血も同様です

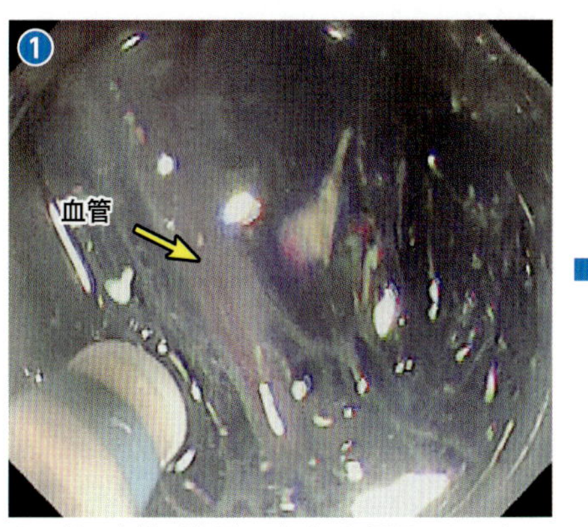

目の前に血管（静脈，⇨）を視認できます

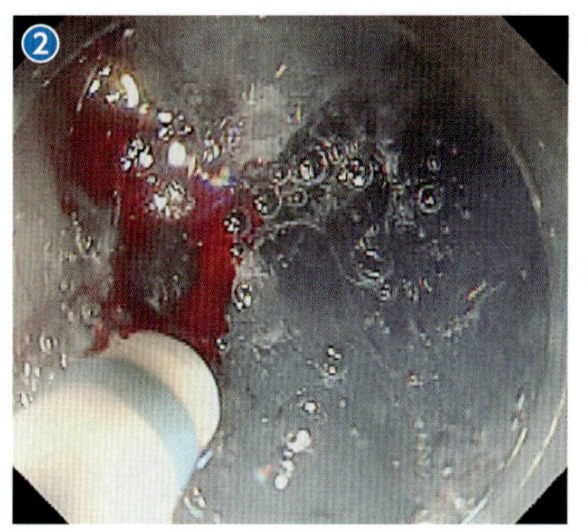

凝固モードで剥離しましたが，出血してしまいました

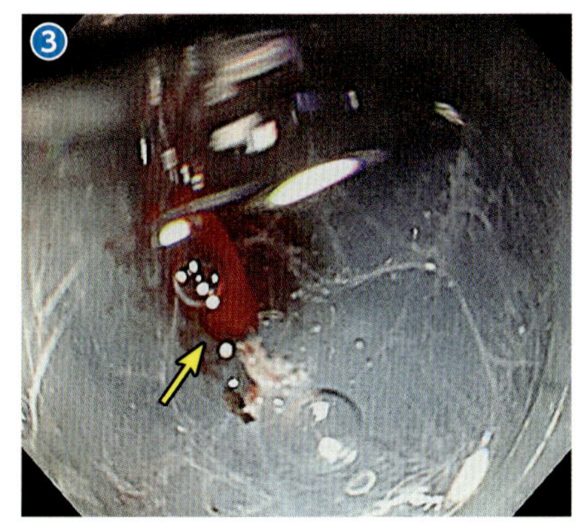

レンズの送水機能を用いて出血点（⇨）を同定

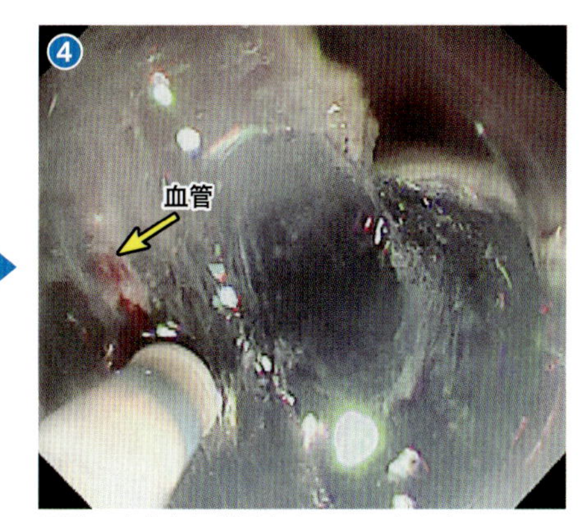

正確に出血点に鉗子をもっていきます

図2　レンズの送水機能で出血点を同定

ることで，ピンポイントで出血点を描出します．そして，その状況のまま鉗子を出して止血します．

われわれは用いていませんが，送水機能付きのデバイスを用いている先生方は，これを利用して止血するのもいいでしょう．十分に出血点を同定できますし，ボタン1つでできることなので非常に簡便です．もちろん，出血量が多いときなど，この方法を使って同定できてない場合にはシリンジでの水洗や，ウォータージェット機能の使用などにすぐに切り替えましょう．

Dr.大圃のココ大事!!

血液をすべて洗い流す必要はありません．出血点，血が流れ始めているその場所だけ認識できればいいのです．ウォータージェットのペダルをべたっと踏んで，無駄に水を使っている様子をよく見かけますが，吸引する時間も無駄だし，そんな水量は不要な場合がほとんどなはずです．私はほとんどレンズの送水で止血をしてしまい，めったにウォータージェットで洗浄することはありません．

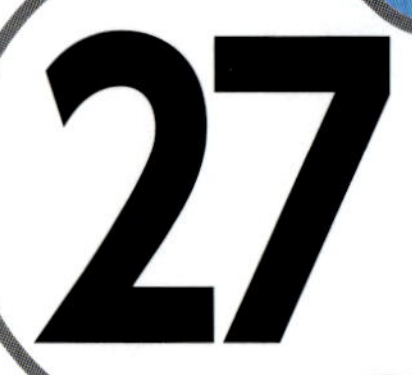

【偶発症・その他】

線維化との戦い

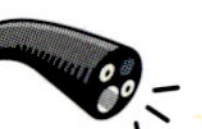

正しい切除ラインを同定するには？

できてるつもり!? Check Point

1 切除ラインを決める
2 切り開くことを意識する
3 三角島を処理する

術前で予測できない線維化ももちろんありますが，予測できる場合，線維化にあたってから対処していたのでは，太刀打ちできません．ここではESDで越えなければいけない線維化という壁をうまく越えれるように事前の準備をして挑みましょう．

1 切除ラインを決める

線維化のある場所での処置は，仮想筋層ラインをイメージして剥離するラインを決めることが大切です．そのためには視野をよりきれいにしておくことが必要であり，余計な出血などもあらかじめ処理しておく必要があります（普段からしておくべきことで特別なことではないですが）．

よっぽど幅広い線維化でない限りは線維化の両サイドを剥離していくことで，筋層ラインが同定できるはずです．そのラインを目安に，剥離をつなげるようにしましょう（図1）．線維化領域の病変の両サイドを剥離していくためには，そのスペースがもちろん必要ですので，術前に線維化が予想される症例では普段より広めにマーキング（切開ラインを広めに設定）しておくことが大事でしょう．さすがに，両サイドのラインが引けないことには筋層のラインは読めません．目の前に困難が立ち塞がってから考えるのでなく，困難な部位を想定して事前にお膳立てしておくことも大事です．

2 切り開くことを意識する

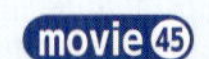

どうしても筋層が見えないと穿孔することを恐れてしまい，体と心が萎縮してしまい浅く切ることが多くなります．そうすると病変に切り込んでしまい，ESDの最大のメリット

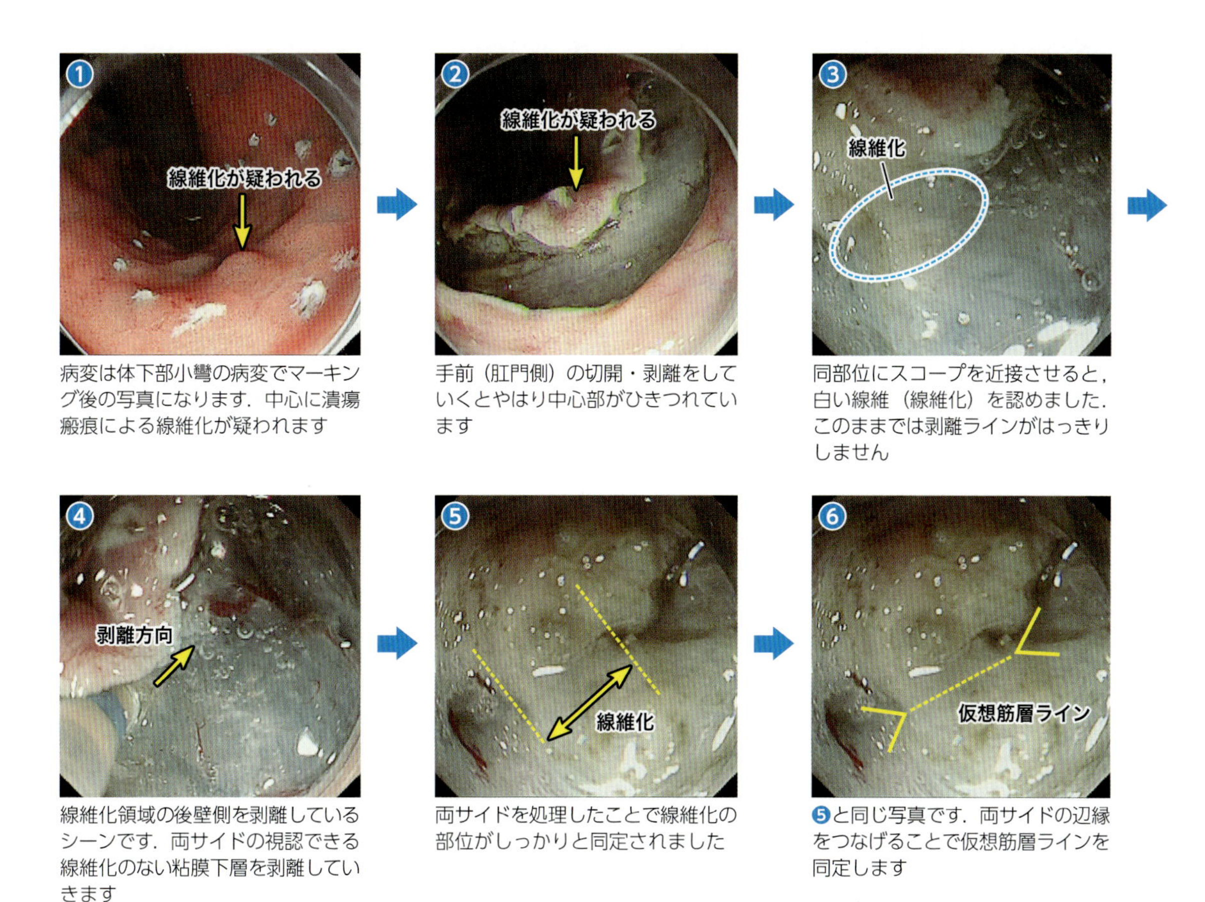

①病変は体下部小彎の病変でマーキング後の写真になります．中心に潰瘍瘢痕による線維化が疑われます

②手前（肛門側）の切開・剥離をしていくとやはり中心部がひきつれています

③同部位にスコープを近接させると，白い線維（線維化）を認めました．このままでは剥離ラインがはっきりしません

④線維化領域の後壁側を剥離しているシーンです．両サイドの視認できる線維化のない粘膜下層を剥離していきます

⑤両サイドを処理したことで線維化の部位がしっかりと同定されました

⑥❺と同じ写真です．両サイドの辺縁をつなげることで仮想筋層ラインを同定します

図1　切除ラインを決めましょう

である一括切除による病理学的評価が難しくなることがあります．

また，線維化そのものが硬くナイフがはじかれることも多く，どうしても剥離層が浅くなりがちです．**やや深く切るイメージ**（下へ下へ，切り裂くようにというイメージ）**をもって剥離するようにすることが肝**です（図2）．

硬い線維化の部位ほど，剥離層をしっかり確認するために（剥離部位の両端のエッジも視認しやすい），明らかな血管以外は切開モードで剥離を行うようにします．あくまでラインは想定しているものですから，誤っている可能性もゼロではありませんので短いストロークをくり返しつつ，問題がないことを確認しながら進む用意周到さも大事です．問題がないかの確認は，少し剥離部位から距離をとって，俯瞰して見ることが大切です．

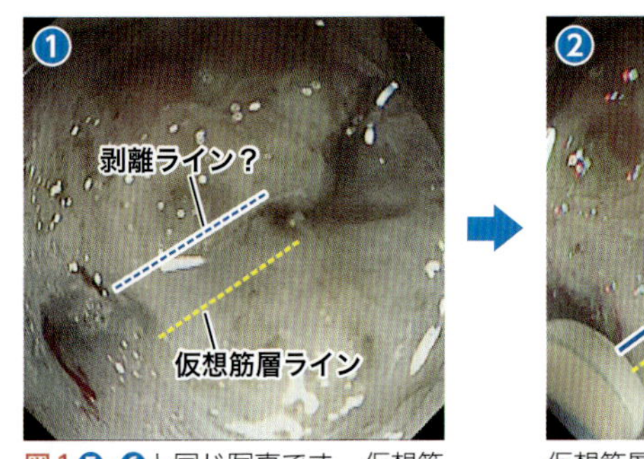

図1❺, ❻と同じ写真です．仮想筋層ラインは設定しました．では剥離ラインはどうしますか？

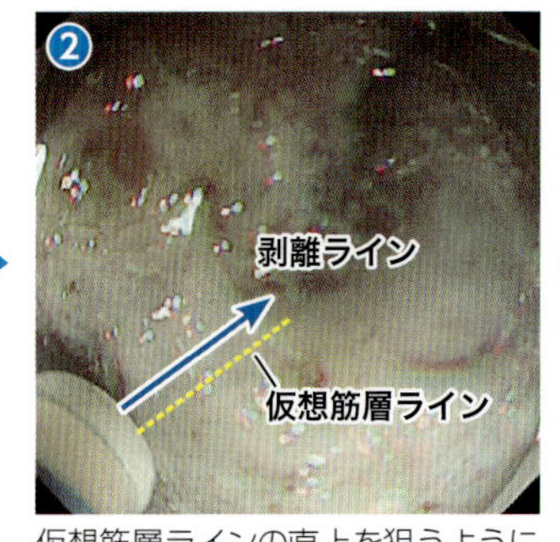

仮想筋層ラインの直上を狙うようにしましょう．せっかくラインを同定しても浅く切ると粘膜や病変に切れ込むし，いつまでも剥離が進みません

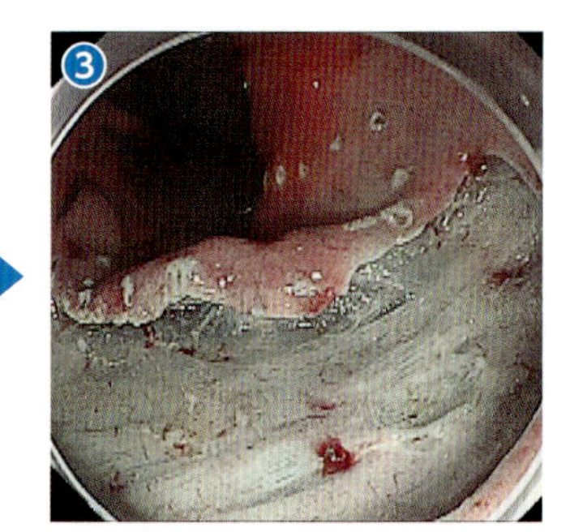

無事に線維化部位を突破しました

図2　やや深く切るイメージで剥離する

3 三角島を処理する

movie 46

では線維化が広範囲な場合はどうでしょうか．線維化領域が広範囲でない場合は，**1**，**2**で説明したように仮想筋層ラインを同定できますが，広範囲となるとラインを想定することは難しくなります．この場合には線ではなく，点で捉えていくしかありません．その際には，線維が凸（三角島）になっているところを探していきましょう．

線ではなく角（点）を捉えることで同部位の剥離は（比較的）安全と思われます．凸（三角島）を剥離すると新たな凸の部分が出てくるはずです．細かい作業ですが，くり返すことで線維化領域の剥離が進んでいきます（図3）．

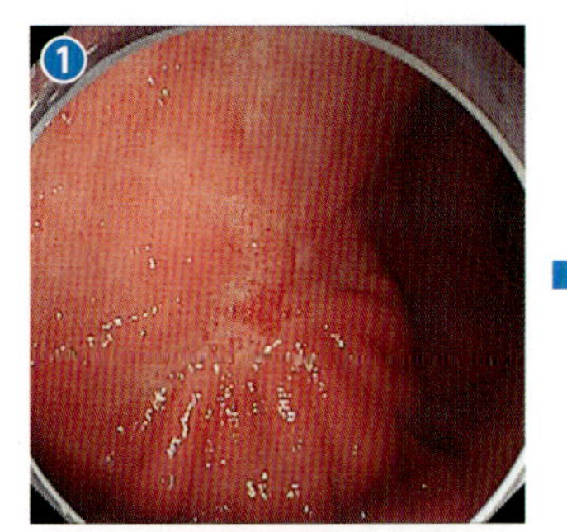

病変は体下部小彎前壁の病変でESD後再発の病変です．広範囲の線維化が予測されます

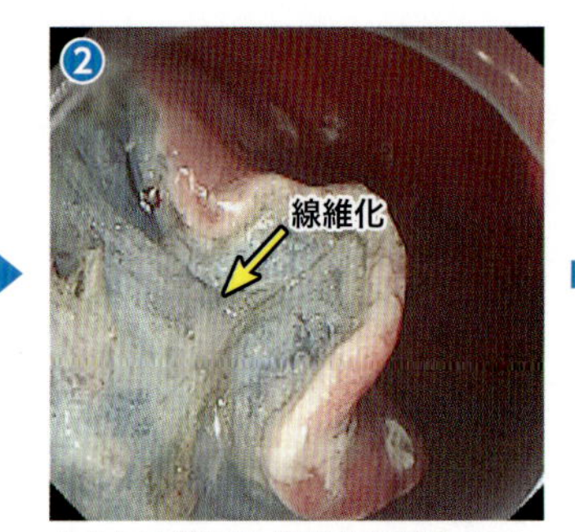

中心に広範囲の線維化を認めます．ラインの同定は難しいです

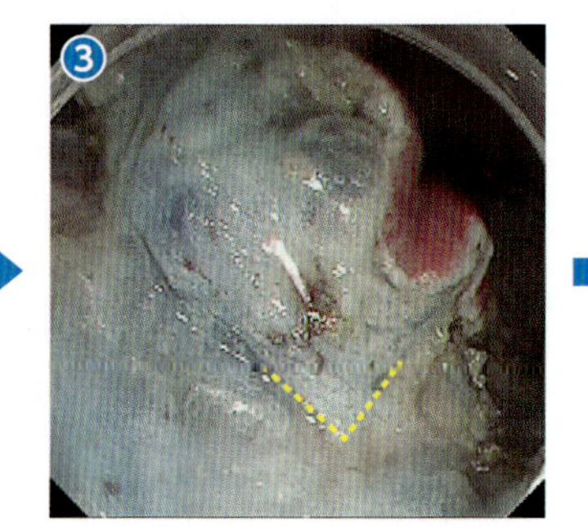

凸（三角島）を見極めましょう．写真の▬▬で示してるところが三角島です

図3　三角島を1つずつ処理していきましょう

（次ページへつづく）

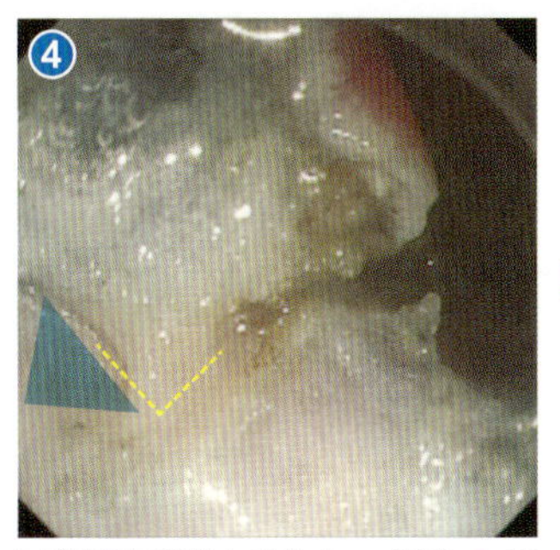

④ 三角島を剥離しました．図の▲で図示した部位が剥離された領域です．そうすることでまた，次の三角がでてきました．（▬▬）この三角をまた外します（剥離します）

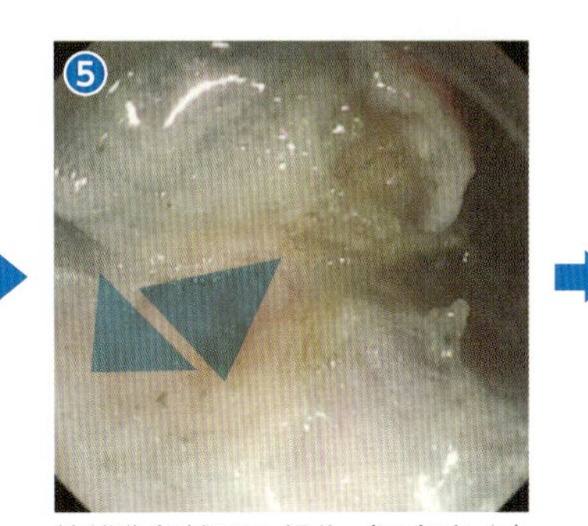

⑤ 線維化領域で凸部分（三角島▲）を的確に剥離していくことで，1回の剥離の量は多くないにも関わらず，確実に剥離が進んでいきます

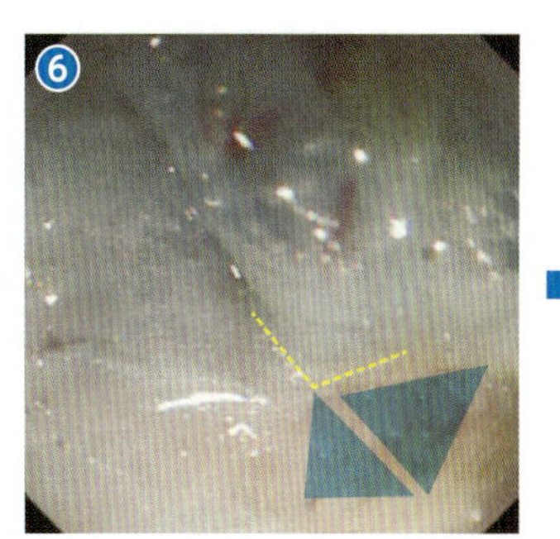

⑥ また，次の三角島（▬▬）を同定できます

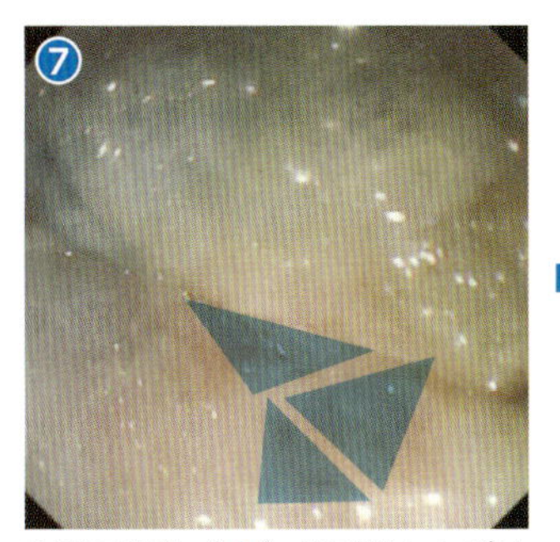

⑦ 3回三角島（▲）を剥離しただけでだいぶ展開してきました

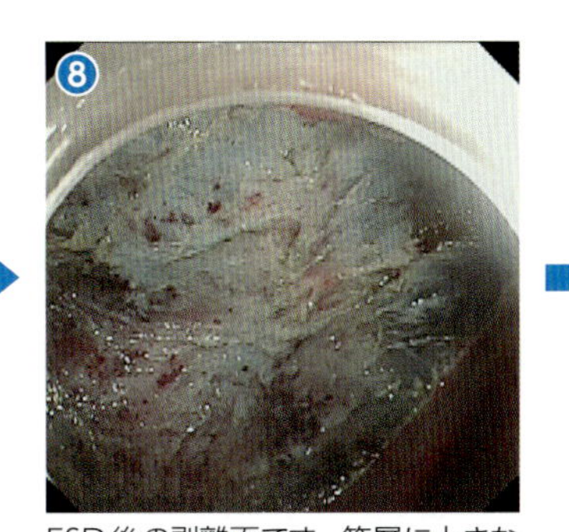

⑧ ESD後の剥離面です．筋層に大きなダメージなく，無事一括切除できました

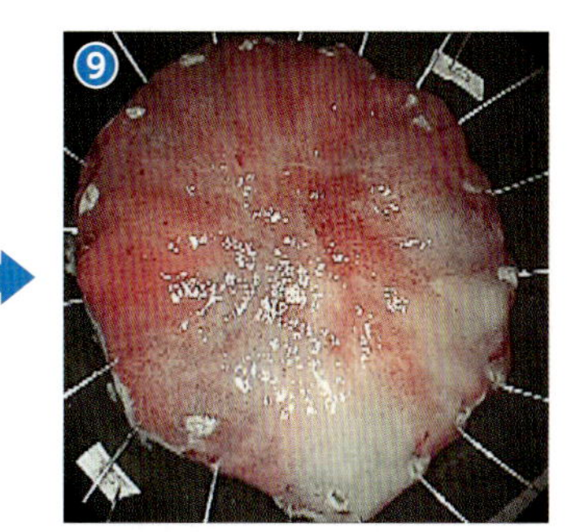

⑨ 切除検体です．粘膜や病変への切れ込みもありません

図3　三角島を1つずつ処理していきましょう（つづき）

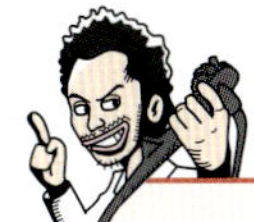

Dr.大圃のココ大事!!

まずは切開ラインをしっかり決めること，決めたラインを切り開くように切開（剥離）することが大切です．ラインを決めること，ラインが正しいかを確認することは慎重で構いませんが，ラインを決めたのにいつまでも躊躇して遅々として進まないシーンをよく見かけます．躊躇してゆっくりやって穿孔率が下がるなら，存分に躊躇すればいいでしょう．しかし，いくら考えても，ここしか切るところがない，となったら迷わずいくのみ，慎重かつ大胆にすすめましょう．

28 【おまけ】まだまだ大圃流テクニックを盗みたい

movie

出し惜しみせずに教えてください，大圃先生

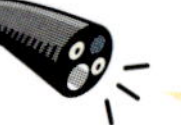

できてるつもり!? Check Point

1. 食道での特殊な内視鏡操作
2. Dual knifeの先端は全方向性Hook knifeのイメージで
3. スコープは固定（発射台）のイメージをもつ

さて，ここまでの章で各シーンでのテクニック・考え方について一緒に学んでいきましたが，ここまでに盛り込めていないテクニックがまだあります．ここでは＋αですが，きわめて有用なテクニックについて紹介しましょう．

1 食道での特殊な内視鏡操作

movie 47

例えば運転をしているとき，右に行きたければ右にハンドルを切りますよね？（図1）ではそれが内視鏡操作，そして，そこが特殊な食道という筒状の管腔の中といった環境であればまったく同じことが当てはまるでしょうか？（図2）．

管腔の壁に鉗子を平行に維持しながら動かしていく場合を考えてみてください．左に切開を加えたい場合，スコープにアップアングルをかけて左にひねればいいと思いがちですが，管腔内での操作の場合，必ずしもそうではありません．まったく逆の操作が必要となる場合があります．左に切開をしていく場合にはスコープは右ひねりになります．右に切

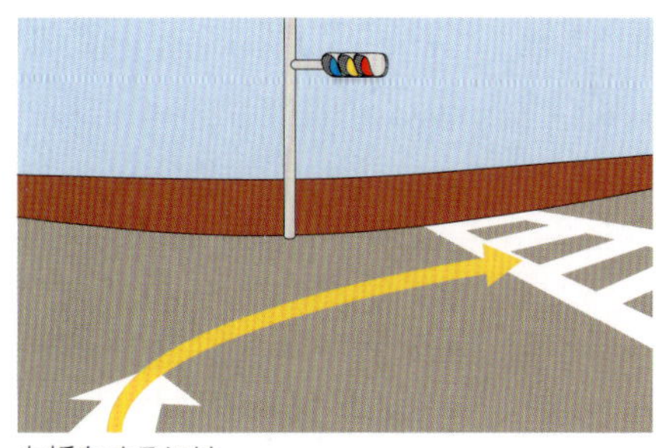

右折をするには…

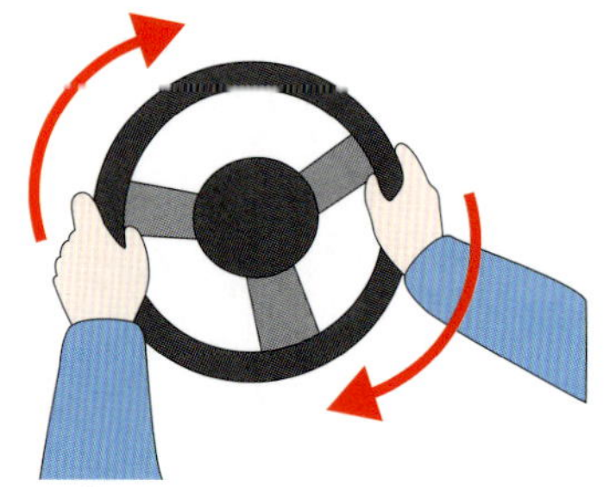

必ずハンドルを右に切ります

図1　ハンドル操作

右折のときにはハンドルを右に切り替えますよね

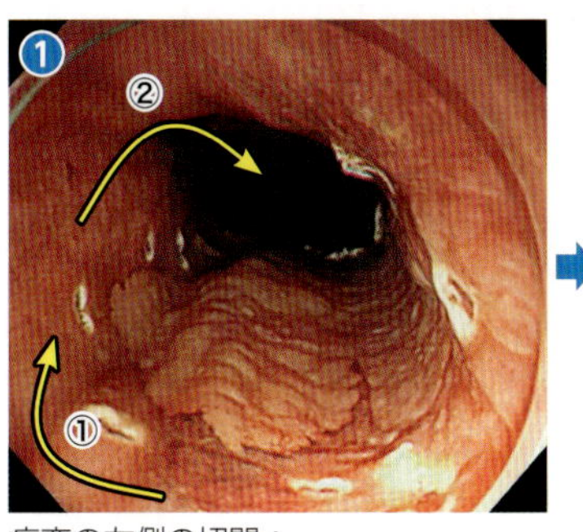
病変の左側の切開：
まず①画面左に，そして②画面右に切開をしていきたいですよね

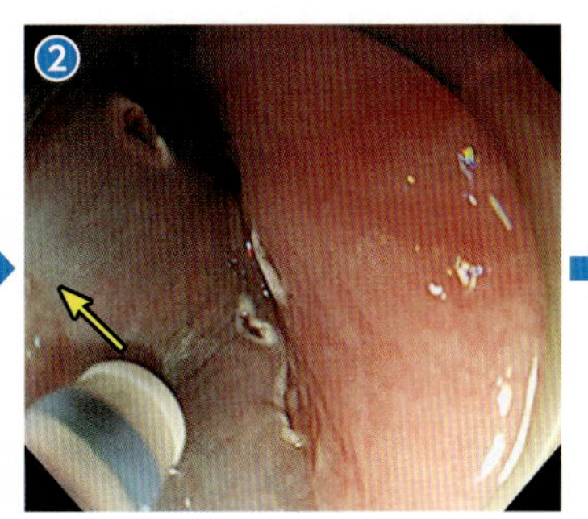
まずは左側に切開していきます（⇨）

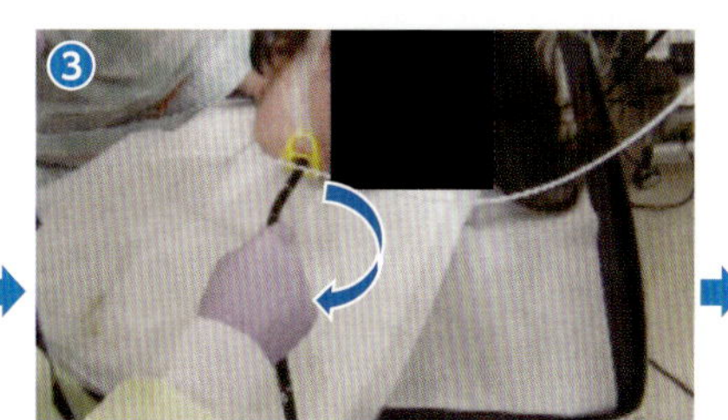
左側に切開＝右ひねり：
右ひねり（⤵）で切開します．スコープを左にひねるのではありません

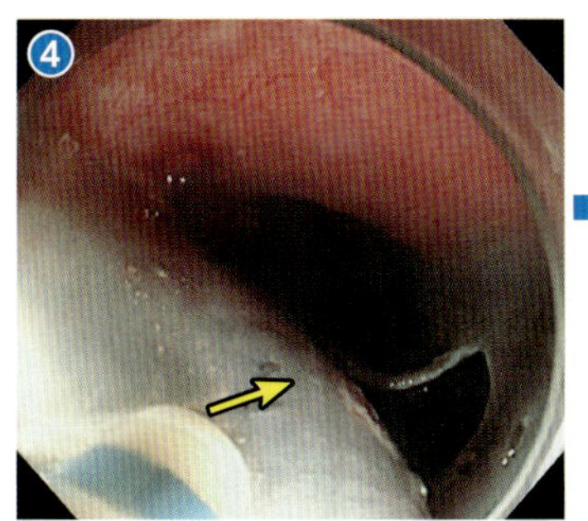
次に右側に切開していきます（⇨）

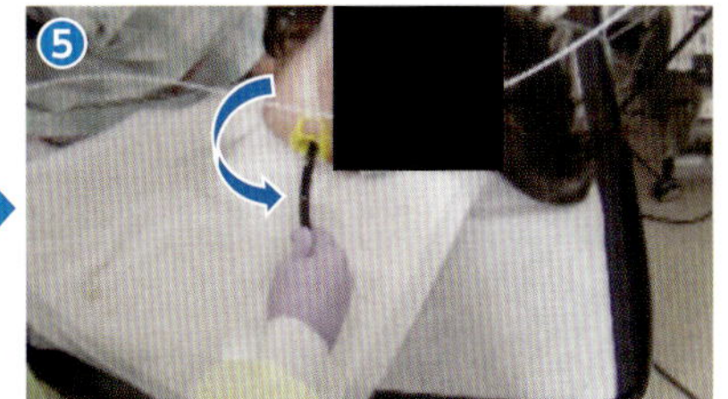
右に切開＝左ひねり：
左ひねり（⤵）で切開します．スコープを右にひねるのではありません

図2　管腔での特殊な内視鏡操作

開をしていく場合も同様に，アップアングルと右ひねりではありません．左ひねりの操作が必要となります．文章を読んでも理解しづらいと思いますので，図2および動画 movie 47 を見てみるほうが早いでしょう．それでもピンとこない場合には，食道の観察時にスコープを右ひねり・左ひねりと試してみてください．管腔内で鉗子を壁に平行に動かす場合の動きがイメージできるはずです．

2 Dual knifeの先端は全方向性Hook knifeのイメージで

参照 ▶ 第3章-8，movie 48

ピンポイントで切るべき，展開を邪魔している粘膜下層の線維の束を処理するときに使ったり，または筋層を正面に見ながら剥離しないといけないとき（**第3章-8参照**）に使用するテクニックです．

エッジを切り抜ける基本は内から外へ（筋層から管腔内に出るように）切り抜けるのが安全です．しかし，それだとどうしてもエッジが剥離されずに残ってしまう場合があります．そうするといつまで経っても局面は変わりません．そういった場合には外から内で剥離することが必要となってきます．しかし，外から内に線維を引っかけてくると，内側にナイフが入ってくるときに筋層を傷つけてしまう場合があります．こういいった状況では，Dual knifeの先端に突起がついていることを最大限利用してみましょう．突起の部分で

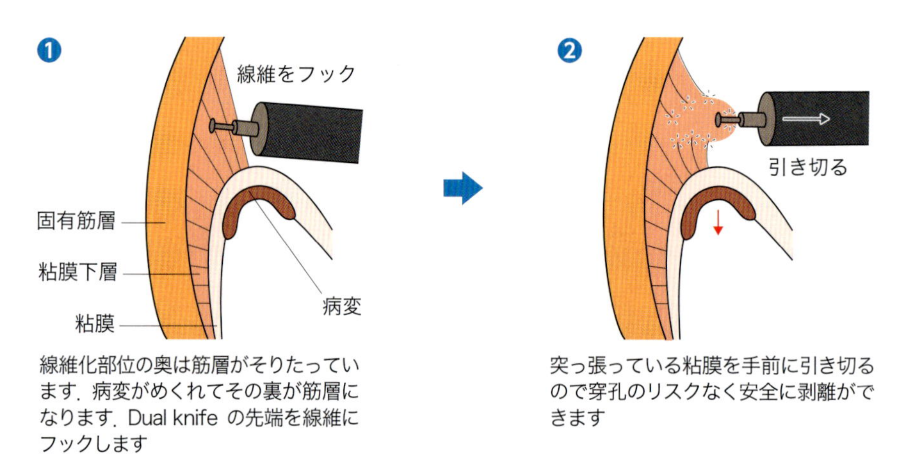

線維化部位の奥は筋層がそりたっています．病変がめくれてその裏が筋層になります．Dual knife の先端を線維にフックします

突っ張っている粘膜を手前に引き切るので穿孔のリスクなく安全に剥離ができます

図3　全方向性フック

Dual knifeの先端のDiskをHook knifeに見立てましょう

エッジを外側から引っかけ，Hook knifeのように鉗子を手前に引きながら線維を引き切るのです（図3①，②）．そうすれば確実に筋層から離して安全にエッジをとることができます．

Hook knifeに比べて引っかける線維の量は多くありませんが，方向を合わせる必要がありません．われわれはこういった使い方をHook knifeの代わりにするので，新たにHook knifeなどのデバイスを追加することはありません．

また，筋層を正面に見る（デバイスと筋層が垂直に相対する）視野の場合も必須のテクニックになります．図4のような場合，慣れれば浅い深度でデバイスを横方向にスライドさせて，テンションのかかった線維を切っていくことは可能です．しかし，安全に剥離を行うには，図3のようにナイフの先端のディスクで突っ張っている粘膜下層の線維を束ねて引き切ってくるのが最も安全です．

ピンポイントでしか使わないテクニックですが，キーになっている，“突っ張っている粘膜下層の線維”をはずしていくと，劇的に剥離が展開していくことがしばしばあります（図4）．

3 スコープは固定（発射台）のイメージをもつ　movie㊾

視野が安定しているシーンではできるだけスコープを動かしたくないですよね．いかに視野を安定させるかに苦慮しているわけですから．もちろん静止したままでは処置は進まないので前後左右に処置を進めないといけません．ただ，スコープを大きく回転させると今の視野をつくっているスコープの軸がどうしてもずれてしまいます．また，スコープを前後させると視野をつくり直さなくてはいけません．このようなシチュエーションでは，スコープは固定して（図5，6），前後操作は鉗子の出し入れで行うこと，左右（上下）操作はアングル操作をメインに行うことで，その視野をつくっているスコープの軸がそのま

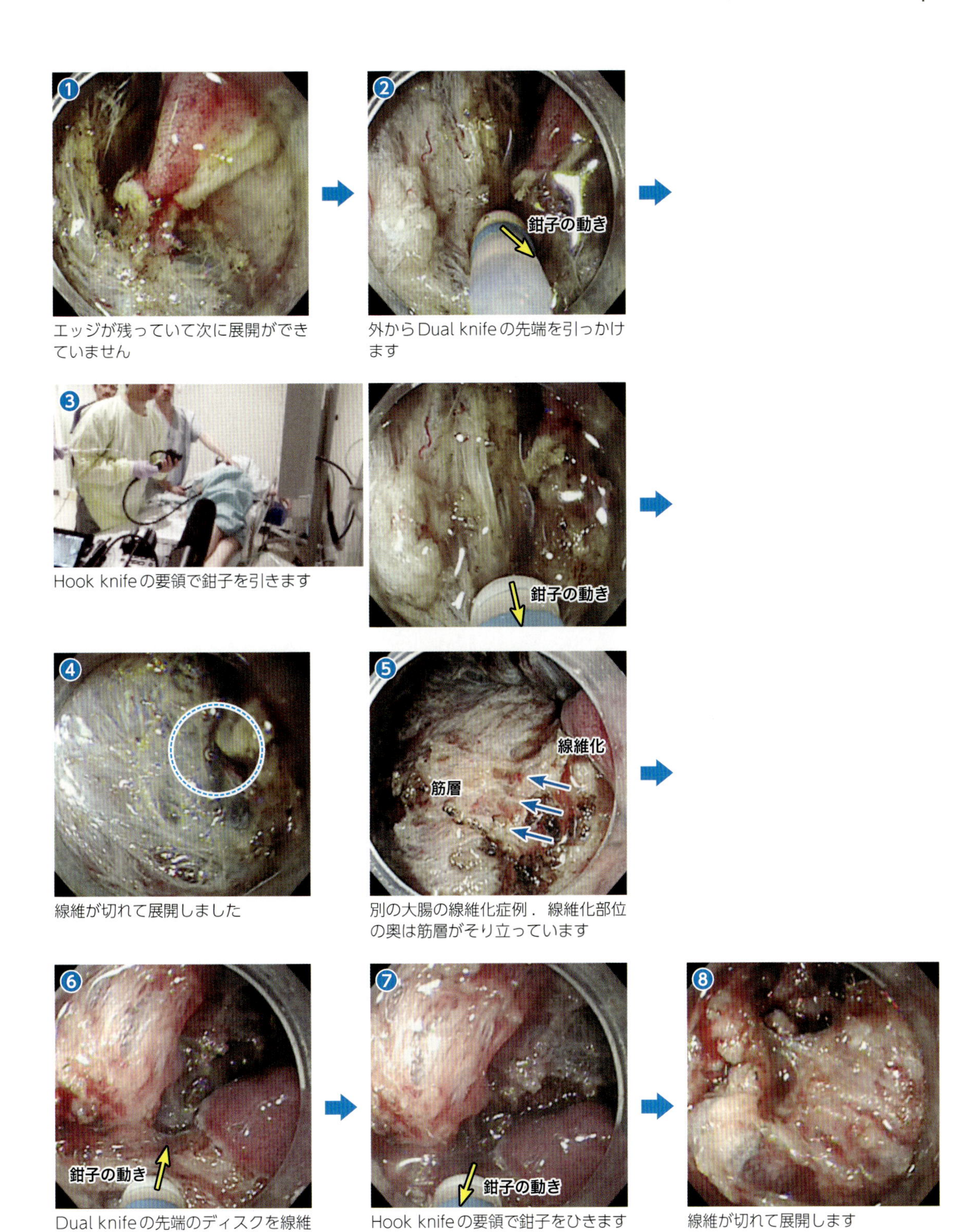

❶ エッジが残っていて次に展開ができていません

❷ 外からDual knifeの先端を引っかけます

❸ Hook knifeの要領で鉗子を引きます

❹ 線維が切れて展開しました

❺ 別の大腸の線維化症例．線維化部位の奥は筋層がそり立っています

❻ Dual knifeの先端のディスクを線維にフックします

❼ Hook knifeの要領で鉗子をひきます

❽ 線維が切れて展開します

図4　全方向性フック2

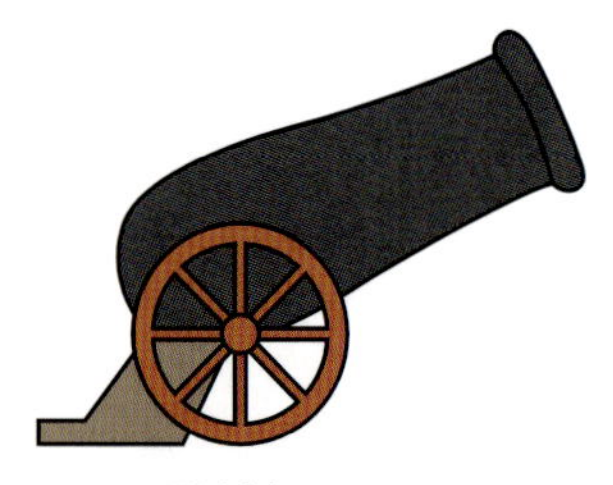

図5　**発射台**

発射台のようにスコープは固定

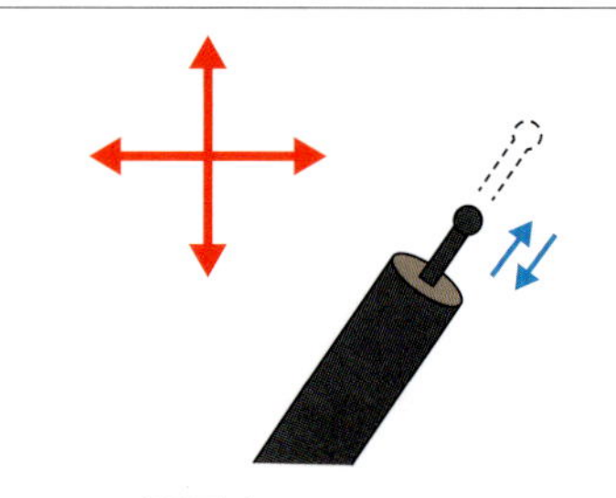

スコープは固定.
鉗子の出し入れ，アングル操作で処置
→軸がぶれない

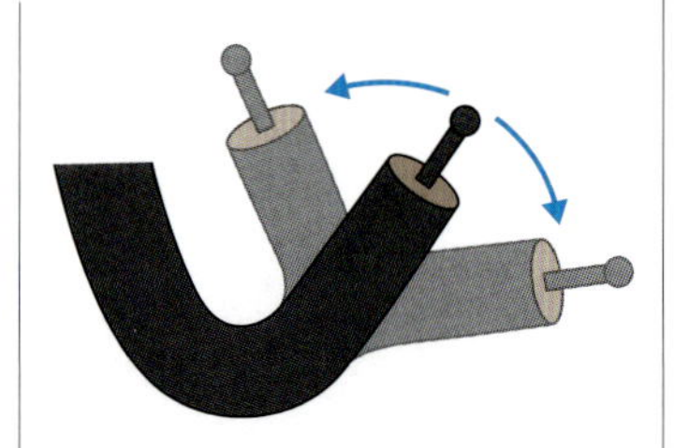

スコープをひねると軸がぶれる

図6　**軸を固定**

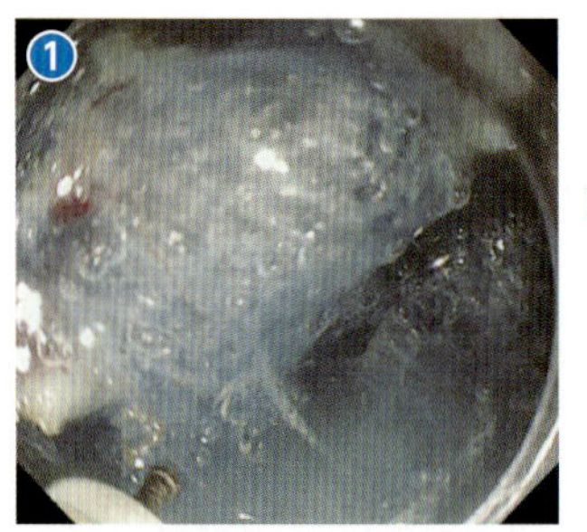

安定した視野がとれています

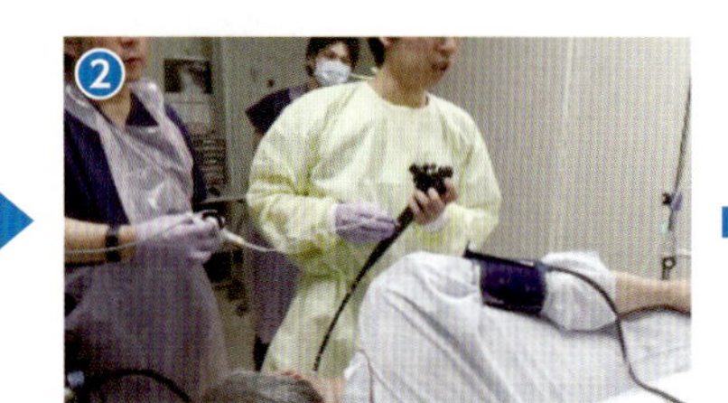

スコープは固定して鉗子の出し入れとアングル操作で調整します

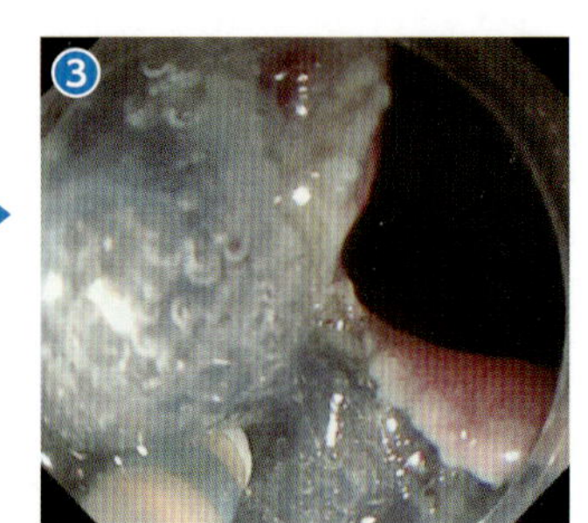

視野が壊れずに剥離を続けることができています

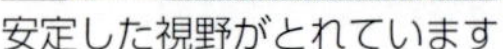

図7　**鉗子の出し入れとアングル操作で剥離**

ま保てるので，視野を大きく崩すことなく操作が可能です．スコープは固定して鉗子を出し入れするのでわれわれは発射台（図5～7）といった言い方をしています．

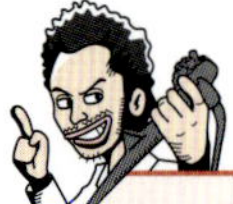

Dr.大圃のココ大事!!

Dual knifeは，先端がディスクになっているため線維のフック力が高いことが特徴です．ホタテの貝柱理論にのっとって，常に粘膜下層を線維の束と感じて，線維をいかに切り裂いていくのか．安全に切り裂くためには，線維をフックして完全にデバイスの前後操作だけで切る場合もあれば，線維をフックしながら，デバイスをやや引きながら横方向に切っていく場合もあります．それらをうまく使い分けて，安全な剥離を進めてください．

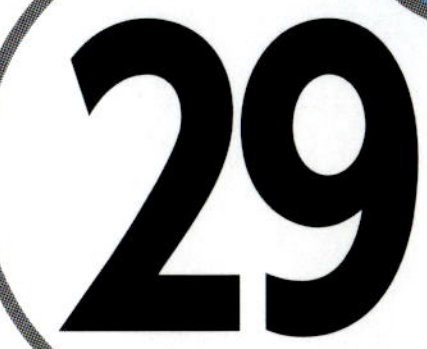

29 【おまけ】セルフトレーニング movie

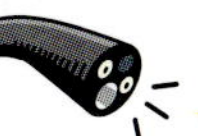

努力なくして成功なし

できてるつもり!? Check Point

〈スコープさえあればできる練習〉

1 時計回り・反時計回り（左手の上下左右アングル操作の練習）

2 5回し（協調運動の練習）

もちろん誰にでもはじめての患者さんはいるわけですが，だからといって患者さん相手に練習するわけにはいきません．患者さんにとっては，研修生だとか指導医だとか関係ないですから．

われわれは積極的にHands on Trainingを行っていますが，どの施設でもいつでもできるわけではありません．そこで筆者の港は，空いた時間を使ってセルフトレーニングを行っていますので，ここで紹介します．スコープさえあればいいので，検査の合間にだってできるのです．決して器用でない筆者は，いかに少しでも長くスコープを握って練習するかをモットーとしています．もしよければ試してみてください．

1 時計回り・反時計回り（左手の上下左右アングル操作の練習） movie 50

これは左手だけで上下左右アングル操作を練習する方法です．

スコープの先端を時計の針に見立てて，12時から時計回りに1周，反時計回りに1周させます（図1）．その間，右手でスコープは固定しておきます．完全に左手のアングル操作

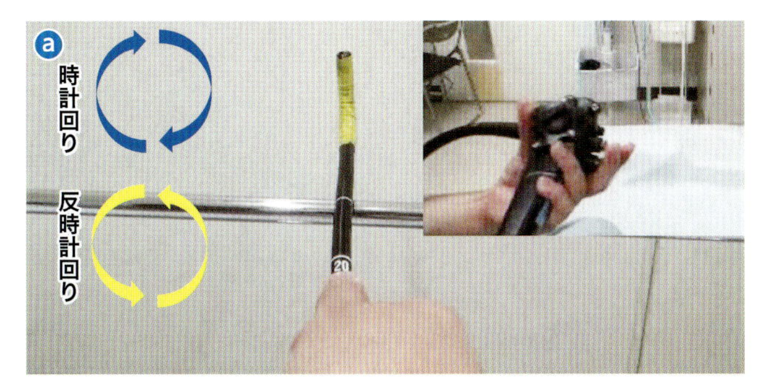

図1　時計回り・反時計回り

（次ページにつづく）

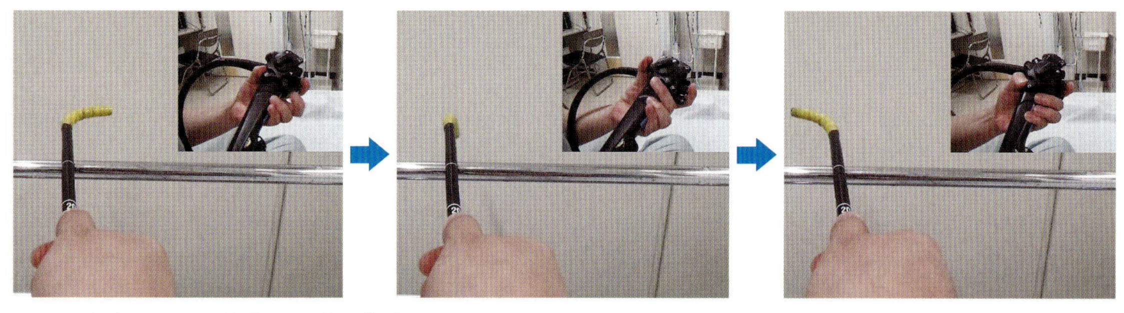

図1　時計回り・反時計回り（つづき）

右手でスコープを固定したまま，左手の操作だけで12時→3時→9時→12時（→9時→6時→3時→12時）とスコープの先端がスムースな円を描くようにアングル操作を行います

だけで行うのです．左右アングルと上下アングルの協調運動が必要になりますし，自分がどの協調運動が苦手なのかわかるようになります．

2　5回し（協調運動の練習）　movie 51

これは，筆者の港が研修時代に教わったスコープ操作とアングル操作の協調運動の練習法です．当時は胃カメラをはじめたばかりで夜な夜な練習していました．

まず図2のように9マスに数字を書いた紙を用意します．紙を壁に貼ってスコープを右手で持ち，右に半周，次に左に半周ひねります（図2）．それにあわせて左右アングルを

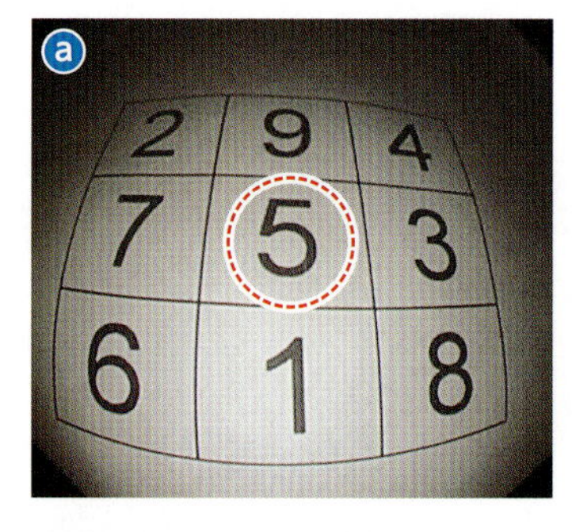

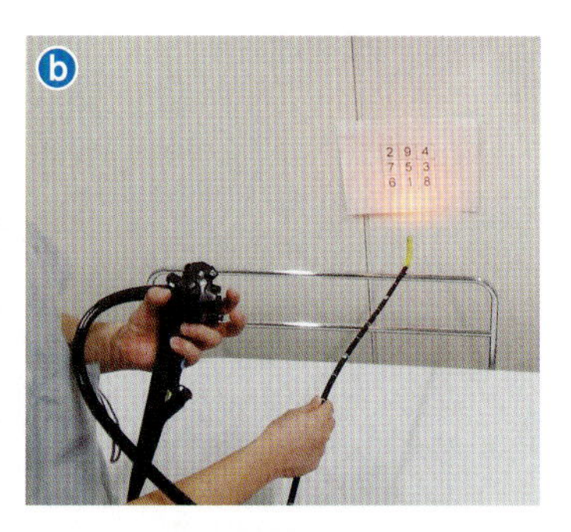

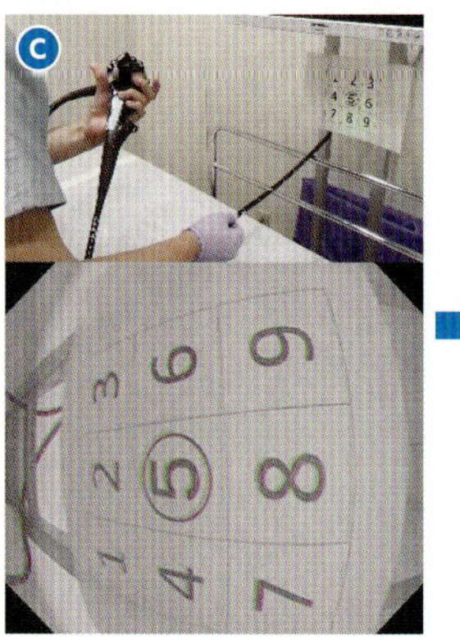

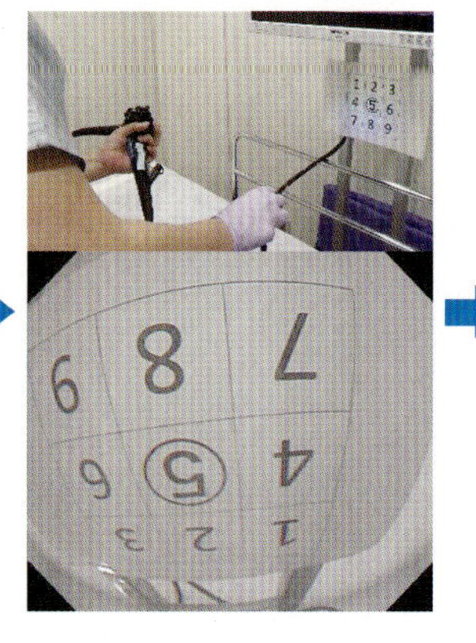

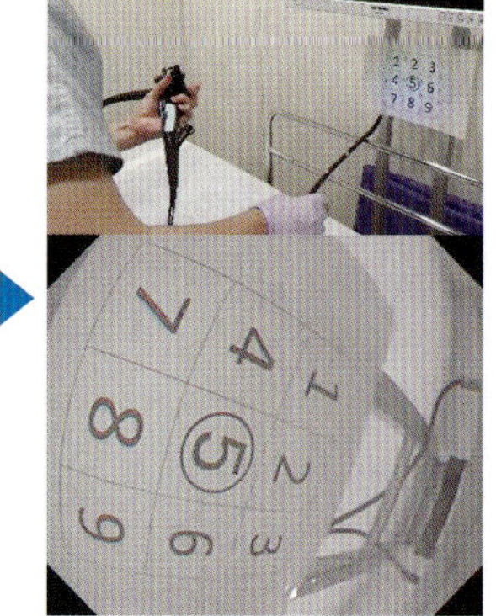

図2　5回し
movie 51

今度は右手でスコープを右ひねり（左ひねり）するのにあわせて常に内視鏡画面の中央にマス目の5が位置するように左手でアングル操作を行います

使って，中心の5から視野がずれないようにします．まさにESDでの管腔特有の操作に直結する動きだと思います．興味ある方はぜひ試してみてください．意外に難しいですよ．

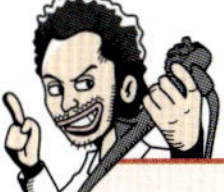

Dr.大圓のココ大事!!

野球少年ならグローブ持って，サッカー少年ならボールと一緒にベッドに入ったこともあるのではないでしょうか．
私は本稿のようなトレーニング法は知りませんでしたが，時代背景の違いや所属施設の状況から，明けても暮れても内視鏡という生活で，卒後5～10年目くらいまで毎年上下部内視鏡検査をおのおの1,000件ずつ以上施行していました．スコープを抱いて寝る，とまではいいませんが…どれだけスコープに長く触れて，スコープが体になじむか，技術的な話はそういうことも大切なのだと思います．

Case 1

【食道】

下部食道0-Ⅱb

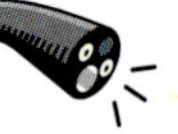

やっぱり有効，C字切開

症例

71歳男性．病変は下部食道の後壁方向（4時方向）にある20 mmの0-Ⅱb病変．

〈治療方針〉

この病変は後壁にあるので病変の左側（左壁寄り）が重力のかかる位置で，水も溜まります．しっかりC字切開を行って，貯留液の影響をなるべく受けないようにしましょう．

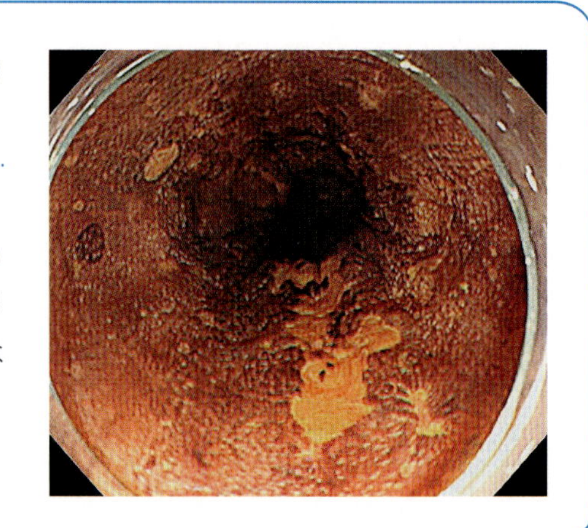

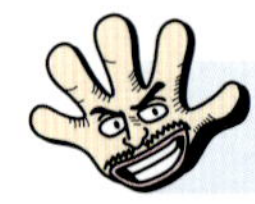

Hands On開始！

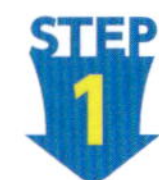

STEP 1 マーキング→局注

参照 ▶ 第2章-2

まずは，マーキングをします．時間とともに病変がわかりづらくなることもありますので，なるべく病変を傷つけないように口側から順にマーキングをしていきます（図1）．局注針を出したあとはスコープをあまり動かさないようにしましょう．穿刺点までスコープ

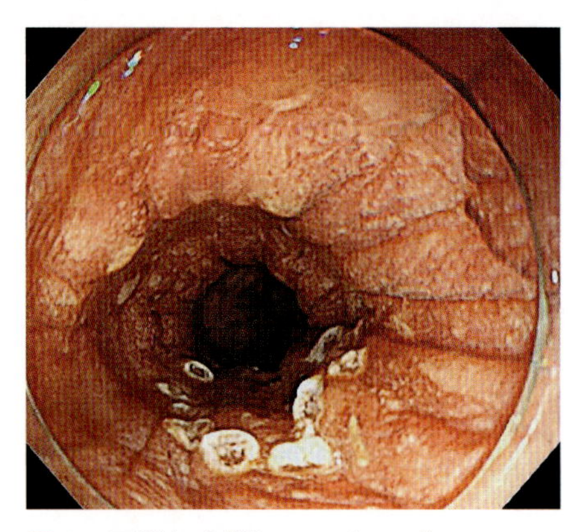

図1　口側から順にマーキング

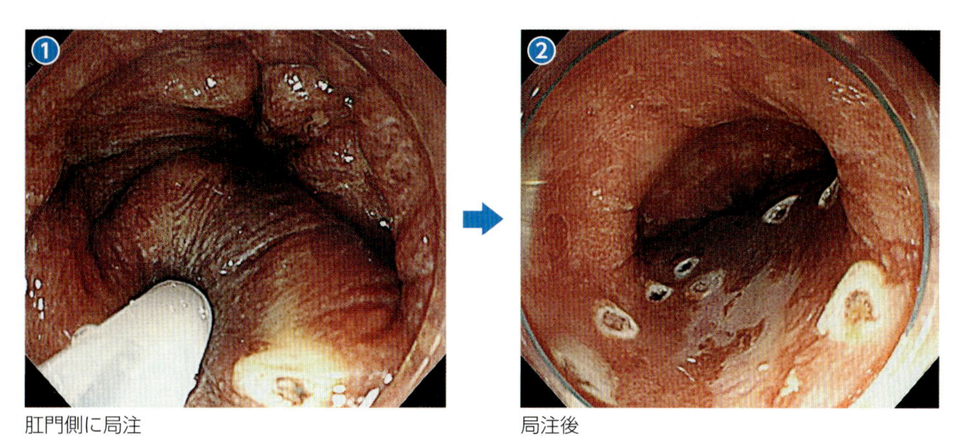

肛門側に局注　　局注後

図2　切りたい部分が膨隆の頂点になるよう局注

をもっていって針を出します．なるべく周囲の粘膜を傷つけないように配慮します．局注針が粘膜に対して鋭角になるように．ゆっくり刺すだけで針は入っていくので，強く刺さないように心がけましょう（図2）．

切りたいのはマーキングの奥（肛門側）なので，マーキングの部位が1番の膨隆の頂点ではなくて，その奥が頂点になるように局注をします．デバイスのメスが入るところ，すなわち切開したい部分の局注がしっかり上がるようにイメージしましょう．

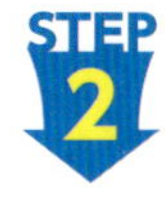

STEP 2 終点をつくる

参照 ▶ 第2章-6

まずは局注液の膨隆がつぶれるくらいのテンションで鉗子をあてて，切開を踏みます．ここで粘膜切開を開始すると同時に横に切っていくのではなく，**Dual knifeの先端が粘膜下層内に入っているのを感じたらはじめて横にテンションをかけます**．切ると同時に切開を回していくのではありません．切開しているところの粘膜筋板がまだ残っているかをしっかり見ます．あまりテンションをかけすぎると粘膜が皺をつくってしまい切開ができなくなってしまうので，弱すぎず強すぎずのテンションで切開をしていきます．しっかり粘膜筋板まで切開すると，切開ラインが円形に口があいたような絵になります．終点がしっかりできていないと，粘膜下層剥離の最終局面でどこがゴールなのかわからなくなることがあるので注意しましょう．ここで初学者が陥りやすいPitfallを確認しておきましょう．

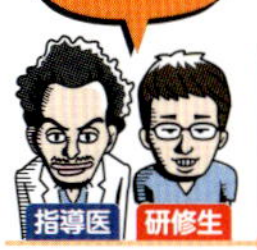

Pitfall 筋板まで切れてる？

movie 52

研修生：じゃあ終点をつくったので，次に粘膜切開を追加します．局注針ください！

指導医：ちょっと待ってー．ちゃんと粘膜筋板まで切れてるのー？

研修生：そのつもりなんですけど駄目ですかね？（図3a,c）

指導医：切開したら粘膜筋板が切れているか確認すること．しっかり切開できていると口が開いたようになるよ（図3b）．今は粘膜筋板の白い筋が見えているから，まだ粘膜筋板は残っているよ．なぞるような切開で構わないからもう1回切開しよう．

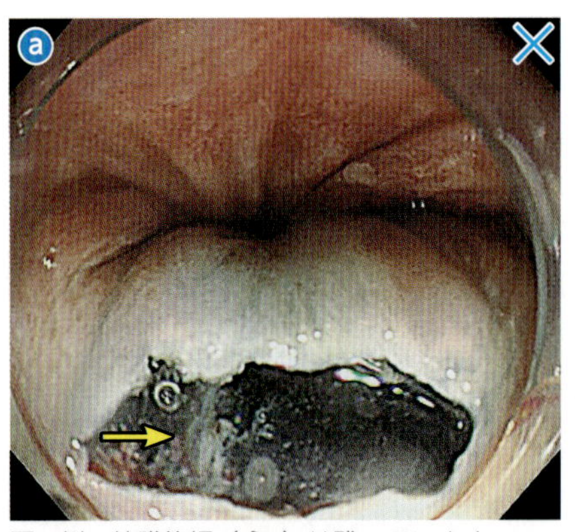

悪い例：粘膜筋板（⇨）は残っています

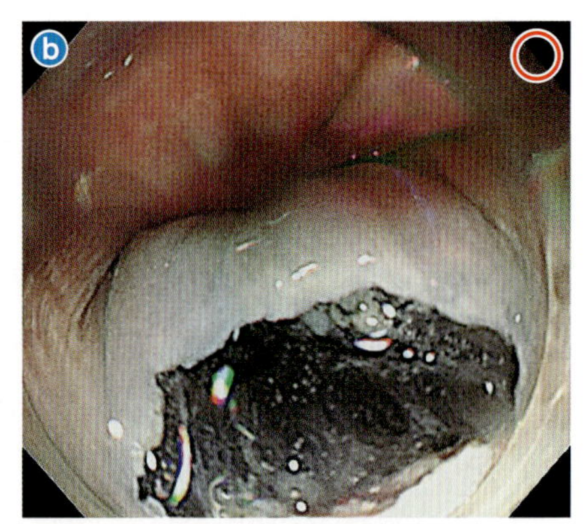

良い例：口が開いたように見えます

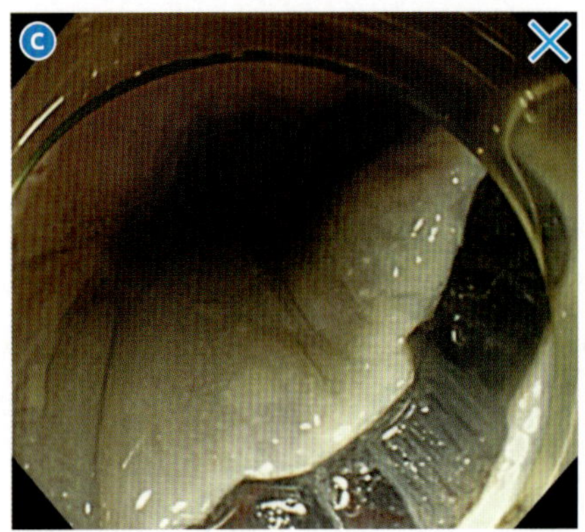

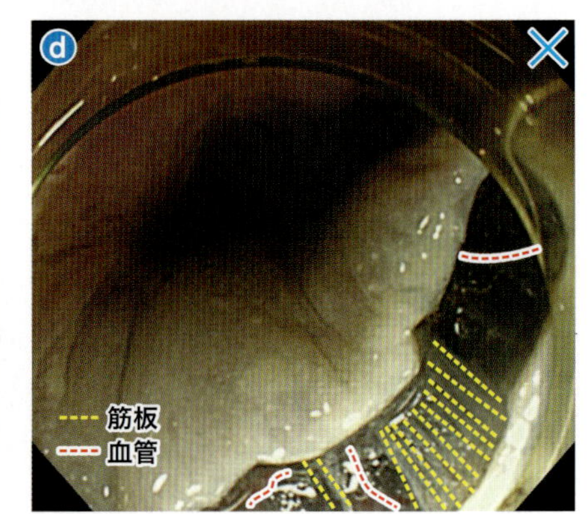

悪い例：別の症例ですが，このように粘膜筋板が残るような切開だけでは駄目です

図3　粘膜筋板を残さず切開

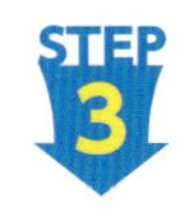

STEP 3 C字切開

終点をつくれたら病変の左側の粘膜にC字を書くように粘膜切開を行いましょう．通常，左側臥位で処置をしますので，左壁が重力方向となり，水や血液が貯留してしまいます（図4，5）．病変の右側を残しておくことで病変が粘膜筋板の収縮力で病変が重力と反対側に引っ張られますので，水没するのを防ぐことができます．C字に切開した側の粘膜下層は十分に剥離をしていくことです（図6）．

粘膜を切るときは浅く切れてしまいがちなので，しっかりした隆起があるところで，隆起を少し押しつぶすようにして，ナイフの頭がしっかり入るまでペダルを踏みます．少し左周りで切っていくので，時計回りにスコープを動かしながら切開していきます．先の粘膜に皺がよらないようなテンションを保つように調整しながら，切開を進めましょう．ここでも粘膜筋板までしっかり切れているか確認することが大切になります．

また，C字の口側は特にしっかり切開して，手前はU字のフラップになるようにします（図7）．フラップがないと潜り込みができません．うまく左側を外すと重力で病変が少し浮いたような状態になります．次のPitfallではC字切開の注意点を確認しておきましょう．

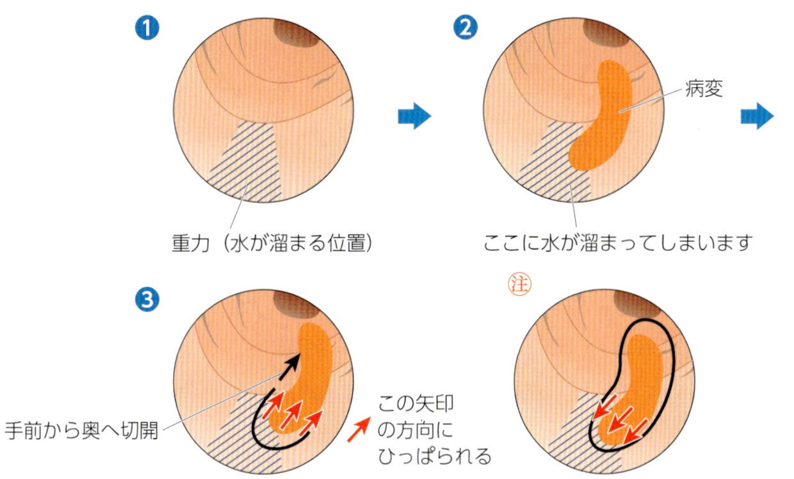

Cの字で片側のみ切開すると，粘膜切開していない側の粘膜筋板が収縮し引っ張られるので水没を防ぐことができます

右も切ってしまうと，右側の粘膜筋板の収縮効果がなくなり病変が水没してしまいます

図4　水没する病変のC字切開

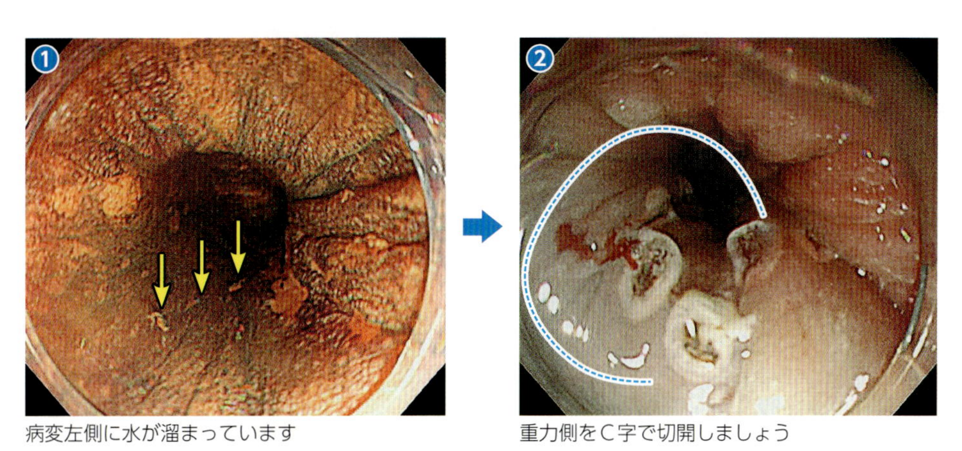

❶ 病変左側に水が溜まっています

❷ 重力側をC字で切開しましょう

図5　病変の水没を防ぐ切開

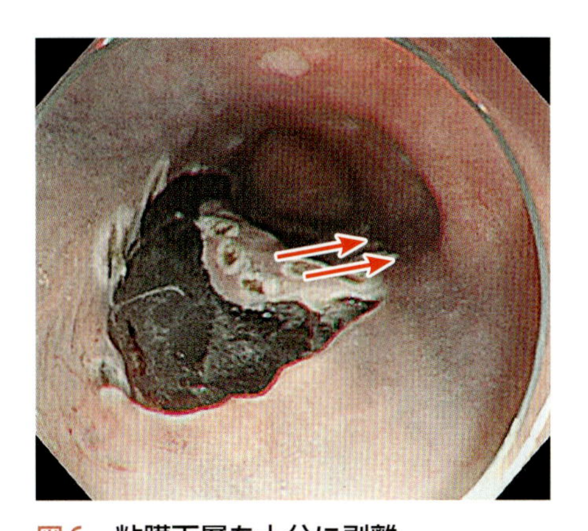

図6　粘膜下層を十分に剥離

病変左側（重力側）が十分剥離され，右側に病変が寄っています（➡）

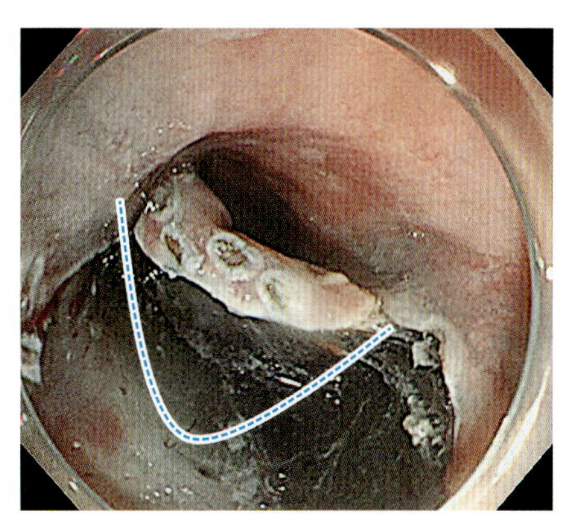

図7　U字フラップをつくる

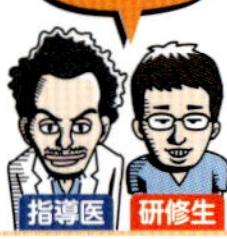

Pitfall C字になってる？

movie 52

研修生：先生，C字つくって剥離も終わりました（図8）．全周切開に移っていいですか？

指導医：これちゃんとCになってるの？　これだとしっかりフラップができてないから手前から潜り込めないと思うよ．

研修生：視力検査のときのCくらいのイメージですか？

指導医：それは大げさだけど口側は特にしっかりつくって（初学者の先生への説明難しいなあ…）．じゃあ視力検査のときのCでいいや．とにかくしっかりフラップをつくるんだ（図9）．手前（口側）がU字になるくらいのつもりでね（図9，10）．

肛門側（奥側）

×

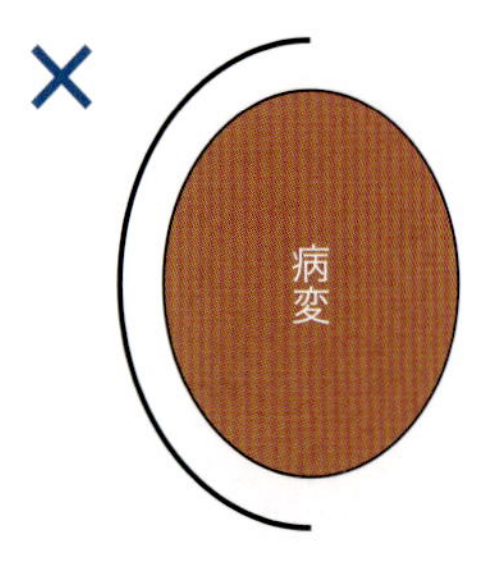

口側（手前）

これではCとはいえません．
特に口側の折り返しがありません

○

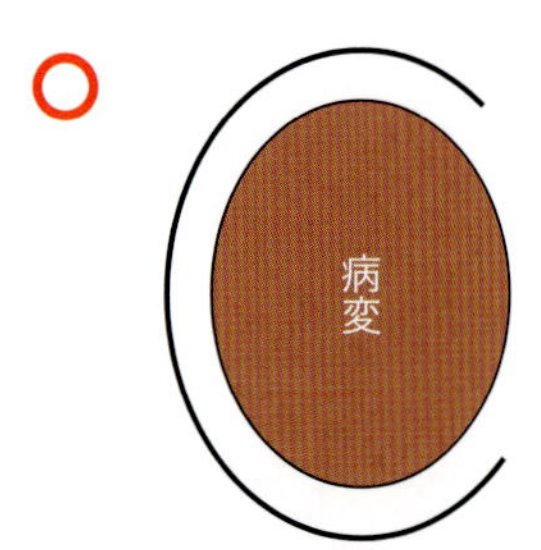

Cというからには，しっかり
折り返しがあってC．こうすることで
口側がフラップ状になり潜り込めます

図8　正しいC字切開

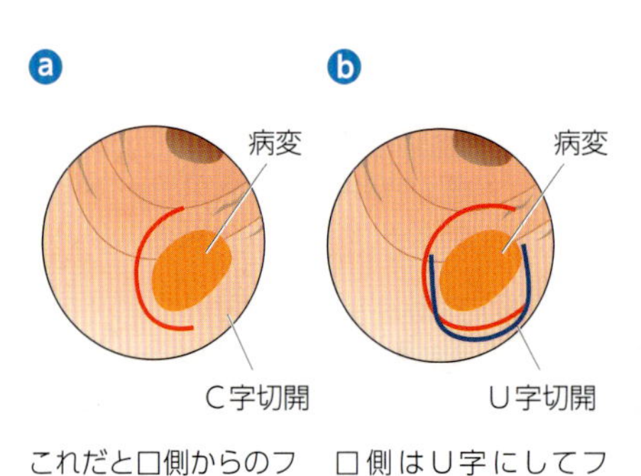

a これだと口側からのフラップ形成が不十分

b 口側はU字にしてフラップをつくります

図9　C字切開とU字切開

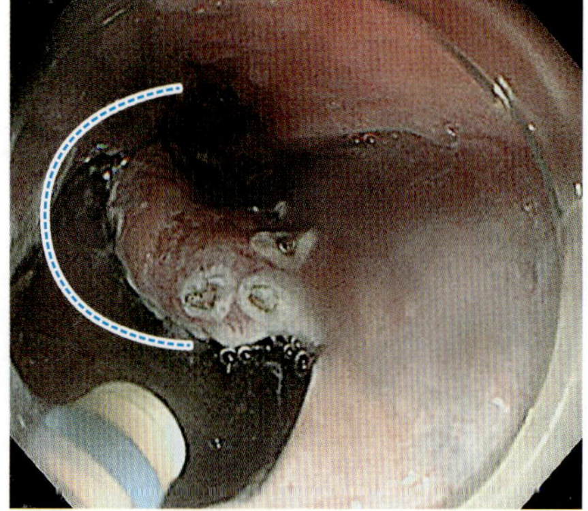

図10　C字切開

ただし口側は特にしっかりね

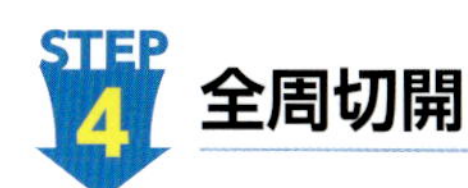

全周切開

フラップをしっかりつくったら，右方向の残った粘膜を切開していきます（図11）．左側の粘膜が剥離されているので（図12），筋板の収縮による左方向へのテンションがかからなくなっています．テンションがかかってないと，先端系で手前から切るのが意外に難しいのでIT-nanoで肛門側から引いて切ったほうが初学者には簡単でしょう．本症例では先端系で切っていこうとしましたが，粘膜のテンションがかからなくなってしまったので，肛門側から引ききってくる形で切開しています．

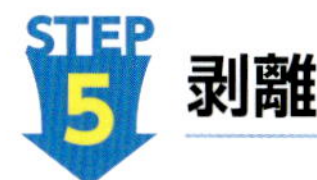

剥離

参照 ▶ 第2章-18

まだ潜り込めていないのに無理に潜り込もうとすると，一見潜り込めたようでも筋層を垂直に見ているような形になります．潜れないのに無理に潜らないように気をつけましょう．

ある程度潜り込めるようになれば，今度はフードで広げてみて，線維が引っ張られているところをしっかり観察します．粘膜下層の線維の方向を意識して，しっかりとエッジを捉えたうえで，線維の方向と垂直になるように剥離していきます（図13，14）．ただし食道では筋層のダメージが重篤な合併症を引き起こすことがあるので，胃や大腸のように筋層直上を狙うのでなく，ほんの少し浅いところを剥離するようにしましょう．無事筋層を傷つけることなく一括切除にて切除できます（図15，16）．

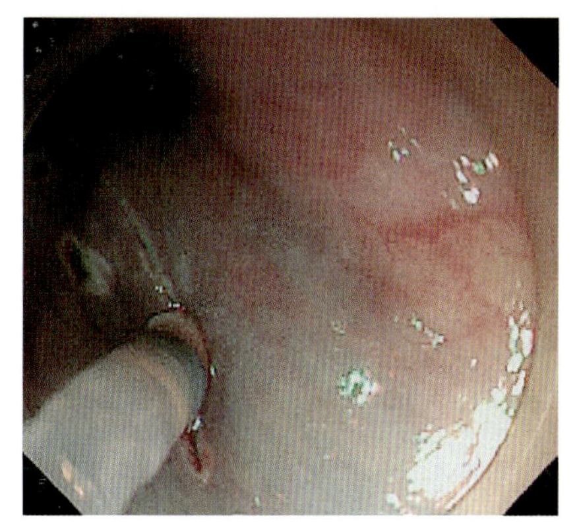

図11　残っている病変右側の粘膜を切開

病変の右側を縦切開

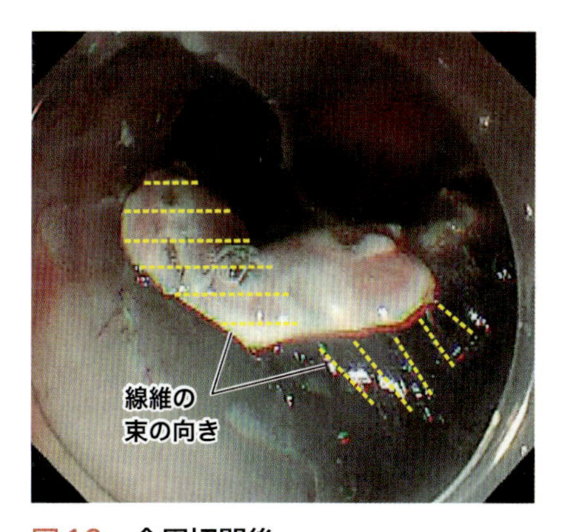

図12　全周切開後

重力側（左側）は十分剥離されています

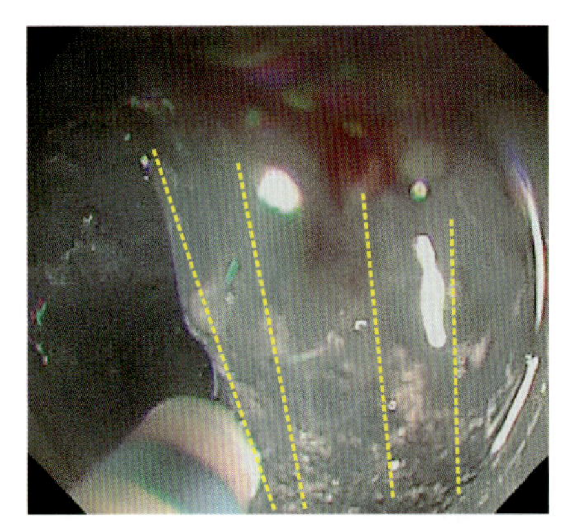

図13　しっかりエッジをとらえる

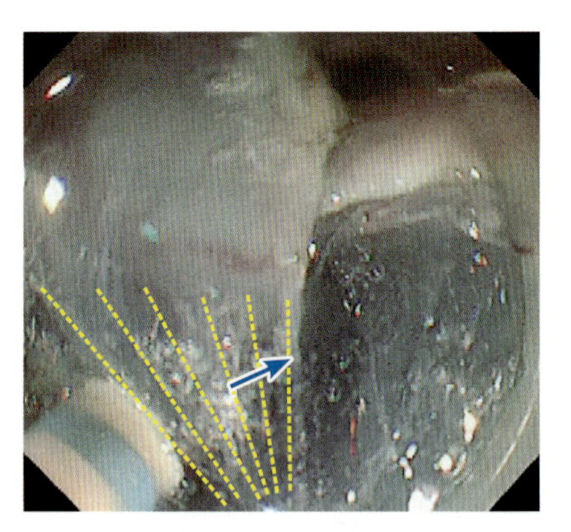

図14　線維と垂直に剥離

➔：剥離方向

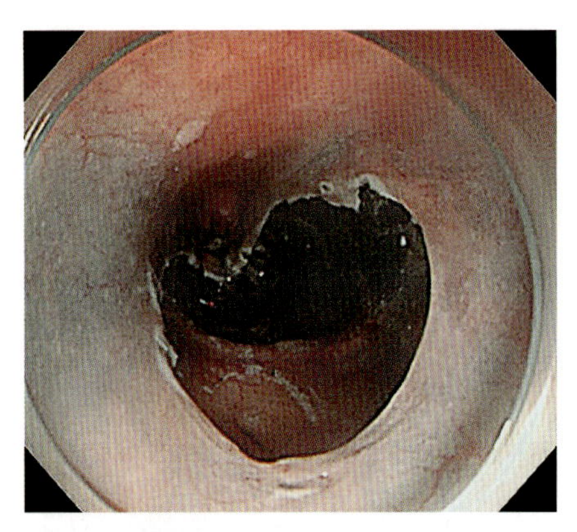

図15　剥離完了

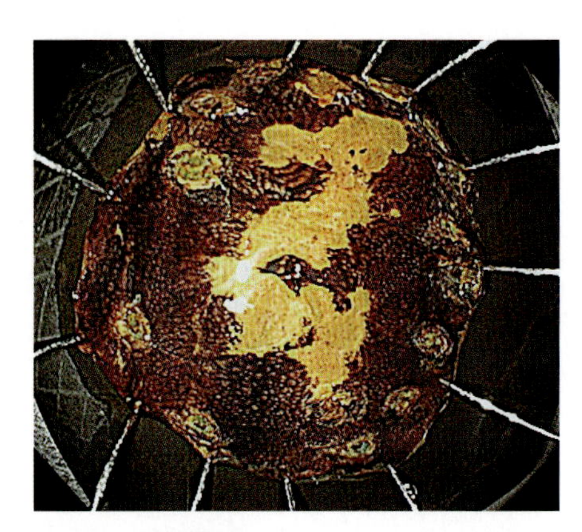

図16　切除標本

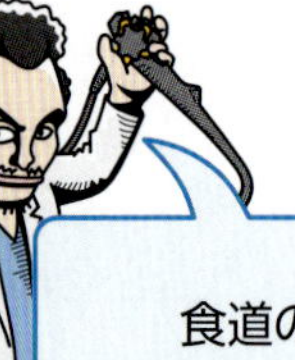

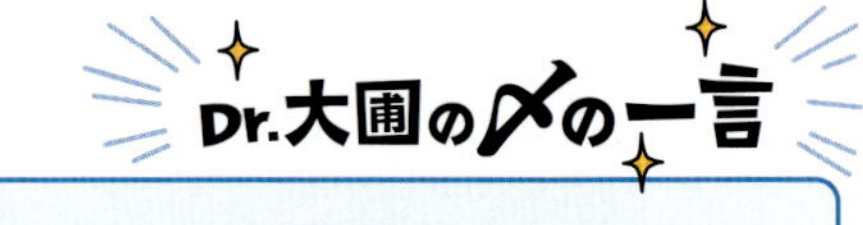

食道の病変の肛門側を十分に切開しておくことで，剥離の最終局面で切除ラインを認識しやすくなります．肛門側の切開が不十分だと病変より肛門側の粘膜下層を剥離し続けることがあります．注意してください！！！

また，この症例はC字切開が効果的でした．C字というからにはちゃんとC字にすることが大切で，特にしっかり口側のCをつくることが大切．これで潜り込みやすさがかなり変わってきます．

また，食道では重力側（水が溜まる位置である）である病変左側をC字切開することが原則ですが，この症例は左側で特に水の溜まりやすい位置ですのでC字切開が特に効果的でした．

Case 2 【食道】中部食道0-Ⅱb

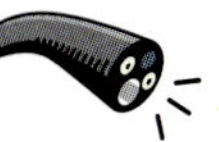

先端系？ IT-nanoどちらが有効？

症例

74歳男性．病変は中部食道の左壁方向（7時方向）．

〈治療方針〉

この病変は左壁にあるので重力の方向で，病変が水没してしまう場所です．潜り込みは難しい場所になります．ここでは先端に絶縁のあるIT-nanoを使うことでより安全な剥離をするようにしてみましょう．

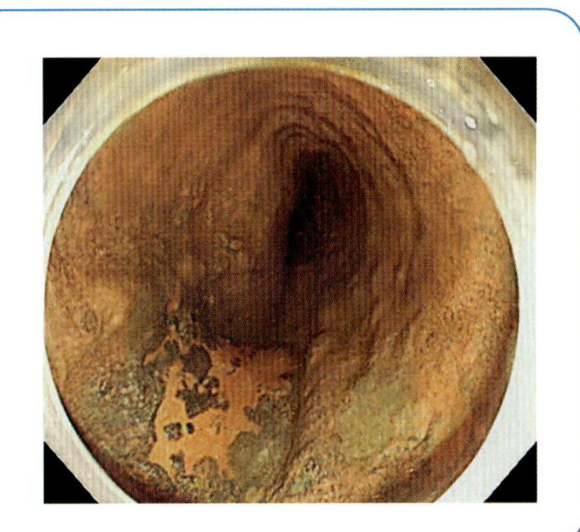

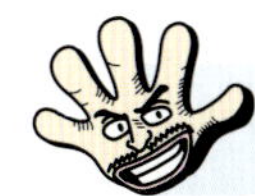

Hands On開始！

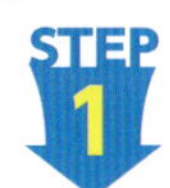

STEP 1 マーキング

参照 ▶ 第2章-1

病変をスコープでこすって範囲がわかりづらくなることを防ぐために，ある程度手早く，まずは手前（口側）から広めにざっくりとマーキングをしましょう．それから間を埋めるようにマーキングをしていきます（図1）．そうすることで，たとえ出血してもこのマーキングを目印に全周にマーキングをすることができます．また，食道は時間経過とともにルゴールが薄くなってしまい範囲がわかりづらくなることがありますので，初学者のうちは特におすすめです．食道は狭い管腔ですので，狭窄が問題になることがあります．小さい病変では問題ありませんが，あまり無駄に広めにマーキングはしないようにしましょう．

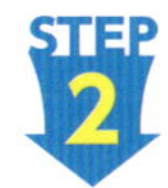

STEP 2 局注→終点をつくる

参照 ▶ 第2章-3，6

さて，食道では，まず最初に奥側（肛門側）に終点をつくりましょう．最初にしっかり終点をつくっておかないと，剥離の最終局面でどこがゴールであるかわからなくなってしまいます．局注ですが，食道は狭い管腔の中ですのでワーキングスペースもほとんどありません．ですので局注針を大きなスナップで刺す必要はないのです．粘膜も薄いですから

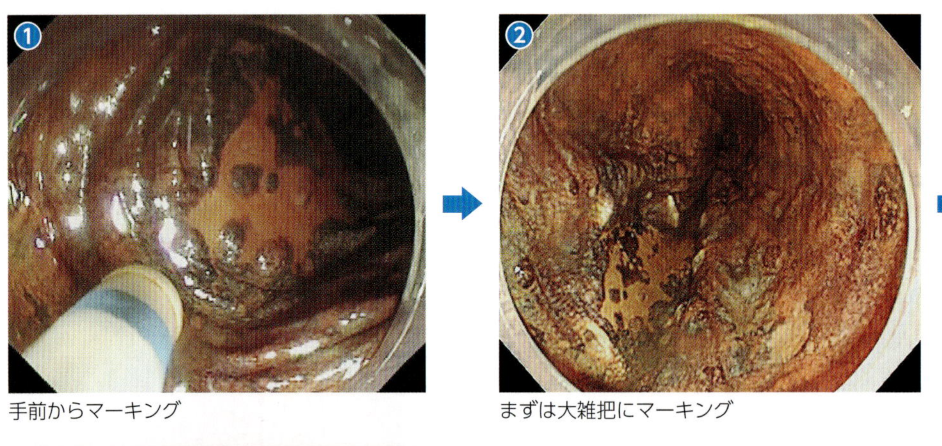
手前からマーキング
まずは大雑把にマーキング

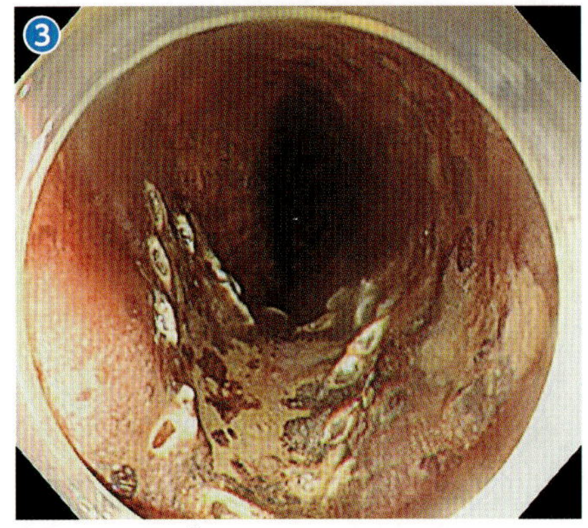
密にマーキング

図1　大雑把なマーキングから密なマーキングへ

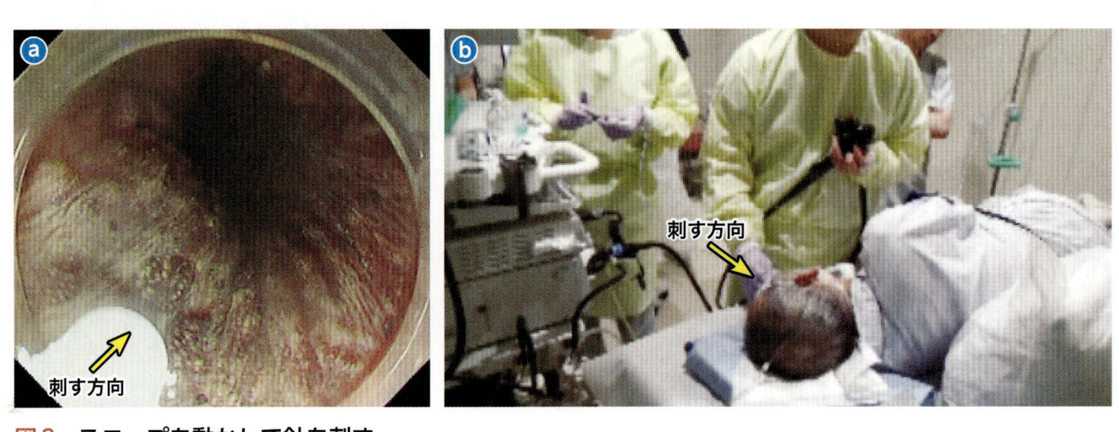

図2　スコープを動かして針を刺す

スコープで刺す．右手をスコープに保持したままの穿刺が可能です

丁寧に刺すようにしましょう．

非常に蠕動が多い臓器です．細かい距離の調整が難しいことも多いですから，視野を保ったまま，蠕動に合わせられるように，局注の際も右手で局注針を刺さずに，スコープごと刺すのもよいでしょう（図2）．食道は粘膜も薄いのでこれで十分粘膜下層まで針を貫通させることができます．局注液さえ入ってしまえば，あとは粘膜下層にスペースができ

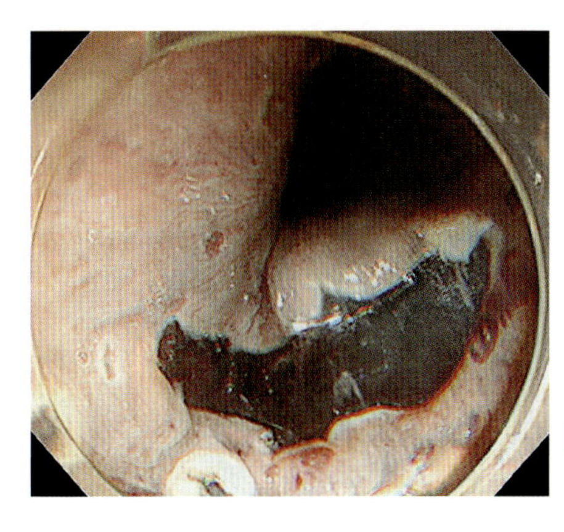

図3　剥離の終点
しっかり筋板まで外すと口が開いたようになります

ますので，右手で局注針の微調整をすることが可能でしょう（図2）．第3章-1でも言ったようにしっかり粘膜筋板まで切開すると，切開ラインが円形に口が開いたような絵になります（図3）．これがしっかりとした終点です．さて，終点をつくる際には基本的には横（左→右，右→左）に切開をしていきます．狭い管腔内では，スコープの回転操作はやや特殊です．ここでは管腔内のスコープの回転操作について学んでいきましょう．

Pitfall 右に切るのは右ひねり？

指導医：よし，じゃあ粘膜切開開始だ．まずはしっかり粘膜にテンションをかけて，右側に向けて切っていこう（図4）

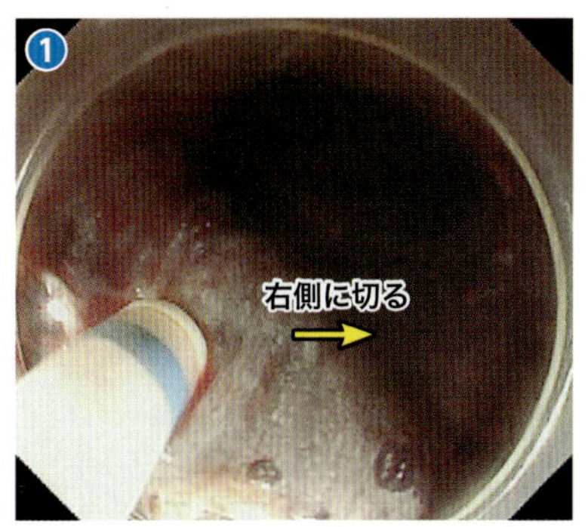

右側に切るときスコープのひねりはどうしますか？

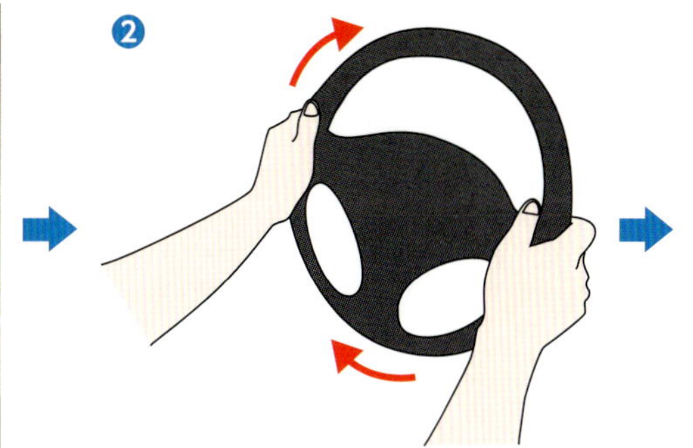

ハンドルを右に切る？ 左に切る？

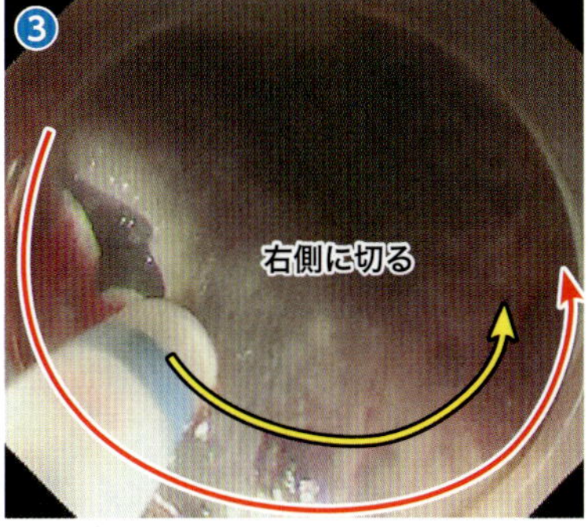

スコープは左ひねり（反時計回り）で

図4　右側に切るにはスコープを左にひねる

研修生：わかりました．しっかりテンションをかけて右にひねっていけばいいですね？

指導医：（怒）．管腔内でのスコープの動きをわかっていないな？ 右に切るには左ひねり（反時計回り）で切るんだ．図4③を見て．スコープを左回転（➡）させると，鉗子は食道の壁に沿って右方向に動いていく（⇨）のがわかるでしょう．

研修生：え？ そうなんですか？ 知りませんでした．

指導医：（怒怒）．左に切るには右ひねり（時計回り）なんだよ．食道の壁の上で鉗子を滑らせていくイメージだ．

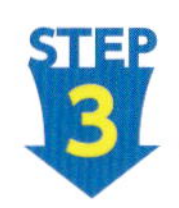

C字切開

さてこの病変は重力側で病変がまさに水没してしまう場所です．ですので，C字切開をしも，重力側から病変を離すことができません．それではこのような病変は全周切開をしてしまうのか，C字切開がいいのか，はたまた逆C字切開がいいのか，いかがでしょうか？（図5）

われわれは基本的にC字切開をする意味としては，重力側を剥離すること（①），片側（重力と反対側）を残すことで粘膜のテンションを残すこと（②）を意図しています．

また，上部スコープ（われわれはオリンパス株式会社のGIFQ260Jを使用）の場合は，鉗子は7時方向から出てきます．ですのでC字切開のほうが，逆C字切開よりスコープ操

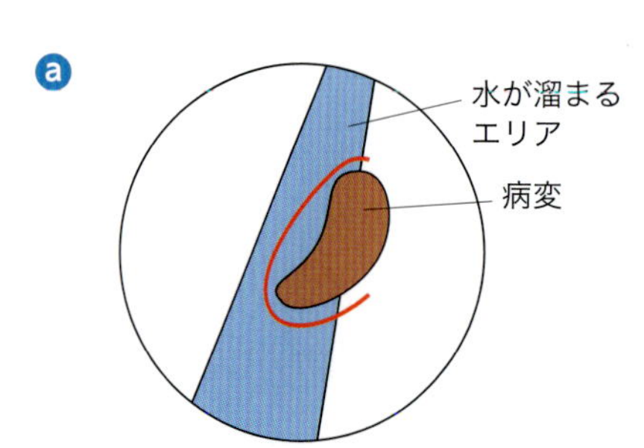

基本戦略：重力側をC字切開

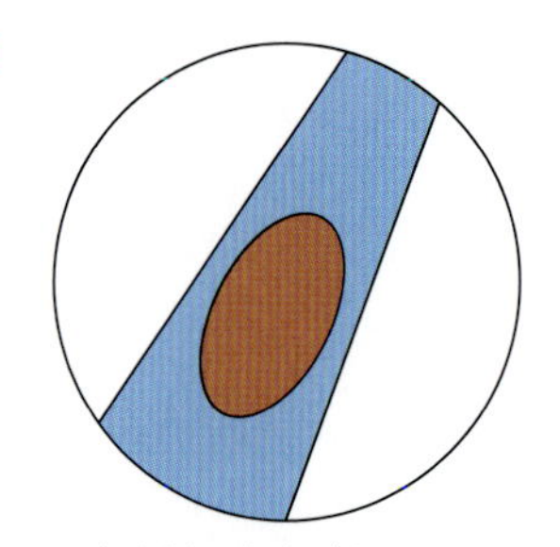

本症例は病変が水没してしまう位置（左壁）にあります

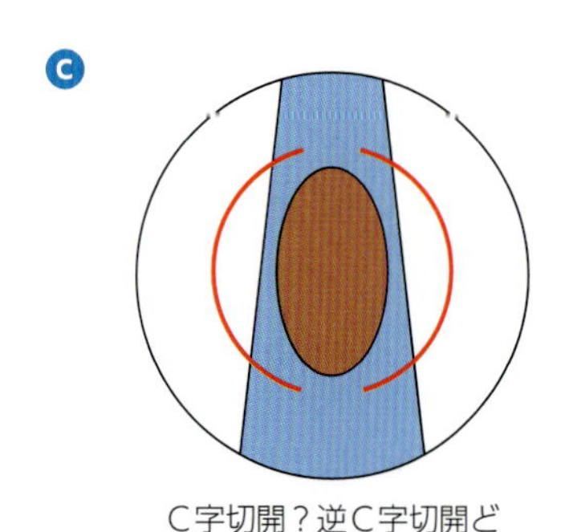

C字切開？逆C字切開どちらがいいでしょうか？

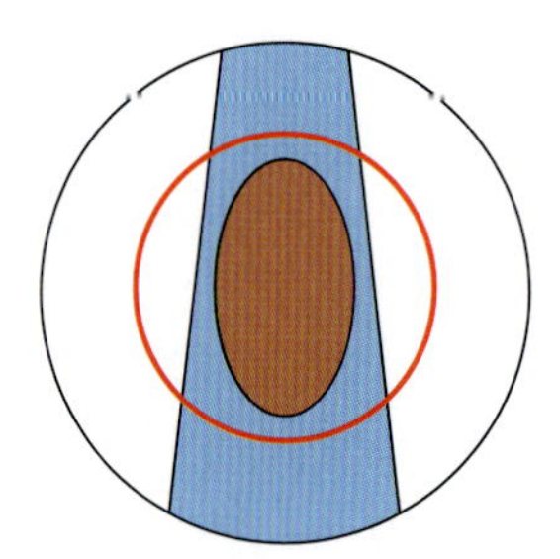

全周切開するのがいいのでしょうか？

図5　病変が水没する際の切開法

作のとり回しが行いやすい（③）です（図6）．なので，よっぽど残す粘膜が重力側そのものでない限りは，②，③の理由からC字切開を行うようにしています．本症例でも操作性を重視してC字切開を行いました．図7のように，フードで粘膜を画面右側に押さえつけ

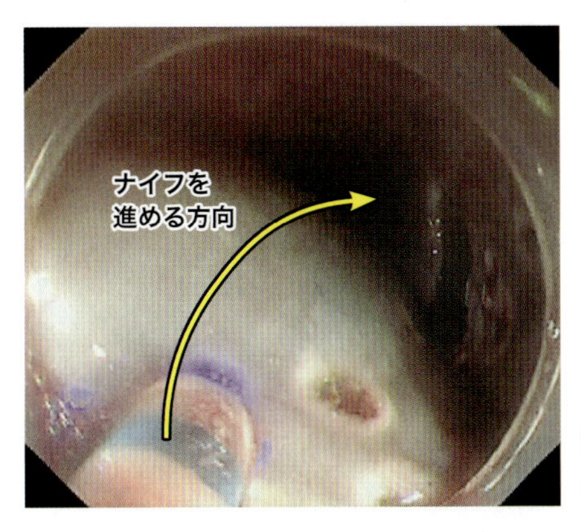

図6　スコープ操作がしやすいC字切開
マーキングを視認しながら切開が可能です

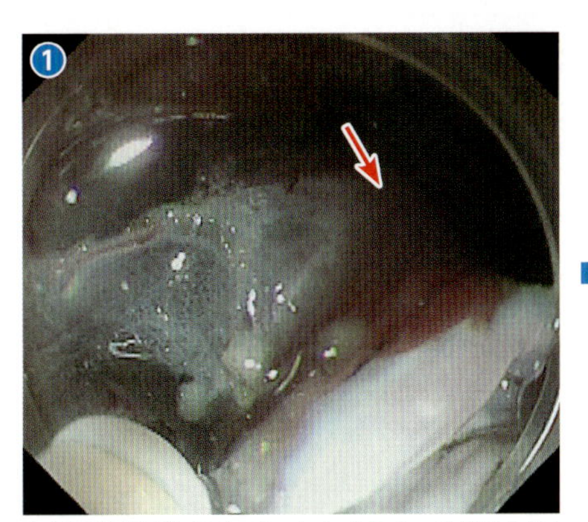

右側の粘膜がたるんでいます（➔）．粘膜下層にもテンションがかかっていません

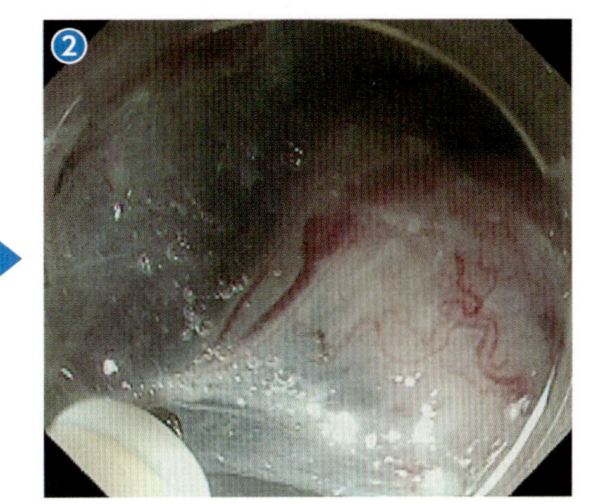

フードで右側の粘膜を押さえつけて粘膜下層にテンションをかけます．そうすることで7時方向から出るデバイスでの処置（右から左への動き，すなわち内から外への動き）が容易になります

図7　フードで粘膜を押さえ視野をつくる

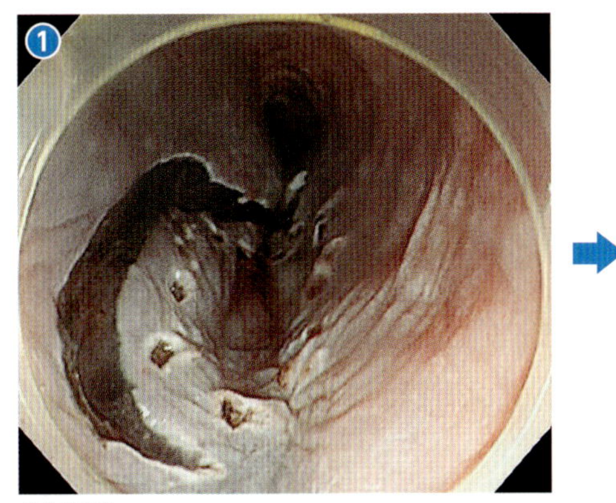

C字切開

口側（手前）はU字に

図8　C字切開後，U字のフラップをつくる

て，視野をつくり粘膜下層にテンションをかけたうえで，7時方向から鉗子が出てきますので，しっかりと粘膜下層の線維を視認できた状態で処置が可能となります．もちろんフラップがないと，潜り込みができませんので．口側はU字切開になるようにしてください（図8）．

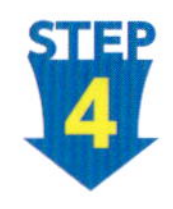

STEP 4 潜り込み

参照 ▶ 第2章-14

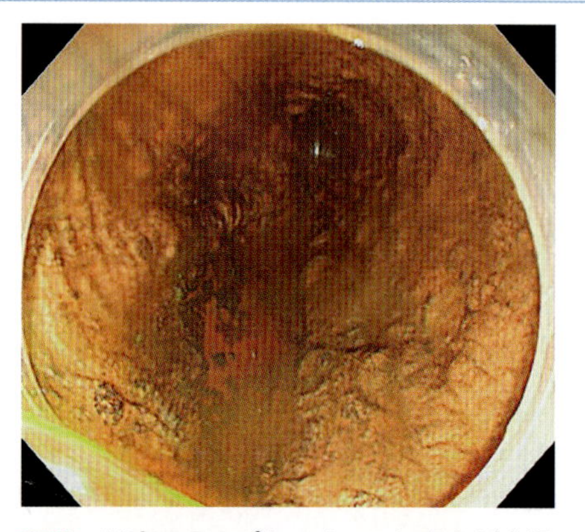

図9　U字フラップをつくっても病変が水没

治療開始前の写真になりますが，病変は完全に水没しています

ではU字フラップをつくってもらったので，次にフラップへの潜り込みをしていきましょう．しかし，この病変は重力側で水没してしまう位置で，重力の効果がとても期待できません（図9）．Dual knifeでも，もちろん潜り込みができるかもしれませんが，ここではIT-nanoを使ってみましょう．

Pitfall　IT-nanoの特性を理解してる？

movie 53

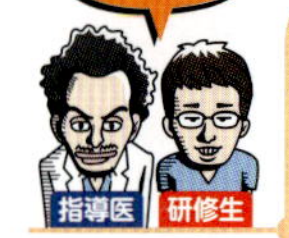

指導医：潜り込みが少し難しそうだね．IT-nanoを使ってみよう（図10）．

研修生：ちょっとあまり使ったことなくて…食道は壁が薄いので，ちょっと怖いなー．

指導医：それは勘違いだよ．IT-nanoは先端に絶縁チップがついている先端系デバイスだと思ってごらん．食道の壁のラインにあわせて，絶縁体ごとナイフを横にスライドさせていけばとても安全なんだ（図11）．

研修生：なるほどー．やってみます．

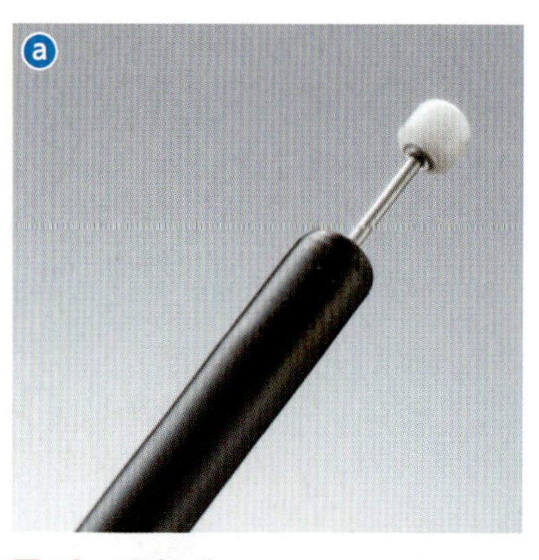

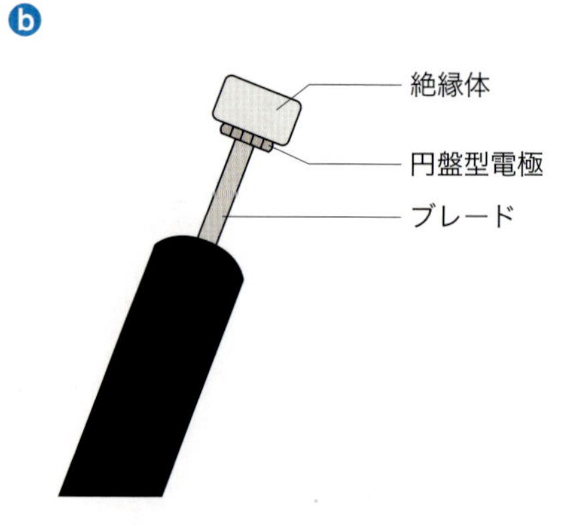

図10　IT knife nano

写真提供：オリンパス株式会社

指導医：横へスライドさせるのは安全だけど，前後の動きは筋層方向に力が加わったときには筋層を傷つけるから気をつけてね．IT-nanoでの剥離の際には，基本的に凝固波で剥離を行うようにしましょう．しっかり粘膜下層の線維の束にテンションをかけておけば，線維が縮れることもなく剥離を進められます．

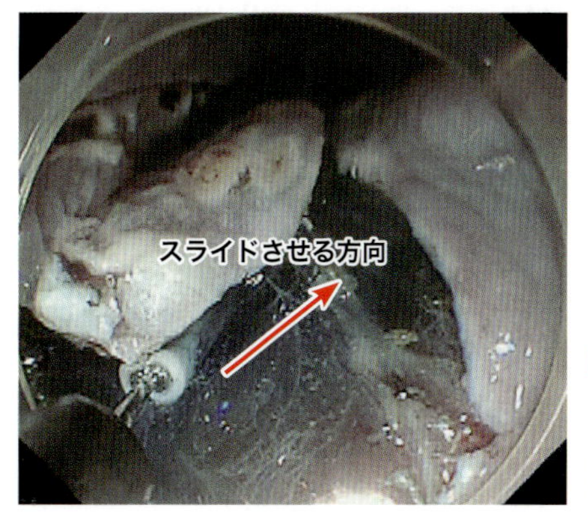

図11　IT-nanoを横へスライドさせるのは安全
絶縁体に幅があるため，円盤型電極，ロングブレードとも筋層から離れています

潜り込みを邪魔している線維が必ずあるはずです．潜り込めないままではその線維を認識できませんから，鉗子を使ってめくってみましょう．邪魔している線維の束の方向を確認しながら，つっぱって邪魔をしている線維を剥離していきましょう．粘膜をめくって観察することで，次にどこの線維がひっかかっているかを見つけることができます（図12）．

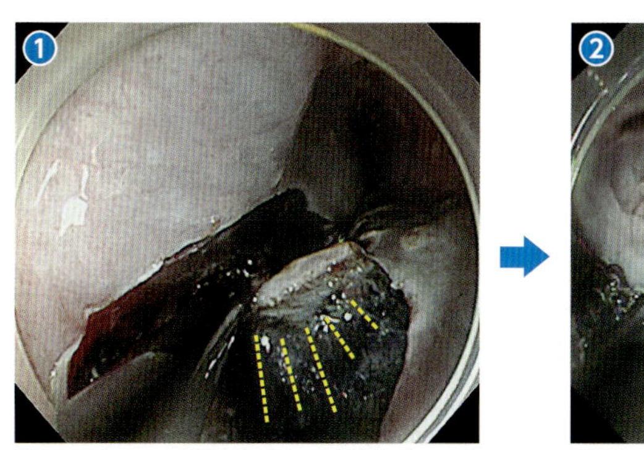

鉗子でめくって邪魔している線維（┅┅）を確認

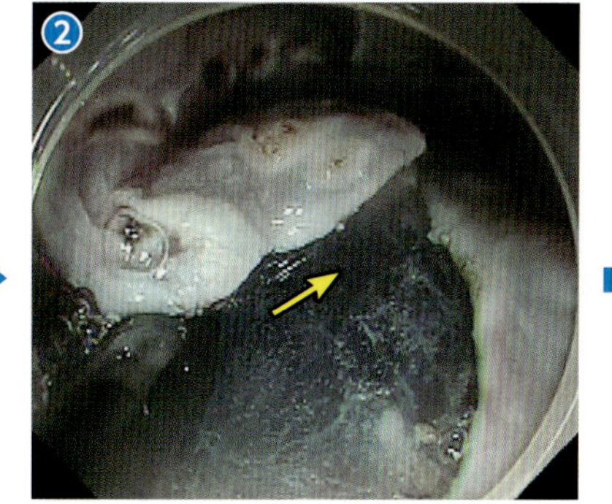

邪魔している線維をIT-nanoで剥離（⇨）

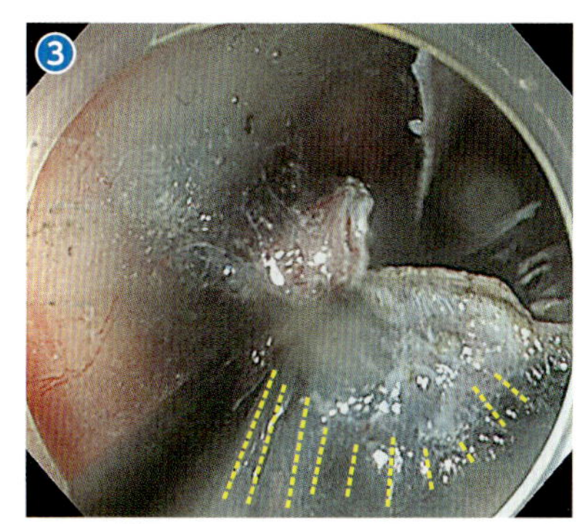

また，鉗子でめくって次に邪魔している線維（┅┅）を確認します

図12　鉗子でめくって邪魔している線維を確認

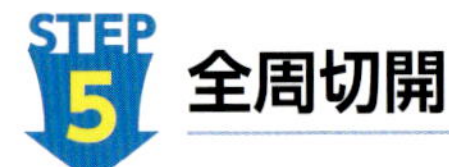

STEP 5 全周切開

C字切開を十分に行い，フラップもしっかりつくったら，右方向の残った粘膜を切開していきます．左側の粘膜（特に口側の辺縁）が剥離されて，左方向への粘膜のテンションがかからなくなっているので，手前からDual knifeで押し切りしにくくなっています．IT-nanoで肛門側から引いて切った方が粘膜にしっかりテンションがかかって切りやすいでしょう．あまりナイフを深く刺しこんで切開をすると，筋層を傷つけてしまいますので，ある程度引き抜きながら，ナイフを立たせすぎないようにした状態で切るとよいでしょう（図13）．

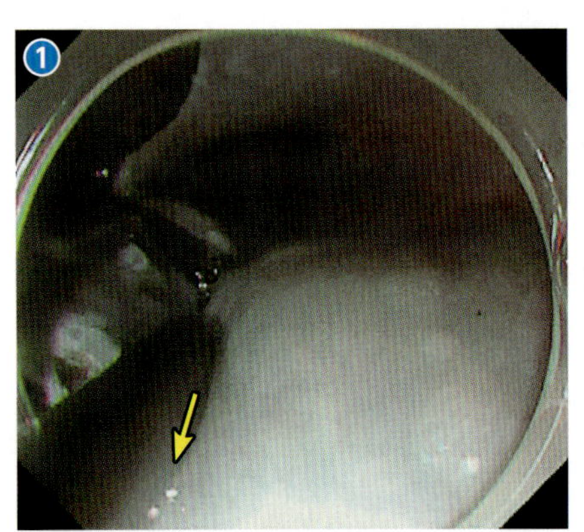

肛門側のエッジにナイフをひっかけて，手前に切っていきます（⇨）

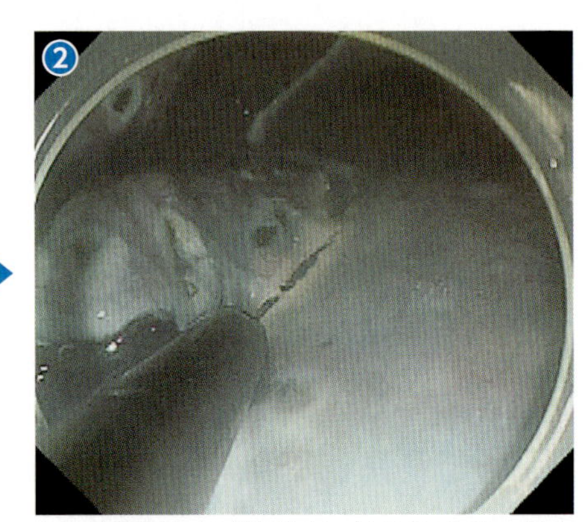

あまり寝かせると筋層を傷つけるので気をつけましょう

図13　IT-nanoで残った粘膜を切開

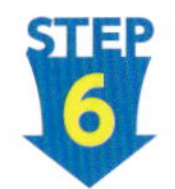

STEP 6 剥離

参照▶第2章-28，movie 53

しっかりとエッジをとって，粘膜下層の線維の方向を意識して，剥離していきましょう．IT-nanoであれば先端に円盤がありますので，よりエッジにひっかけることが容易なはずです．エッジからしっかりテンションをかけて，スコープをひねる操作で凝固波で剥離していきます．ここでも管腔内の回転操作になりますから，左から右に剥離していく場合は，左ひねり（反時計回り）のスコープ操作になります．いずれ体が覚えますが，最初のうちは回転操作を意識してやるとよいでしょう（図14）．

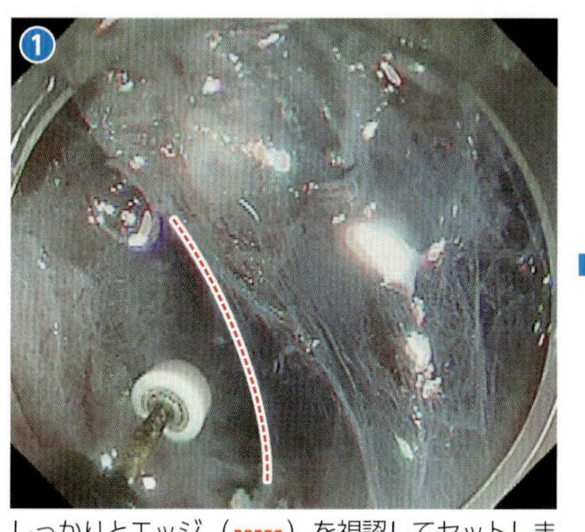

しっかりとエッジ（-----）を視認してセットします．絶縁体がある分，抜けにくくひっかけやすいと思います

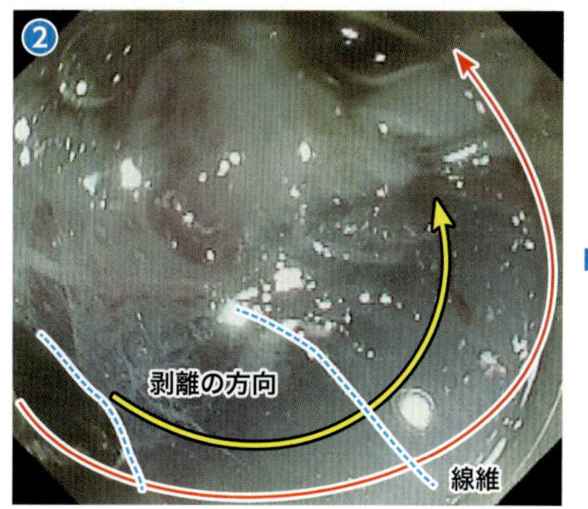

左ひねり（反時計まわり➡）で剥離していきましょう

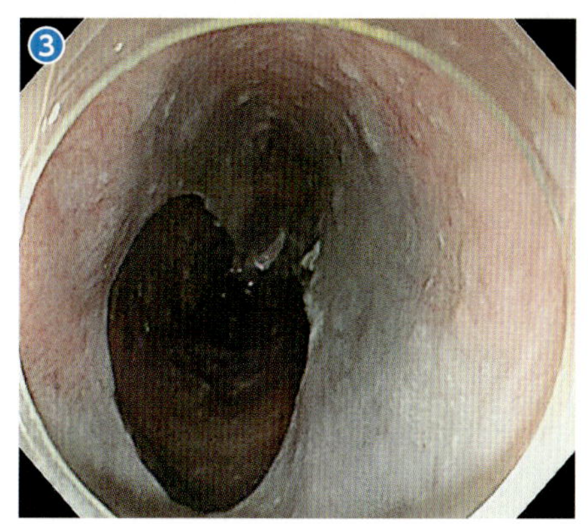

剥離完了

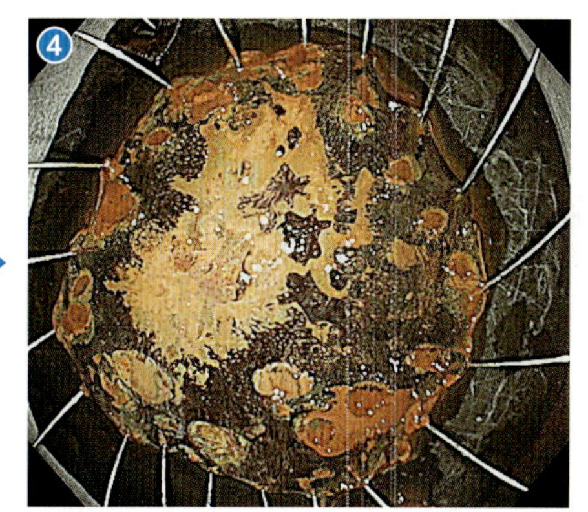

切除標本

図14　回転操作で剥離

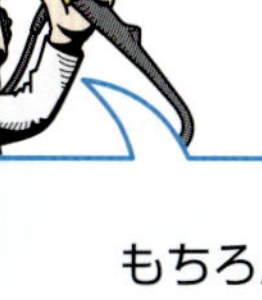

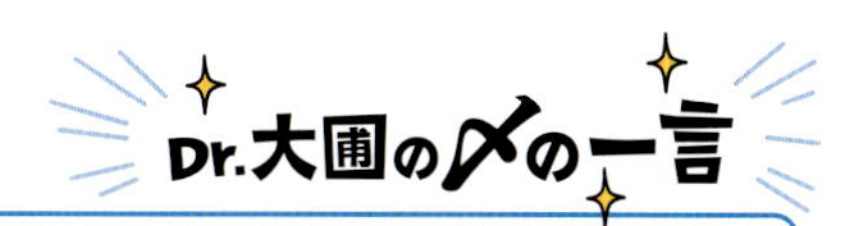

もちろんコストのことを考えると1本のデバイスで完結するほうがよいですが，穿孔などの偶発症をきたすようであれば元も子もありません．ある程度のスキルが身につくまでは無理をしないで安全運転がよいでしょう（もちろんエキスパートになってからもですが）．IT-nanoは使い方をしっかり理解していればスピーディーに処置ができますし，なにより筋層を傷つけない安全なデバイスと思います．体を動かすだけでなく，しっかり頭も使って各々の処置具のことや特性を理解するようにしましょう．

Case 3 【胃】胃角小彎0-Ⅱc movie

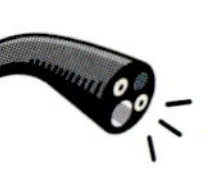

あれ？スコープが近接できない．線維化もある…

症例

70歳男性．病変は胃角小彎の潰瘍瘢痕を伴う25 mmの0-Ⅱc病変．

〈治療方針〉

胃角小彎は時間経過とともにスコープが近寄れなくなって，近接での処置が困難になってきます．潰瘍瘢痕もありますので，近接での処置は必須です．

脱気などの工夫も有用ですが，限界がありますので必要であれば躊躇なくスコープの変更も検討しましょう．

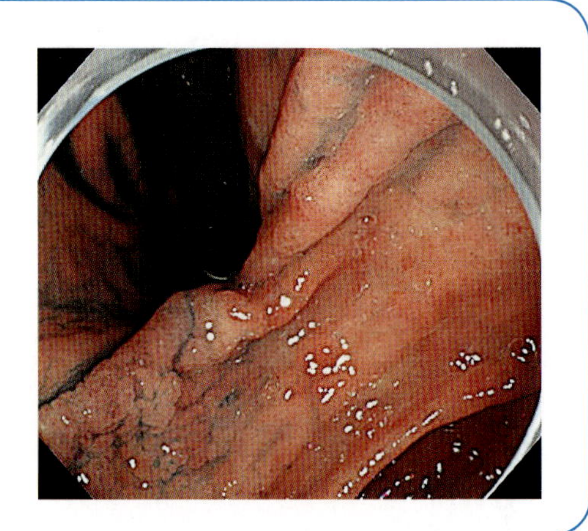

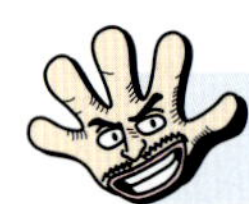

Hands On 開始！

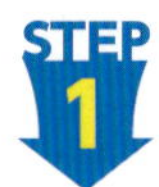

STEP 1 マーキング

参照 ▶ 第2章-1，23

本症例では線維化の存在が予想されます．病変ぎりぎりでマーキングをしてしまうと，潜り込んですぐの部位に線維化が伴うことがあります．そうすると線維化の突破は困難になりますので，潜り込む予定としている肛門側はなるべく余裕をもってマーキングをするようにしましょう．

マーキングの時点ですでに近接が難しくなってきています．しっかりあててマーキングをするために，鉗子を長く出さざるを得ないですが，呼吸や蠕動などでどうしても先端がずれてしまいます．そのようなときには吸引をかけて（脱気をして）粘膜のほうを寄せてあげることでマーキングをしましょう（図1）．鉗子を押すだけが選択肢ではありません．

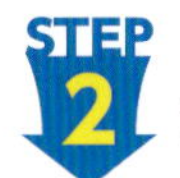

STEP 2 局注

参照 ▶ 第2章-4

次に局注を行います．最初の切開前は，局注が漏れていかないので一番局注液がしっかり粘膜下層に入ります．この最初にして最大のチャンスを逃さないようにしっかり局注をしましょう．

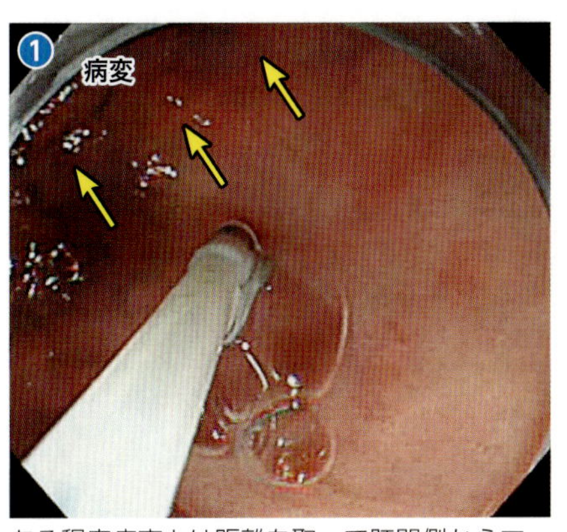

ある程度病変とは距離を取って肛門側からマーキングしていきます．マーキングの段階ですでに近接が困難です

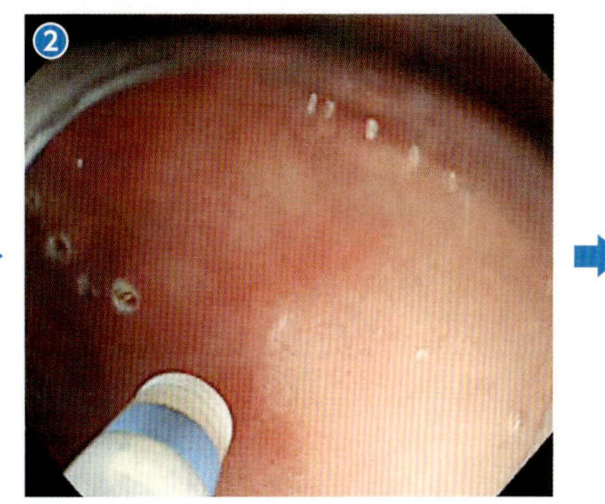

胃内の空気をなるべく脱気することで鉗子を極力長く出さないで粘膜を近づけるようにします

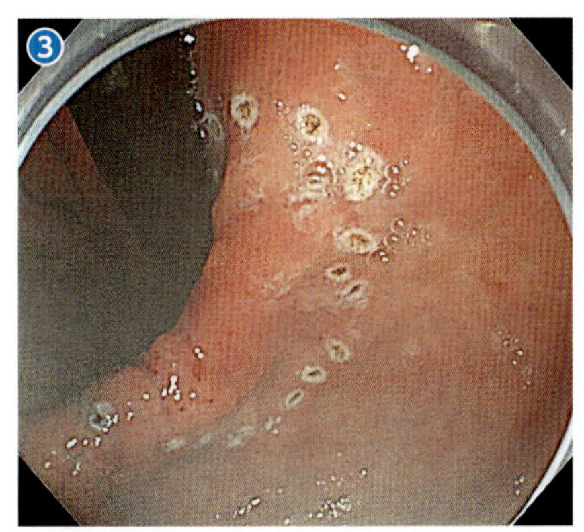

ある程度密にマーキングをするようにします

図1　脱気をすることで粘膜を寄せてマーキングする

まず，最初の局注が粘膜下層にしっかり入ったのを確認したら，少し吸引をすることで空気を抜いて（脱気しながら），粘膜下層の線維をルーズにしてさらに局注をしていくことで高い膨隆が得られるようにします．十分局注液が入ると粘膜下層にスペースができるので，局注針が抜けないように，深くしっかり押し込むようにします．注入中も粘膜が裂けないように注意しながら針先を持ち上げるようにして，粘膜下層にスペースをつくってあげることで，より高い膨隆ができるようにします（図2）．

一度粘膜下によい膨隆が得られたら，次の局注は粘膜下隆起の裾野に打つとよいでしょう．より確実に粘膜下層への局注が追加されていきます．胃角小彎の真ん中部位はスコープを押し込むと胃が縦にひしゃげて折れ曲がってしまうので，谷間になってしまいます．そこは局注をしても持ち上がりにくくなり，周囲に局注がたくさん入るとより小彎中心の谷間が深くなります．ですから，胃角の小彎の病変は最初に小彎の中心の部位に局注をし，中心が折れ曲がらないようにその周囲には局注をしないで，同部位の切開をすることをお勧めします．ある程度1回で処理できる範囲にだけ局注をするように心がけましょう（図3）．

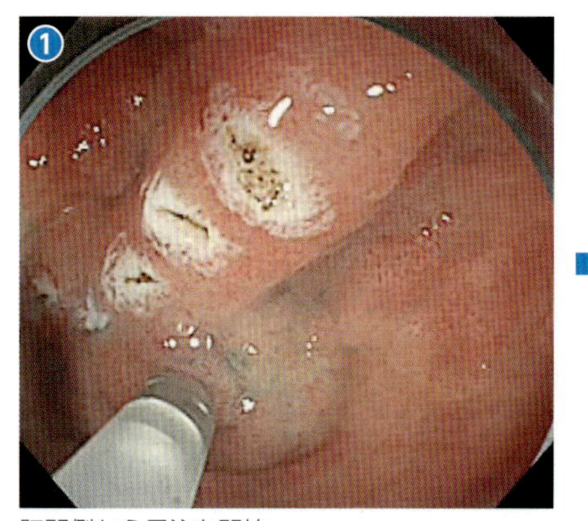

肛門側から局注を開始

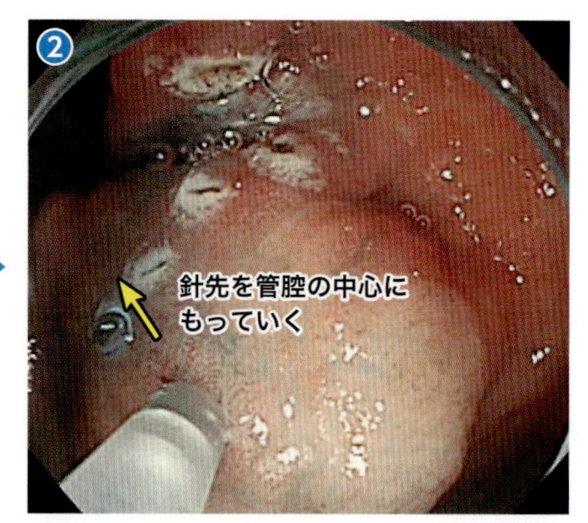

脱気しつつ，針先を管腔の中心にもっていき（⇨），粘膜下層にスペースをつくってあげます

局注液がしっかり入ったら，脱気して針先を管腔の中心にもっていく

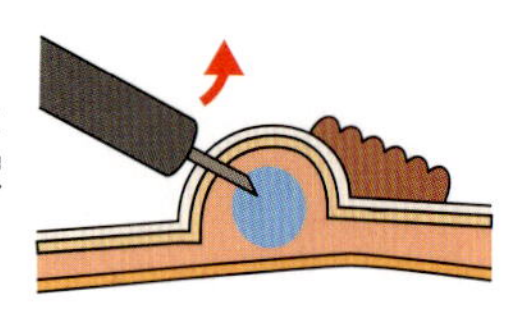

図2　針先を調整して粘膜下層のスペースを有効に使う

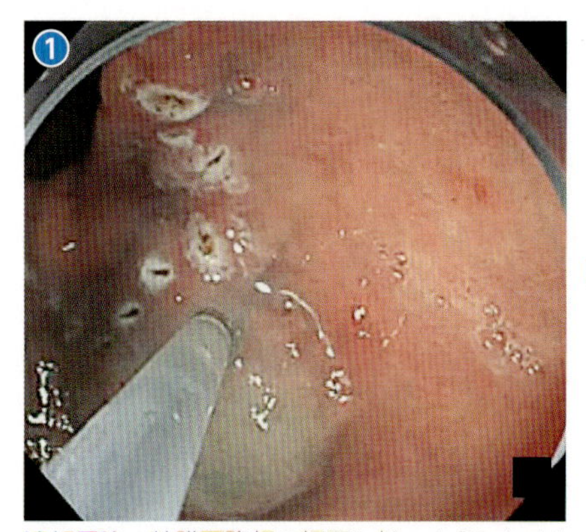

追加局注．粘膜下隆起の裾野に打つようにしましょう

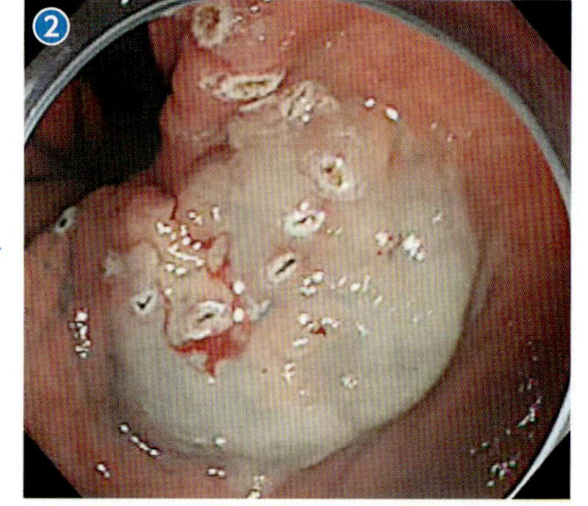

しっかりと高い膨隆を得ることができました

図3　追加の局注

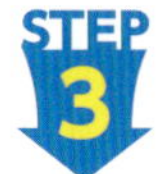

STEP 3 粘膜切開，トリミング

参照▶第2章-23

胃角小彎の病変ではどうしても距離がとれないので，うまく脱気をしながら近接して粘膜切開を行いましょう（図4）．潜り込むフラップをつくりたいので，U字になるようにデザインしましょう（図5）．

ただ本症例では，鉗子がどうしても筋層に立つように（垂直に）なってしまうようです．脱気してスコープを抜き気味にして近接を試みるとデバイスは筋層と垂直になりますし，スコープを最大限push操作しても近づくことができません（図6）．トリミングまではなんとかできそうですが，このままではこれ以上の潜り込みは困難そうですね．

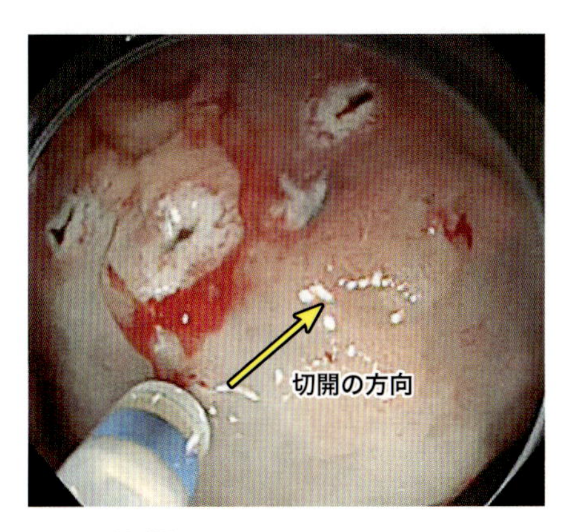

図4　粘膜切開スタート

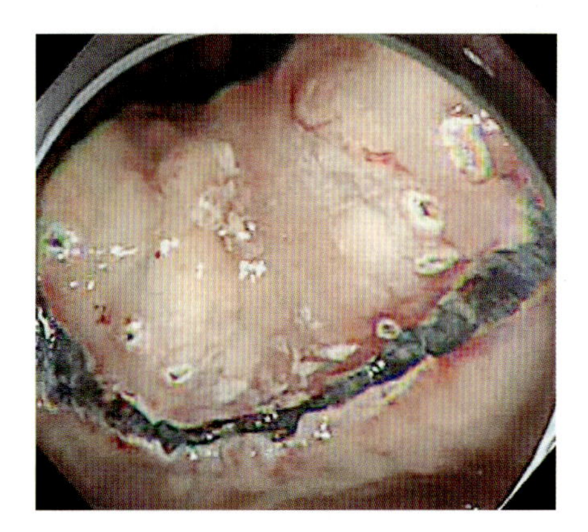

図5　肛門側をU字切開

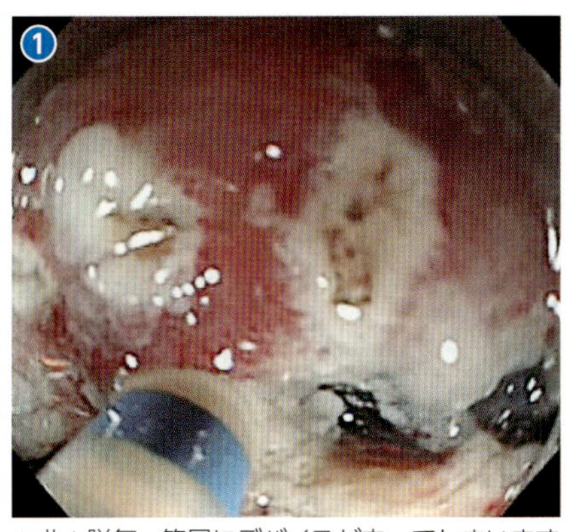

pull＋脱気．筋層にデバイスが立ってしまいます

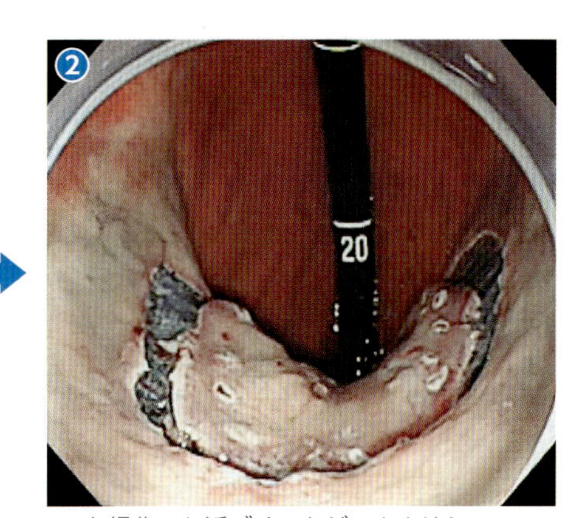

push操作でも近づくことができません

図6　潜り込み困難

Pitfall 押してもダメ，引いてもダメ．割り切ることも大切です

movie 54

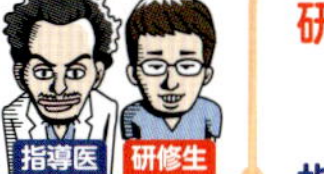

研修生：潜り込みたいんですが，筋層にデバイスが向いてしまいます．逆にスコープを押してみても届きません…

指導医：脱気や体位変換で，ある程度は処置できるだろうけど，これからが本番ってとこだもんなー．

研修生：困りましたね．

指導医：面倒くさがらないで，すぐMスコープに変えよう．

研修生：近接できますねー．なんとか筋層とも平行に近くになります（図7）．

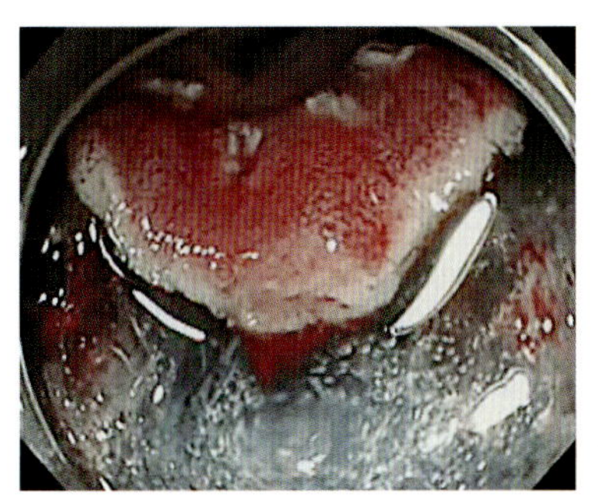

図7　スコープを変更して近接する

Mスコープを使用．筋層にある程度平行に近くなりました

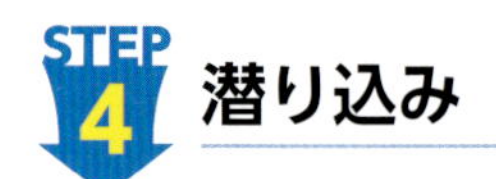

潜り込み

参照▶第2章-15，20

筋層とはある程度平行になりましたが，それでもまだまだ潜り込むスペースはなさそうです．

しっかり潜り込むために，ここではフードで手前の粘膜側を引き，押さえましょう．それで，線維がピーンと張るのを確認して，この状況で鉗子を出して切っていきます（図8，**第2章-15-図1参照**）．そうすることでしっかり粘膜下層に鉗子を入れることができますし，正しい深度で剥離することが可能になるかと思います．

また，切開（剥離）する際にはしっかり切りたい粘膜下層にテンションをかけないと，せっかく切開（剥離）したつもりになっても肝心の線維は切れていません．ただ，ここでは筋層と平行に鉗子を入れていけば安全ですが，まだまだブラインドになってしまうので筋層に針先が万が一でも向いていることを防ぐために，鉗子をセットしたら，少し鉗子を粘膜側にもち上げるようにしましょう．ここはとにかく慎重にやるのがよいでしょう．

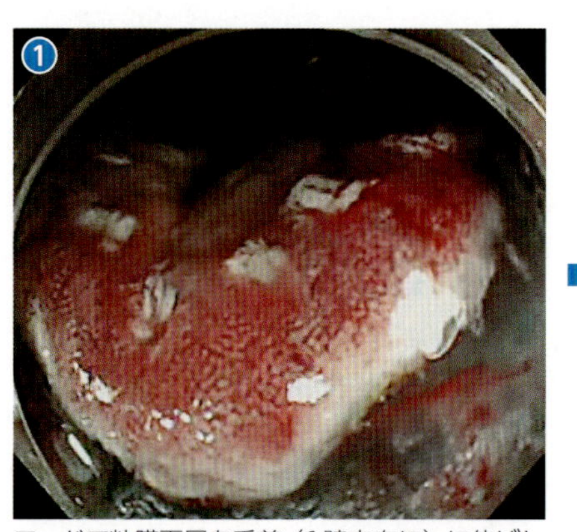

①フードで粘膜下層を手前（6時方向に）に伸ばします

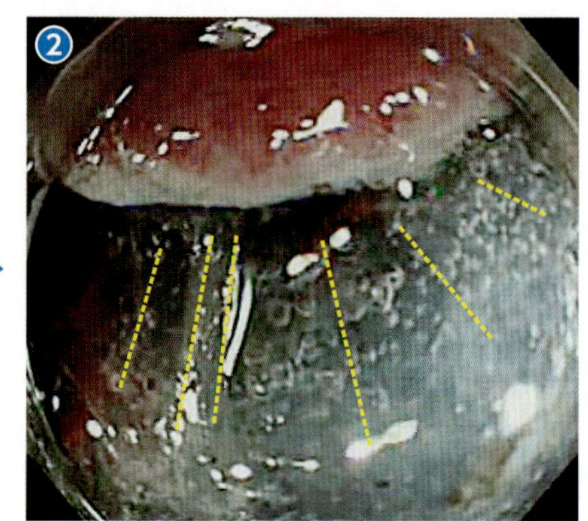

②テンションのかかった粘膜下層をつくることができます

図8　フードで潜り込める状態をつくる

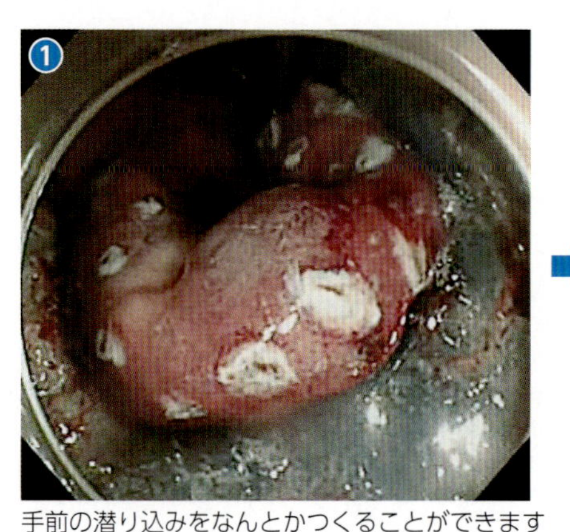

①手前の潜り込みをなんとかつくることができます

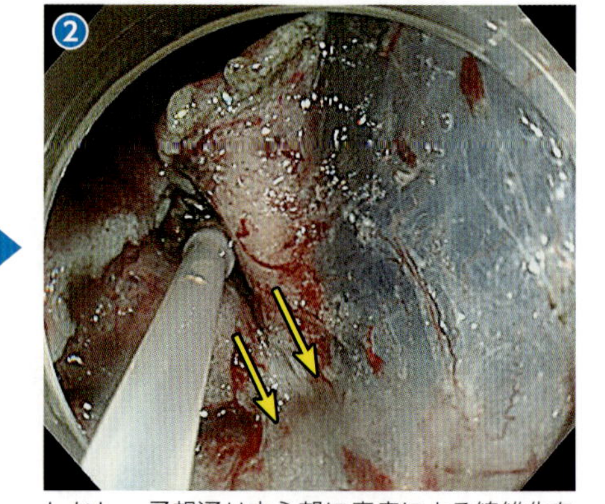

②しかし，予想通り中心部に瘢痕による線維化を認めます（⇨）

図9　鉗子でめくることで線維化を発見

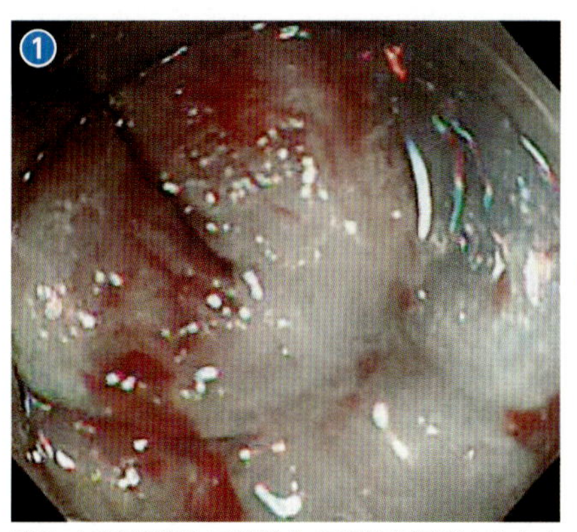

両サイドを処理して線維化の部位を露出させます

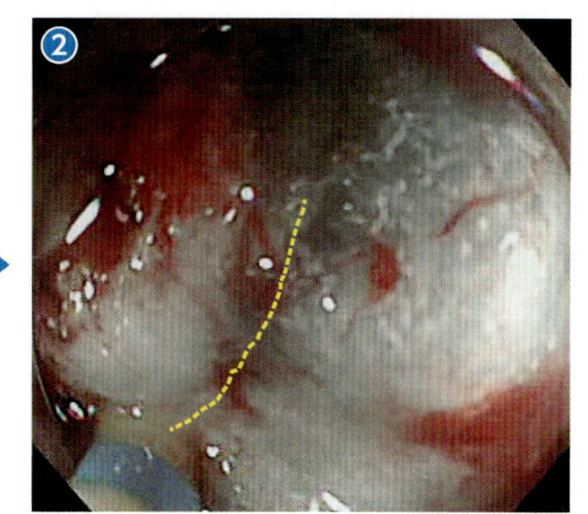

筋層ライン（------）を想定してその直上の剥離を行います

図10　筋層ラインを想定して剥離

STEP 5 線維化を突破しよう

参照 ▶ 第2章-27

潜り込みができるようになると，治療開始前から想定していた通り病変の中心に線維化を認めます（図9）．線維化のある部位では，筋層のラインを予測しながら剥離をしていく必要があります．ただやみくもに予測するわけにもいきませんので，線維化の両サイドの剥離を進めていき，仮想筋層ラインを同定，線維を切り裂くような形で剥離しましょう（図10）．

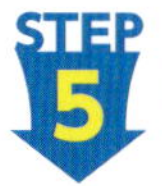

線維化に怯むな．自信をもって進むべし

movie 54

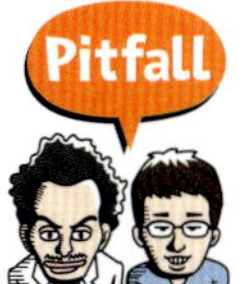

研修生：よし，仮想の筋層ラインを同定しました．剥離に移ります．

指導医：あまり上（粘膜側）にいかないように，下（筋層側）に切り裂いていくくらいのイメージで．そうでないと病変に切れ込みができてしまうよ．

研修生：でも，そうすると穿孔が怖いですよね．

指導医：せっかく頑張っても，粘膜に切り込むといつまでも先に進めないし，病理での評価が難しくなるからね．

両サイドを処理してラインをしっかり読むんだ（図11）．切るラインを決めたら慎重に，かつ男らしくいくんだ．

研修生：イエッサー！！！（図12）

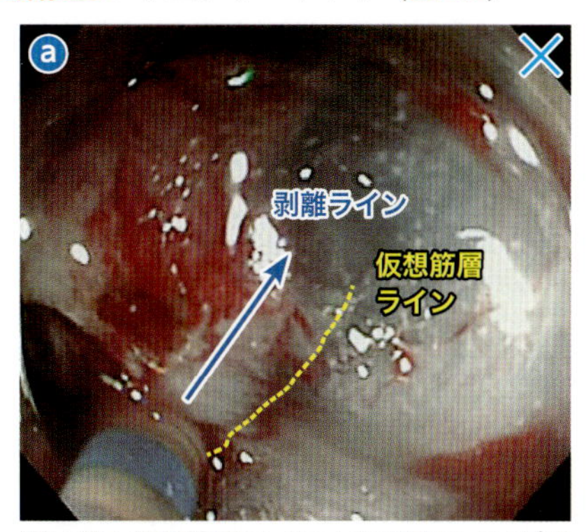

悪い例：仮想筋層ラインより剥離ラインが高い位置にあります

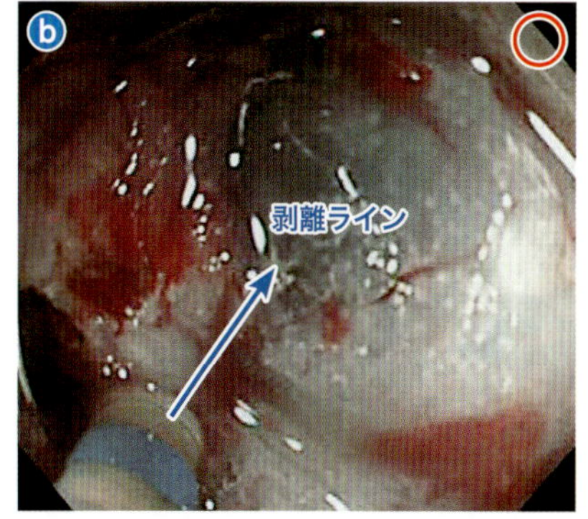

良い例：仮想筋層ライン直上を狙います．わずかな違いですが，大きな違いになります

図11　仮想筋層ライン直上を剥離

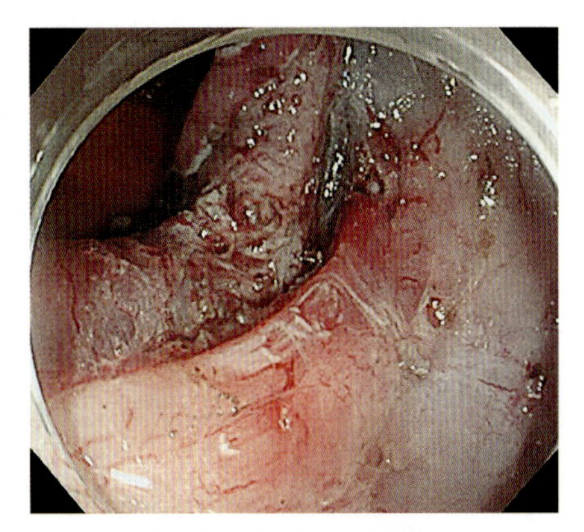

図12　線維化を突破した状態

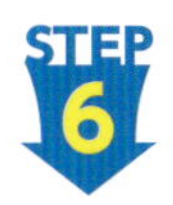

全周切開～剥離

胃角の病変では胃角で屈曲が変わるので注意が必要ですが，本症例では線維化を突破した際に幸い胃角も越えていました．口側の粘膜で引っ張ってくれているテンションもそろそろお役御免．これ以上めくれると口側の切開がやりにくくなってしまいますので，全周切開に移りましょう（図13①）．呼吸の変動を受けやすい位置でもありますので，呼吸に合わせて，しっかりとエッジから線維とナイフが垂直になるように剥離をしていくようにします（図13②）．無事筋層へのダメージも最小限に，病変に切れ込むことなく一括切除できました（図13③，④）．

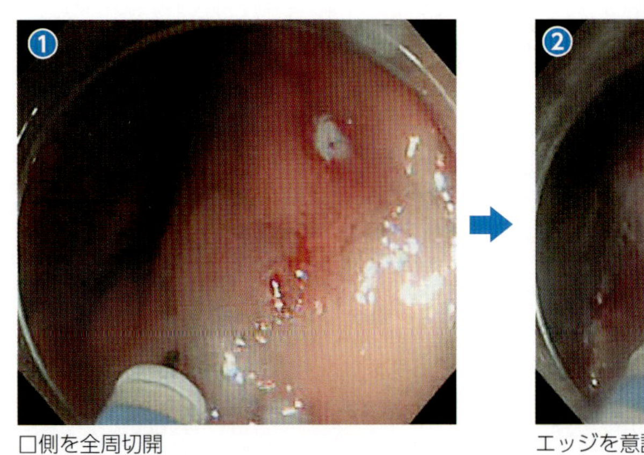

口側を全周切開

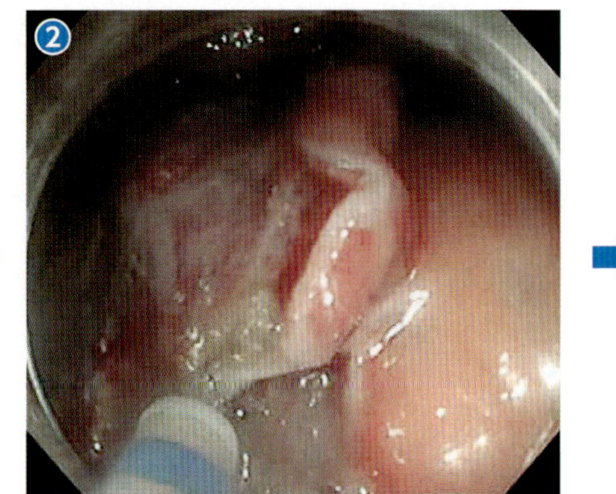

エッジを意識して剥離をしていきます

図13　全周切開→剥離

（次ページにつづく）

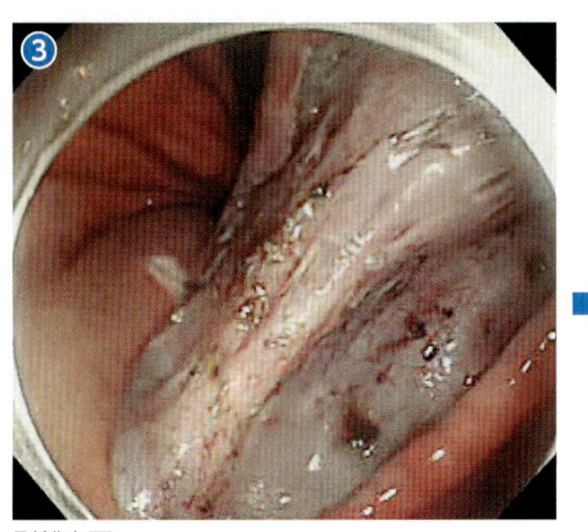

剥離完了

病変に切れ込むことなく一括切除できました

図13　全周切開→剥離（つづき）

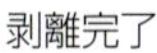

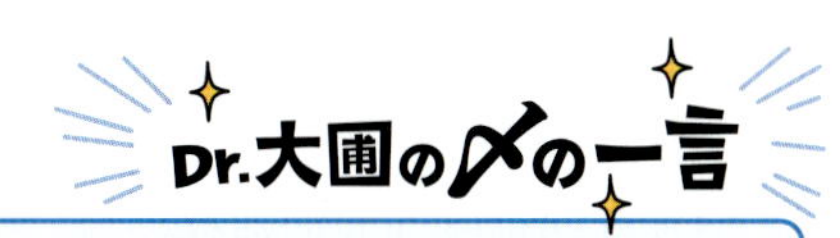

胃角で距離がとりづらく，線維化もある症例ですので，研修生にはなかなかタフな症例かと思います．ですが，やっていることは一緒です．しっかりと戦略をもって，丁寧にやっていくことが大切でしょう．当院では幸いMスコープがあるので，治療前半からスコープの交換を行いました．自施設にMスコープがない場合は，先端系デバイスだけではかなり難易度の高い病変かもしれません．代案として，大腸用の先端硬性部の長いカメラを使用すると寄りやすくなることがあります．また，IT-knifeなどを使用し，引っ掛けて剥離していくことも可能です．

4 【胃】体下部大彎 0-Ⅱc movie

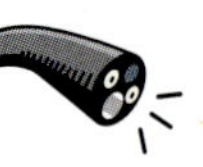

筋層が立ってうまく潜り込めません．水没してしまいます…

症例

72歳男性．病変は体下部前壁の35 mmの0-Ⅱc病変（ⓐ）

〈治療方針〉

同部位は病変への近接が難しく，見下ろしでやると呼吸変動が大きく距離が調節しにくい，反転操作だとスコープで粘膜を押さえつけるため操作は安定するがアングル操作やスコープの自由が利かないという問題があります．（ⓑ，ⓒ）まずは見下ろしでなるべく近接ができるように試みながら行いましょう．

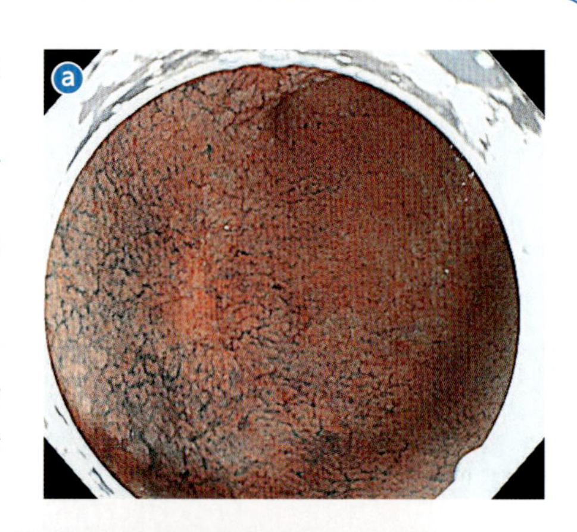

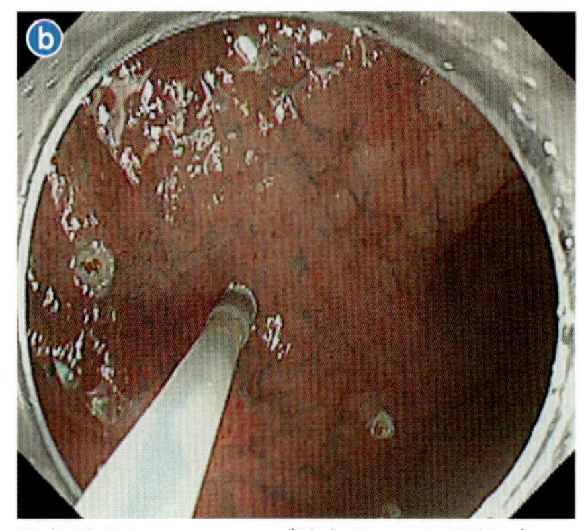

胃角近くはマーキンング時点ですでに距離がとりづらくなっています

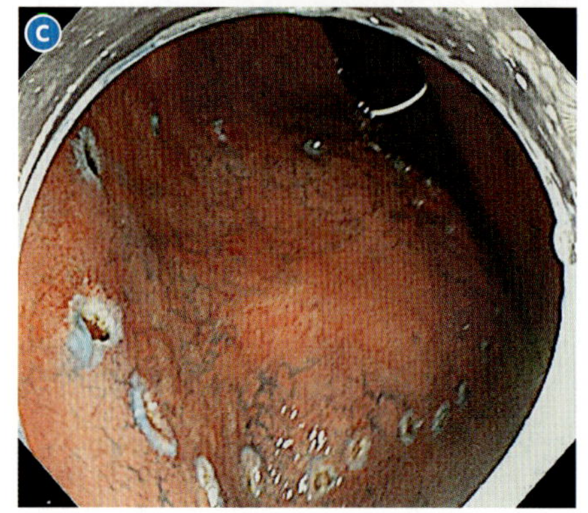

反転させると近接できます

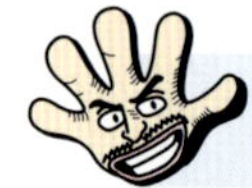

Hands On 開始！

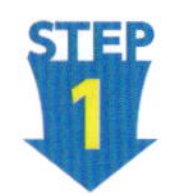

STEP 1 マーキング

参照▶第2章-1

病変をこすらないようにまずは口側（手前側）からマーキングを行います．また，マーキングにおいても出血をきたしてしまうことがありますので，重力による水（血液）の流れる方向を考えて，万が一出血したことを考えて水（血液）の流れの下流（本症例では大彎側）からマーキングを始めるようにしましょう（図1）．口側にダブルマーキングで目印をつくりました．できるだけ，マーキングの円の中でかつ病変がない部分につけるようにしましょう．円からはみ出ているとESD中に切開ラインを間違えてしまうことがあります．

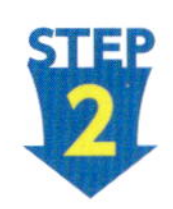

局注

まずは手前（口側）のフラップをつくりますが，同時に大彎側を切開していきます．なぜなら重力で水も溜まり，出血すると処理が困難になるからです．われわれは胃の症例はほとんど生理食塩液を用いていますが，大彎をやるときにはムコアップ® を使用してもよいでしょう．大彎は局注液がはけやすいので膨隆が維持されにくく，またはけてしまった局注が大彎に広がりむくんで処置がしにくくなってきます（図2）．

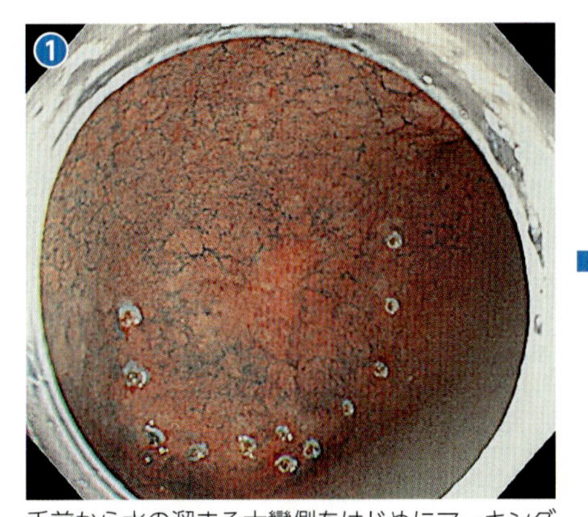

①手前から水の溜まる大彎側をはじめにマーキングしました

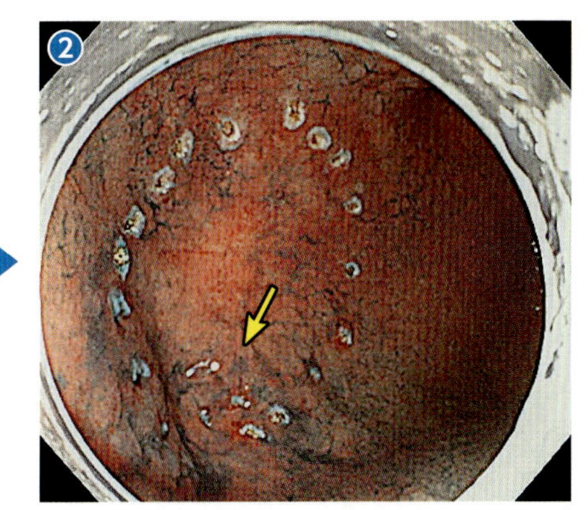

②全周をなるべく密にマーキングします．口側にダブルマーキングを置きました

図1　重力の向きを考えてマーキング

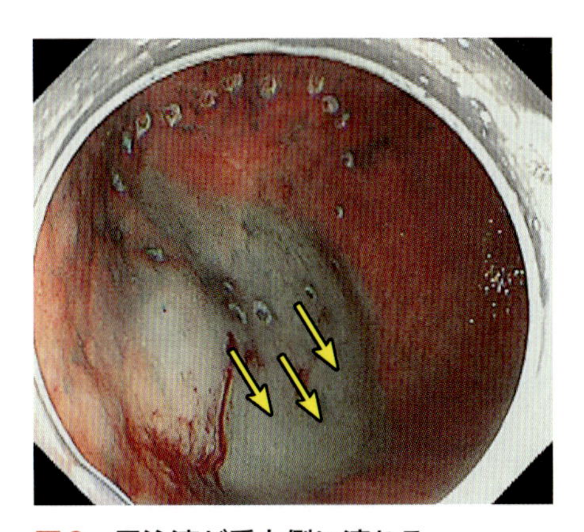

図2　局注液が重力側に流れる

マーキングの近くに局注をしていますが，大彎側に局注液が流れてしまっています（⇒）

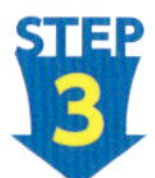

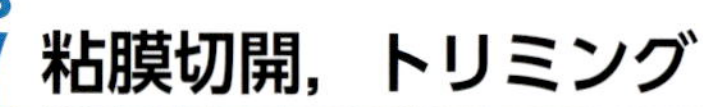

STEP 3 粘膜切開，トリミング

参照 ▶ 第2章-13

では口側から大彎側にかけて切開をしていきましょう．大彎側は粘膜筋板直下の血管や脂肪が多い部位なのでまずは浅く筋板ぎりぎりまでを，その次に粘膜筋板直下の脂肪や血管の層を処理していくように心がけましょう．また，見下ろし操作ですので呼吸のリズムにあわせて内視鏡操作をする必要があり，タイミングをみて少しずつ丁寧に切開，トリミングを行っていきます．剥離深度を意識することを肝に銘じて進めていきます（図3）．

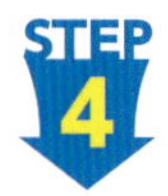

STEP 4 近接困難時の対応

参照 ▶ 第2章-23

手前の剥離は十分すんだので，周辺の切開を追加しましょう．ただ，本症例では開始当初から近接が困難ではありましたが，時間経過とともに，より胃角が離れて距離がとれなくなってきました．鉗子を長く出した状態だとスコープ操作が安定しません．

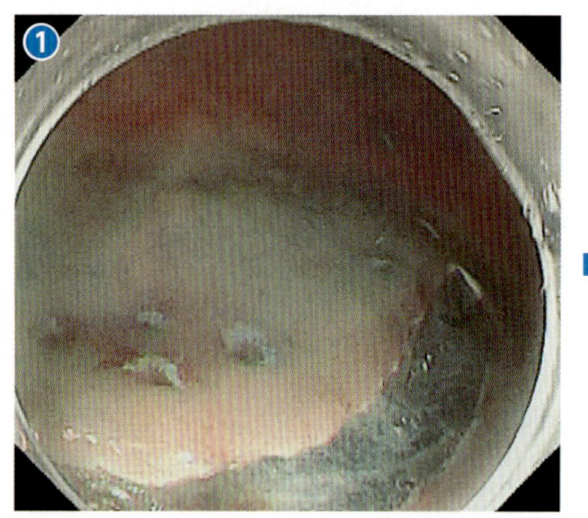

浅めに粘膜筋板まで切開したあとに凝固でトリミングをしていきます

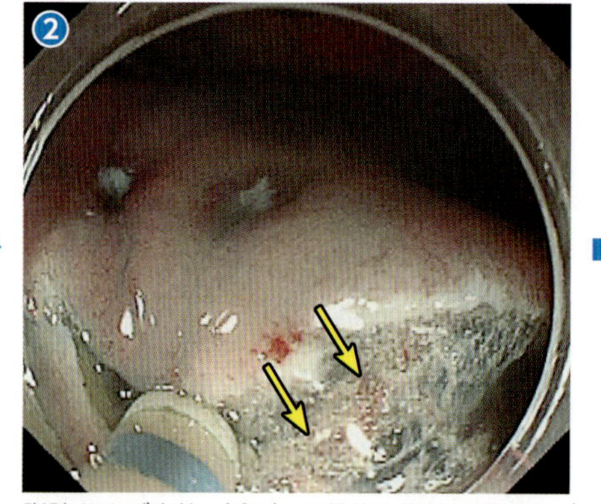

脂肪および血管（⇨）の部位を視認することができます

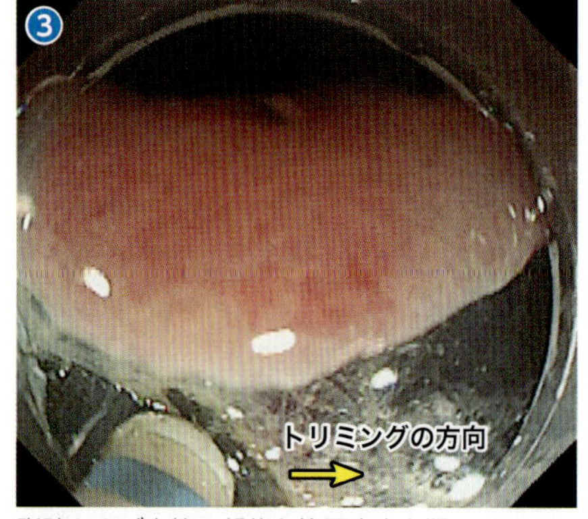

脂肪および血管の部位を筋層直上を狙ってトリミングをしていきます

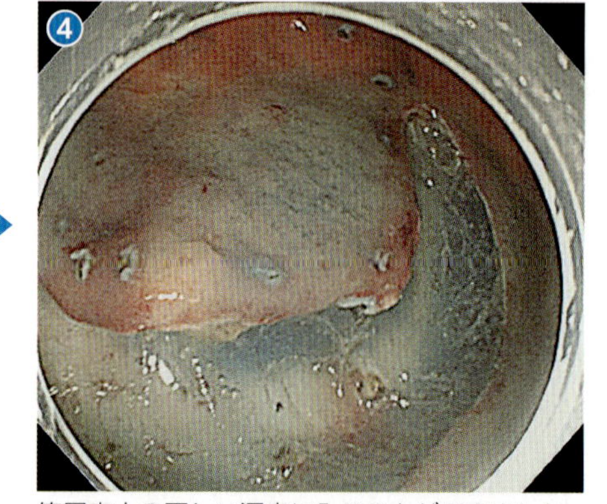

筋層直上の正しい深度に入ることができました

図3　剥離深度に注意し粘膜切開

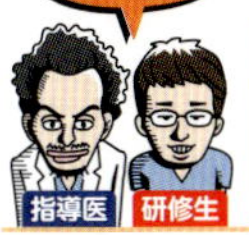

鉗子を長く出したら切れるけど…

movie 55

研修生：先生，追加で粘膜を切りたいのですが，鉗子を長く出さないと切れません．このまま切ってもいいですか？

指導医：確かに鉗子を長くしたら切れるかもしれないけど，もし出血したらきちんとアプローチできるの？

研修生：…

指導医：胃の中はまだまだ送気されているように見えるけど，まずは脱気してみてごらん．

近接が困難な状況では，脱気をする，体位変換を試みる，スコープを交換するなどの選択肢があります．しかし，どこの施設でもスコープの種類が豊富にあるわけではありません．ある武器を使うのも大事ですが，ここではもっとも簡単な操作の空気の出し入れで十分に対応が可能でした（図4）．

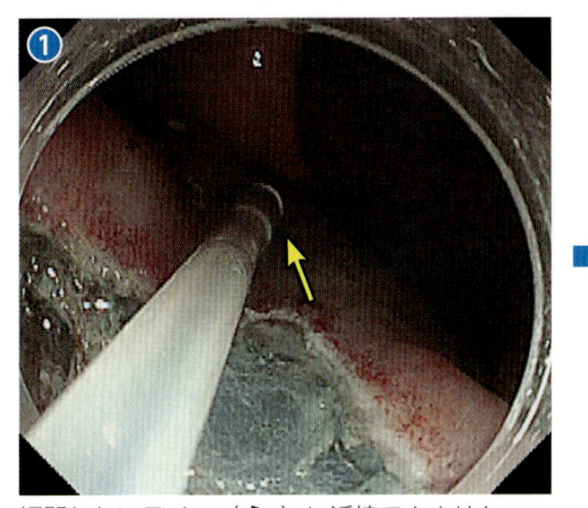

切開したいライン（⇨）に近接できません

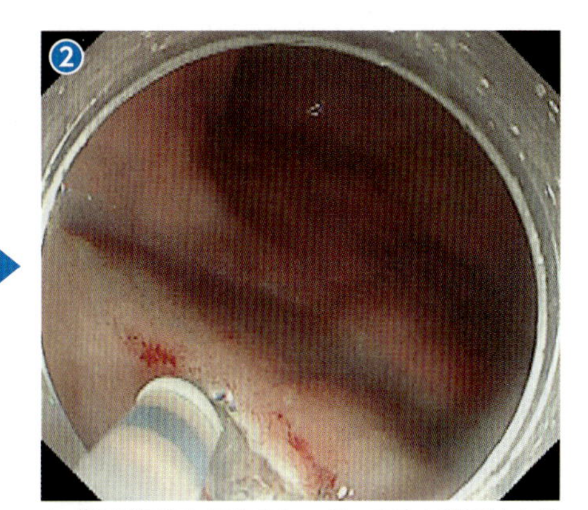

まずは脱気をしてみましょう．すると鉗子は十分に届く位置です

図4　脱気して切開したいラインに近づける

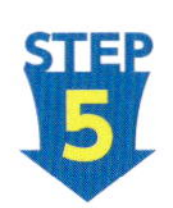

全周切開

十分に潜り込める目処がついたところで全周切開に移りましょう．距離がとれないままですから，ここでもしっかり脱気をして切開，そして十分にトリミングをします（図5）．

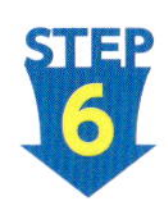

剥離

参照 ▶ 第2章-16，17，18

あとは口側から見下ろし操作で剥離をしていきましょう．どうしても剥離を進めていくうちにスコープを押し込み気味の操作になり反転操作になってきます．そうすると距離がとれなくなる可能性がありますが，くどいようですがここでもしっかり脱気をして距離を保つ（近接する）ようにしましょう．病変を担ぐようにしてテンションをつくりながら剥離を進めます（図6）．この際，エッジをしっかりとること，効率よく常にテンションがかかっている線維がどれかを認識することを心がけるようにしましょう．

Pitfall より効率的な剥離を！

movie 55

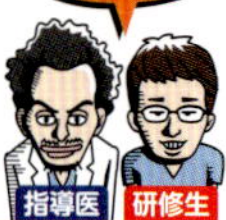

研修生：よし，深度もいいし視界良好です．あとは剥離するだけですね．

指導医：まあ，このままやっていっても病変はとれるんだろうけど．もっと頭を働かせて効率的にやってほしいな．

研修生：そうでしたね．常に邪魔している線維を探すこと，エッジをしっかりとることですね．

指導医：わかってるならやりなさい…

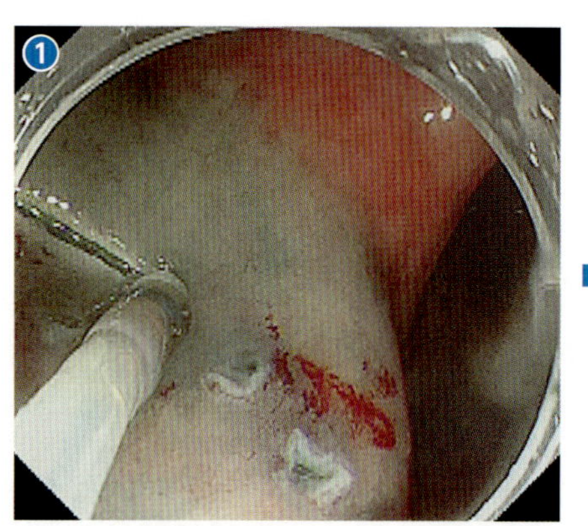

①全周切開で奥側の切開を行います．鉗子を長く出しても切れますが…

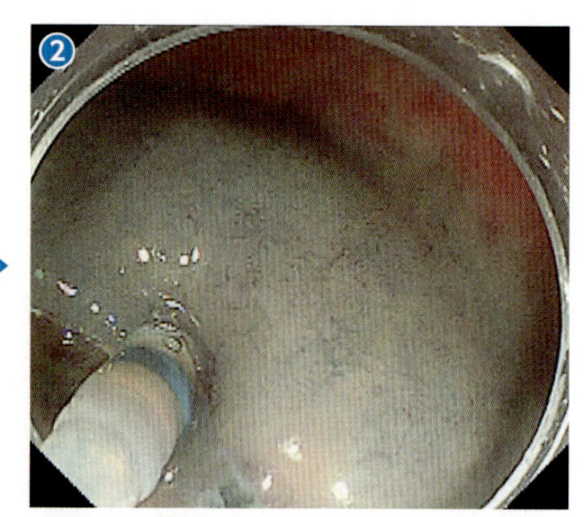

②脱気して近接するようにしましょう．❶と同じ位置です

図5　再び脱気して全周切開

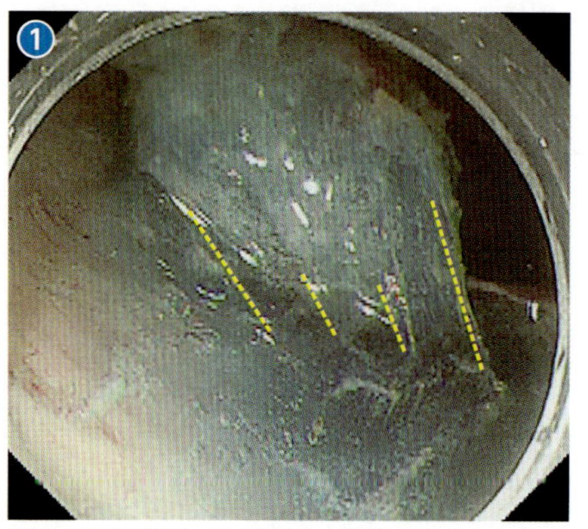

①剥離の最終段階，粘膜下層の線維の束の方向を考え，どこがつっぱっている線維なのか，効率よい方向に剥離を進めましょう．（黄色点線）は粘膜下層の線維の束の方向（第2章-17：ホタテの貝柱理論）です

②スコープを押して病変を担ぐようにすると左のエッジ（-----）がしっかり見えてきます

（次ページにつづく）

図6　剥離の最終段階

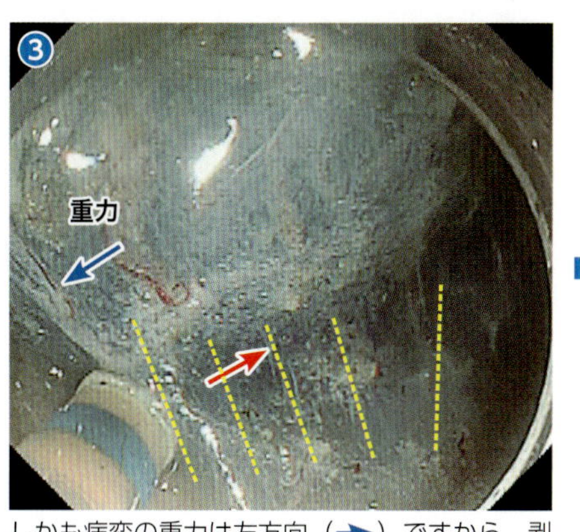

しかも病変の重力は左方向（➡）ですから，剥離は左から右（➡）にすることで良いテンションがかかります

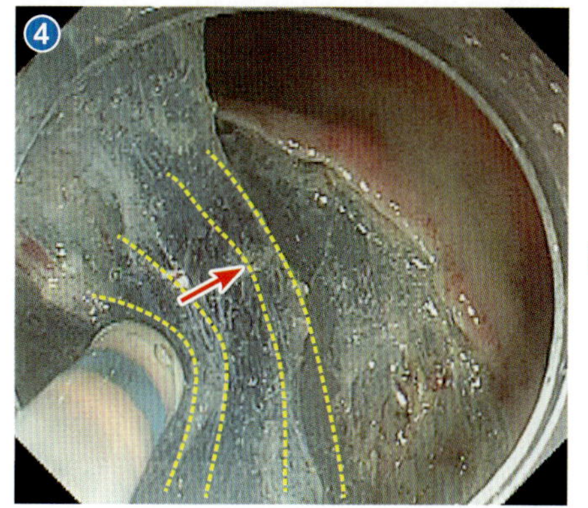

あとはエッジからテンションのかかる方向に通電していくと面白いように簡単に剥離（➡）されていきます

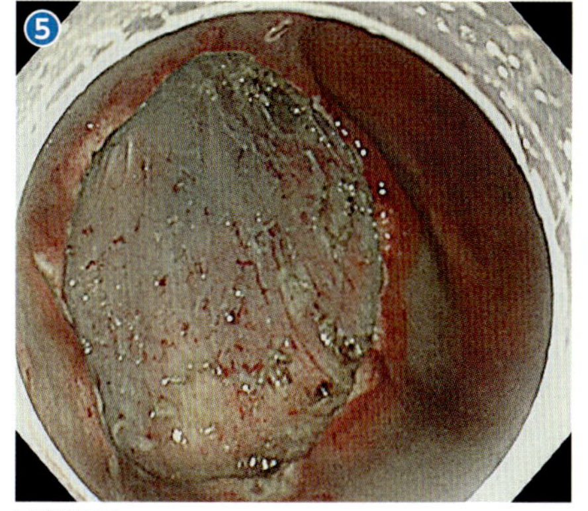

剥離完了

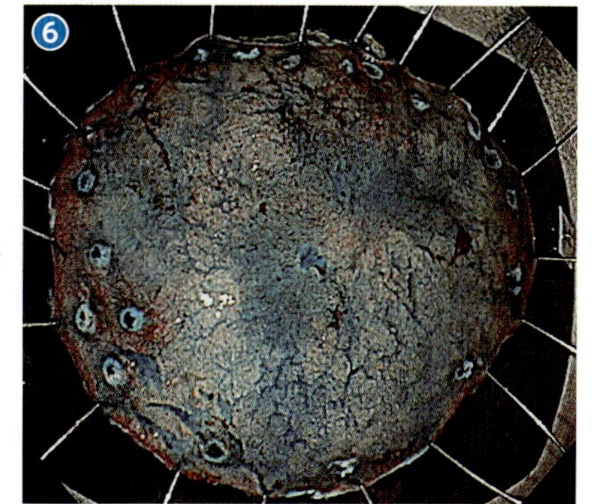

切除標本

図6　剥離の最終段階（つづき）

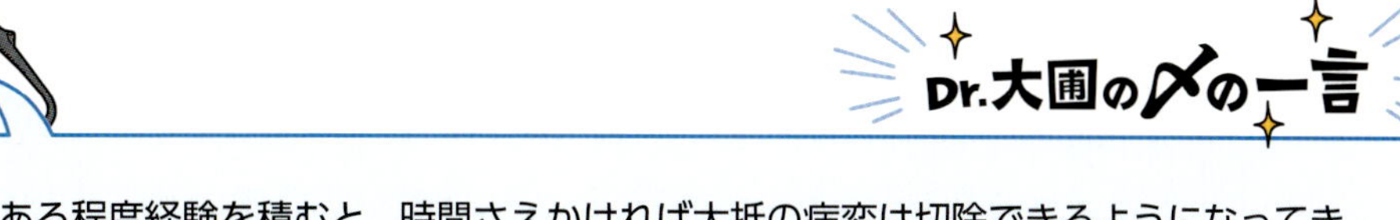

ある程度経験を積むと，時間さえかければ大抵の病変は切除できるようになってきます．しかし，そこから頭を使わないと技術的に頭打ちになってきます．漫然と手技を進めても，いつかは取れます．でも，常にいかに効率よく進めるか，手順は？剥離層は？線維の方向は？デバイスを進める方向は？どうしたらより早く，完全に切除できるのか，常にシミュレーションしながら手技を進めてください．

5 【胃】体上部後壁0-Ⅱc 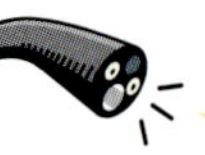

脂肪と血管が多くて前に進めないよー

症例

82歳女性．病変は体上部後壁にある15 mmの0-Ⅱc病変

〈治療方針〉

体上部後壁では，固有筋層からの豊富な血管と線維があり，また，脂肪も豊富なために，血管の処理および正しい剥離深度を意識してやる必要があります．しっかりと正しい深度で処理をしないで，血管や脂肪の層に入り込んでしまうと永遠に迷い込んでしまいます．

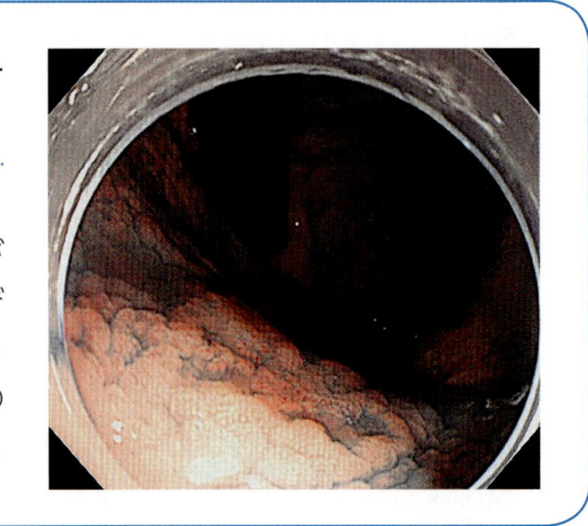

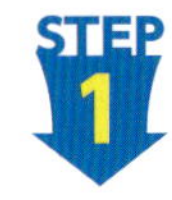 STEP 1 マーキング

参照 第2章-1，24

本症例では色素散布で境界明瞭ですが，時間経過とともに粘液やスコープのこすれによりわかりづらくなる可能性がありそうです．病変をこすらないように，まずは手前側，ここでは反転操作なので肛門側からやるのがいいでしょう（図1）．

本症例では境界がわかりづらくならないように，ざっくりとマーキングをまず4点行いました．それから間を埋めるようにマーキングをしていきます．体上部後壁ではスコープが近接してしまい，口側のマーキングではいくら気をつけても病変をスコープや鉗子でこすってしまいそうなので，見下ろしで口側のマーキングを行うのも一つの方法です．ただし見下ろしでは呼吸変動の影響が大きいので呼吸とうまく合わせてやるようにしましょう．

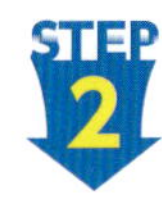 STEP 2 局注

参照 第2章-3

次に局注を行います．局注針は刺すポイントを決めるまでは出さないようにしておきましょう．無駄に粘膜を引っかいて出血する原因となってしまいます．本症例では肛門側から潜り込みをつくっていきますので，肛門側から切開を置くようにします．せっかくできている良い視野があるので，その視野を壊さないように右手で局注針を刺さず，スコープで刺すだけでも針は刺さります．大きな動きで局注針を出すとそれだけで視野が壊れてしまいます（図2）．

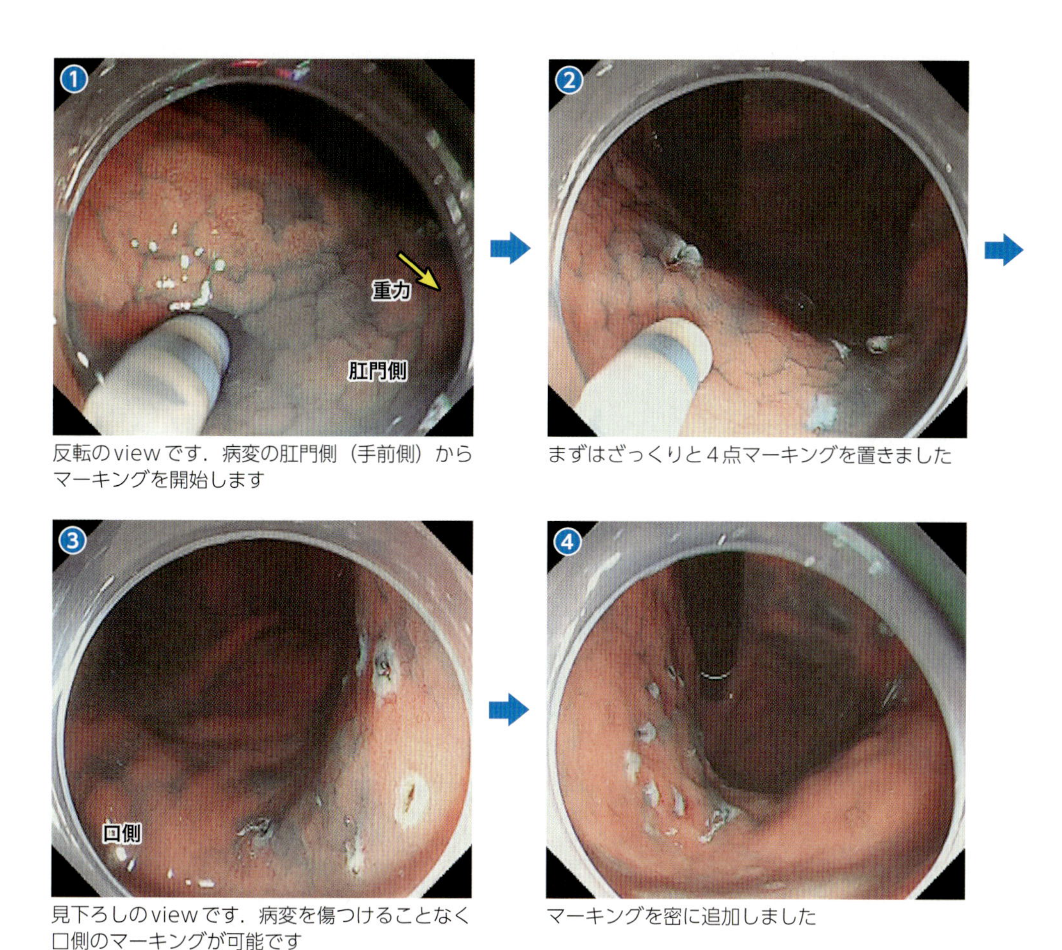

① 反転のviewです．病変の肛門側（手前側）からマーキングを開始します

② まずはざっくりと4点マーキングを置きました

③ 見下ろしのviewです．病変を傷つけることなく口側のマーキングが可能です

④ マーキングを密に追加しました

図1　病変をこすらないようにマーキング

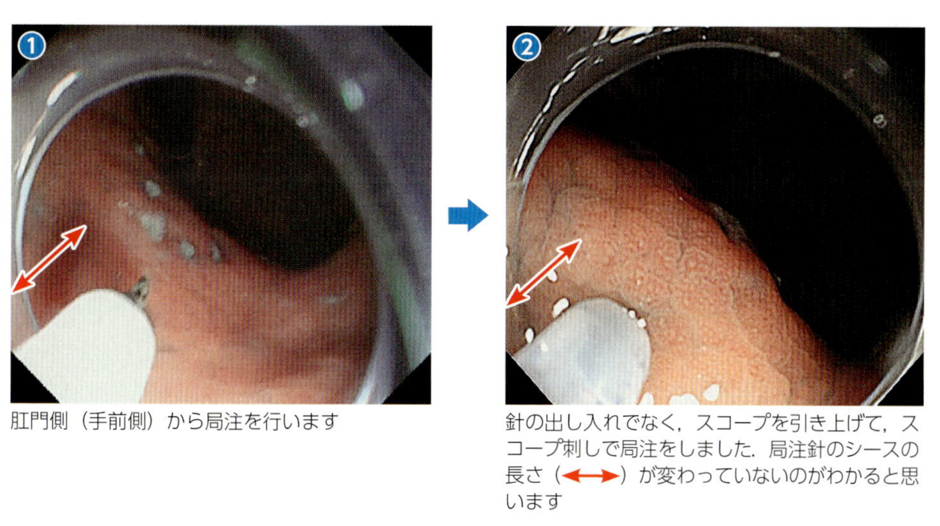

① 肛門側（手前側）から局注を行います

② 針の出し入れでなく，スコープを引き上げて，スコープ刺しで局注をしました．局注針のシースの長さ（⟷）が変わっていないのがわかると思います

図2　スコープを動かして局注

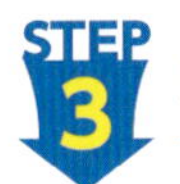

粘膜切開～手前のフラップ作成

参照▶第2章-13

いかに粘膜下層に潜り込むかですが，本症例では体部後壁の病変ですので血管や脂肪の層があることが予想されます．まずは浅めに粘膜筋板ぎりぎりの深さで切開して，その後に凝固モードでトリミングを行い，出血の多い脂肪と血管の層の剥離を行うようにしましょう（図3）．

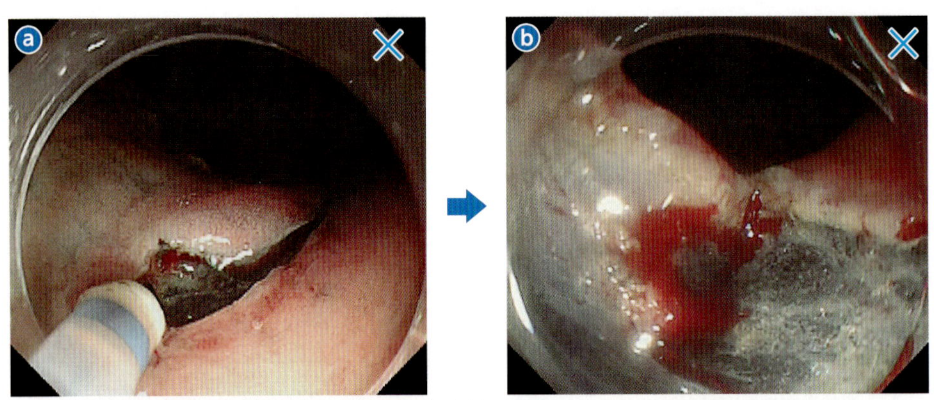

悪い例：本症例では一気に粘膜筋板からさらに深い層まで処理してしまいましたので，血管から出血をきたしてしまいました

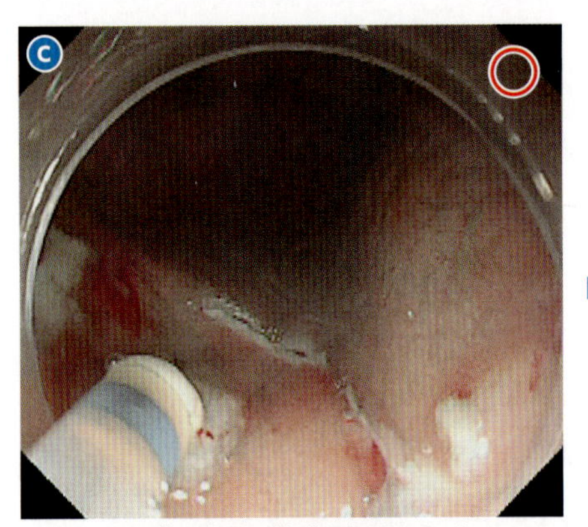

良い例：まずは浅めに粘膜を切開します

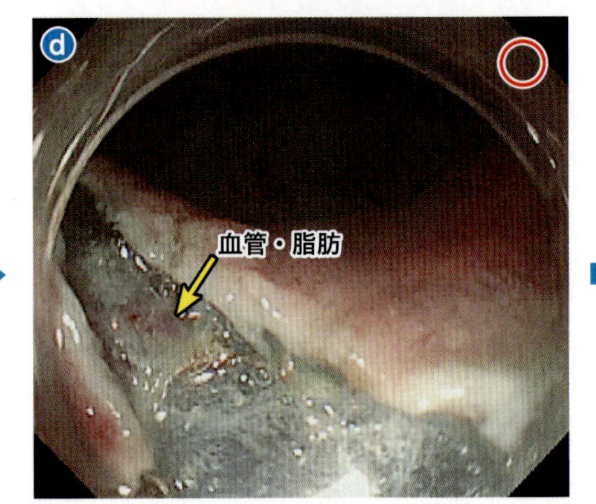

凝固でトリミングしていきます．血管や脂肪も視認できますので適宜処理していきます

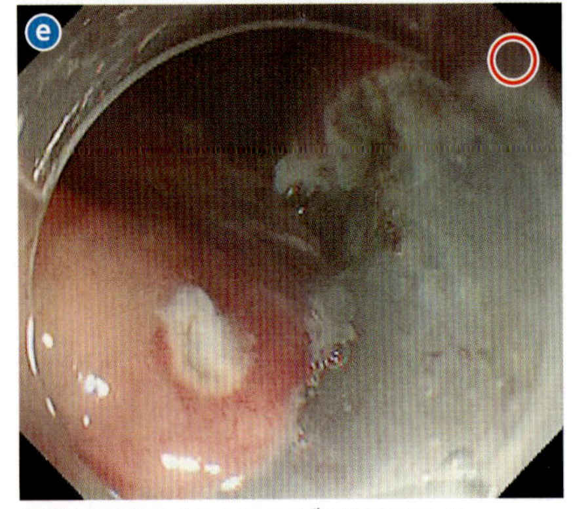

無駄な出血なくトリミングを行えました

図3　浅めに粘膜切開し，凝固モードでトリミング

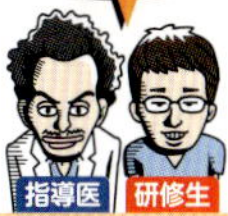

なるべく出血をしないように粘膜切開～トリミングをしましょう

movie 56

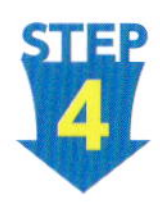

研修生：いかに潜り込むか，最初の一太刀目でしっかり切り込むことが大切なんですよね？ しっかり鉗子を押し込んで切っていきますね．

指導医：おいおい．ここは出血が多いからそんなことしたら，何カ所からも出血してしまうよ．

研修生：でも，最初の切開では粘膜下層は見えないから，どこから出血するかわからないし…

指導医：血管の多いのは筋板の直下だから，まずは粘膜筋板まで切開してみて，そこからは凝固でトリミングをするべきだね．

STEP 4 トリミング～剥離

参照▶第2章-13

トリミングで血管の豊富な層を処理したあとは，正しい深度（筋層直上）に入れば，血管や脂肪は少なく通常通りの剥離を行えます．せっかくトリミングで血管の処置を行っても，その後に正しい深度で剥離を行わないと意味がありません．出血の多い体部大彎を含

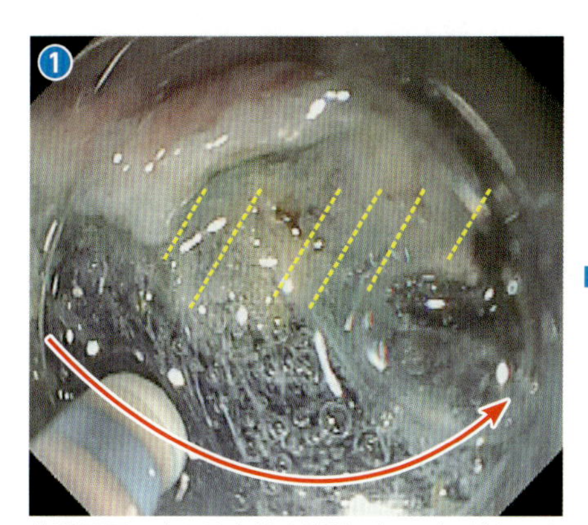

粘膜下層の上には血管や脂肪（-----）がありますので，しっかりその下の層を剥離（→）しましょう

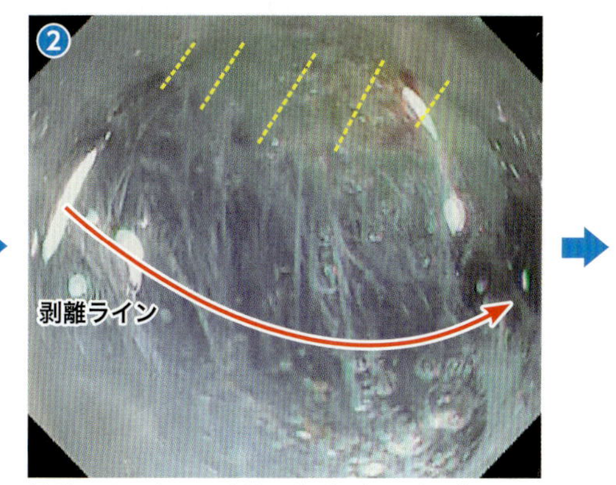

粘膜下層の上には血管や脂肪（-----）がありますので，しっかりその下の層を剥離（→）しましょう

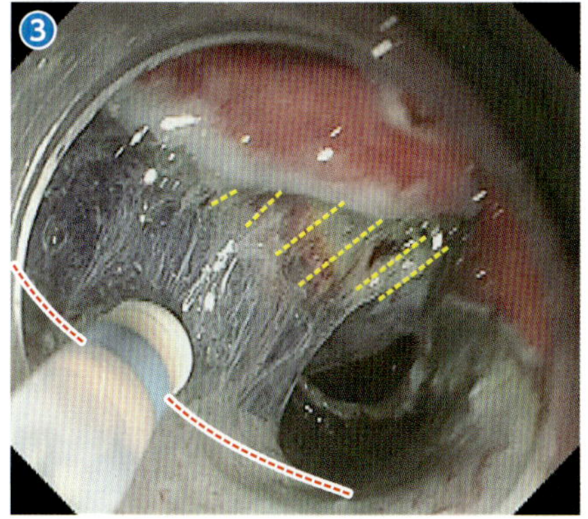

ただし必ず筋層（-----）を意識しなければいけません

図4　血管・脂肪，筋層を意識して剥離

む病変では，いかに良い層で剥離をするかどうかで難易度が天と地の差になります（図4）．さて，この病変（大彎に近い病変）の戦略についてですが，手前（肛門側）のフラップをつくったあとはどうすればいいでしょうか．以下のpitfallで確認しましょう．

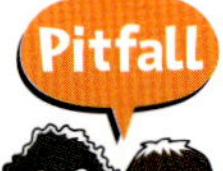

重力の向きも常に意識して剥離する順番を決めましょう

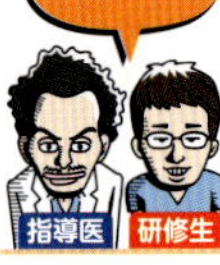

研修生：血管の処理もできたし，ある程度フラップをつくれたので，手前（肛門側）から切開・剥離を追加していきます．

指導医：おいおい，出血しやすい病変で，大彎のほうは洗浄液も溜まりやすいだろ．出血して病変が埋もれてしまう可能性があるんじゃないの？

研修生：そうすると重力側（大彎側）を先に処理したほうがいいですね．

指導医：その通り．食道のC字切開の考え方と一緒だね．小彎側へテンションがかかって引っ張られているから，病変が宙に浮いているようになったね．これでだいぶ安心だね（図5）．

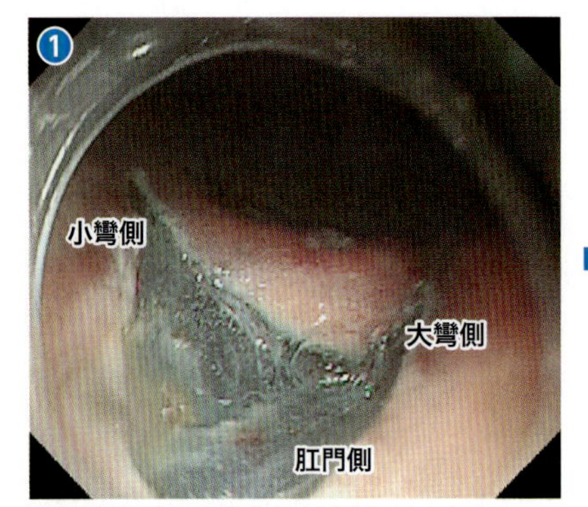

肛門側のフラップづくりが終わりました

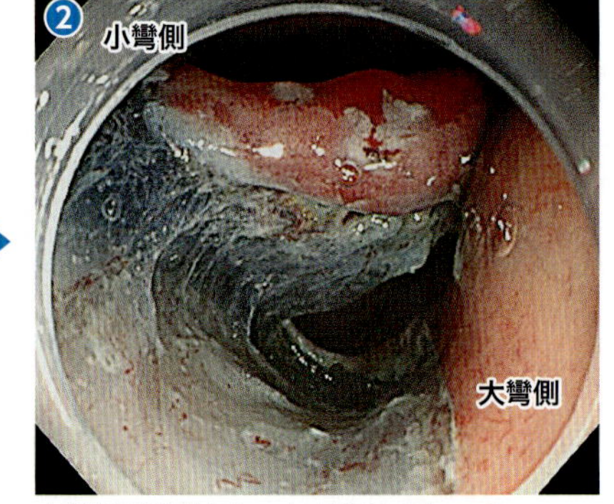

大彎側の剥離をしっかり行いましょう

図5　フラップをつくったら大彎側から剥離

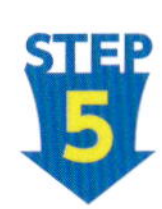

全周切開

大彎側の剥離が十分終わったら，全周切開に移ります．このまま反転操作でもいいですが，操作が窮屈なのと，テンションがうまく伝わりそうになく，効率が悪そうです．このような場合には，見下ろし操作も試してみましょう．どちらが正解というわけではなく，ケースバイケースでうまく使い分けましょう．本症例では見下ろし操作の方がスコープの操作性，テンションのかかり具合とも良いようです（図6）．最後まで重力を活かしてわずかでも粘膜を残しておいてもいいと思います．いつでもお役御免にはできるので．

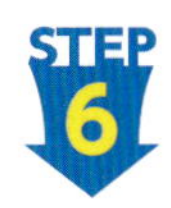

剥離

もうここまで切れば残りの粘膜下層はほとんど残っていませんので，最後まで気を抜かずに正しい深度で剥離することを心がけていけばよいでしょう（図7）．

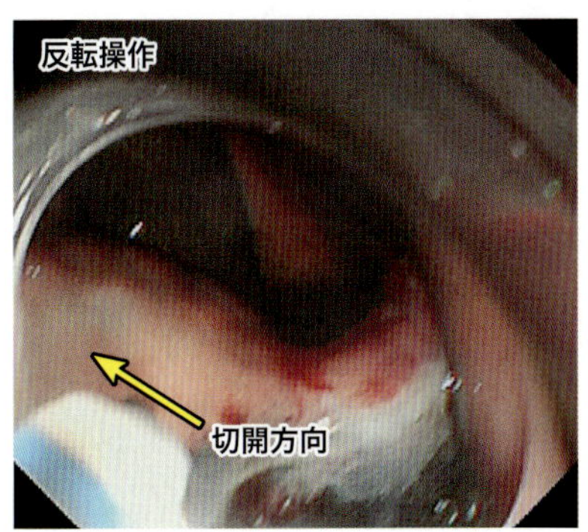

全周切開．反転操作だと窮屈な操作になりそうです

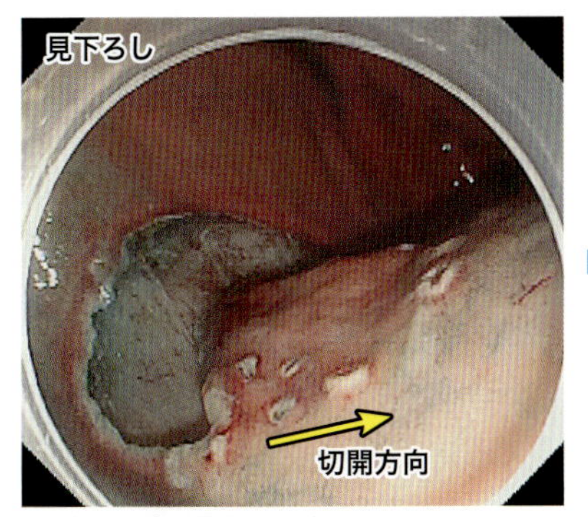

見下ろしだと操作性は良さそうですね

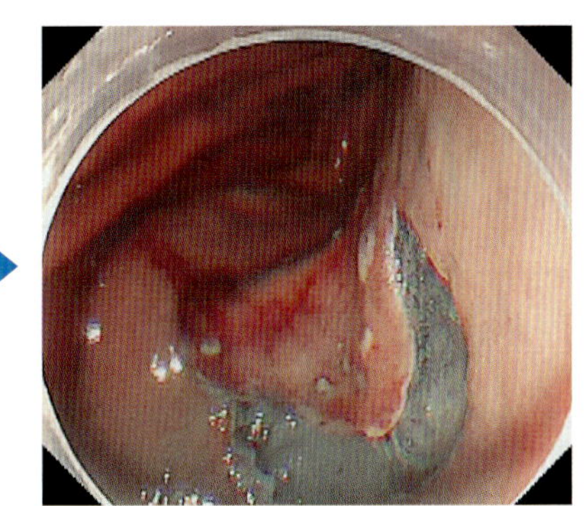
見下ろしでしっかりトリミングを行いました

図6　反転操作と見下ろし操作の比較

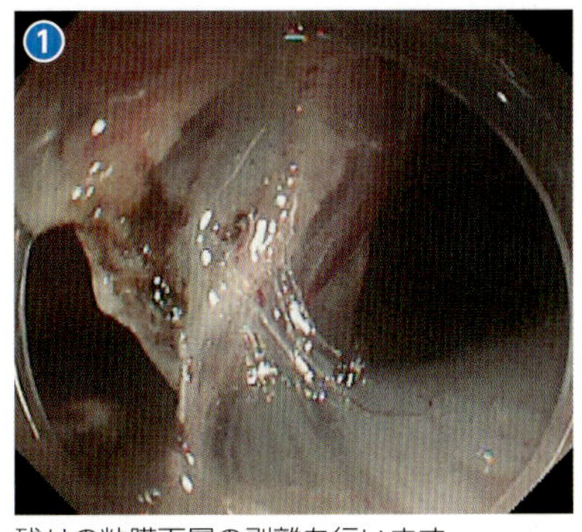

残りの粘膜下層の剥離を行います

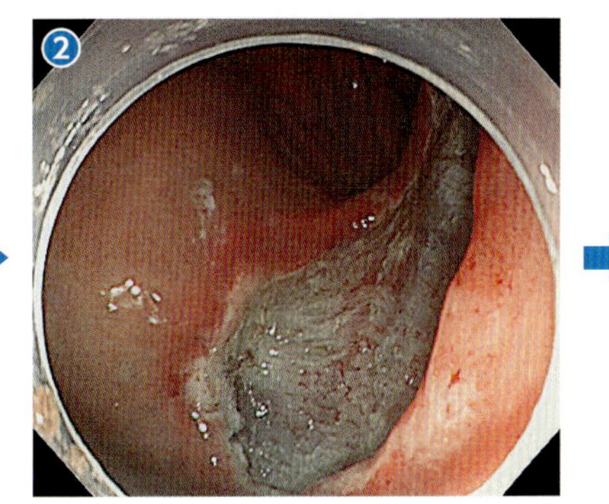

剥離完了

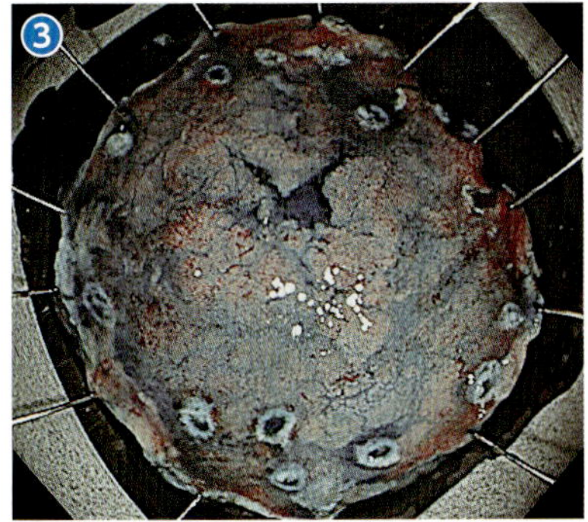

切除標本

図7　残りの粘膜下層を剥離

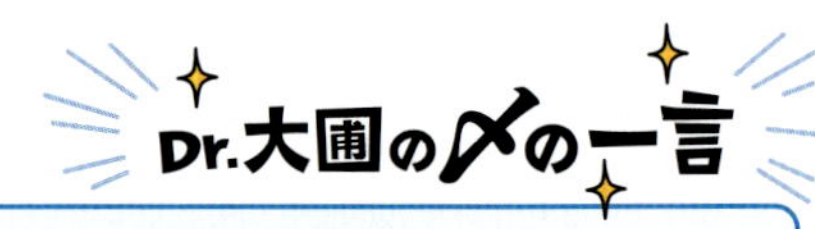

胃の大彎にかかる病変では，血管や脂肪の層があり，その層で勝負しているといつまでたっても迷宮入りのままです．正しい深度で勝負するようにしましょう．

そして，ある程度の出血をすることも予想されるため，水の溜まりやすい大彎側から処理をするようにしましょう．でないととり返しがつかないことになります．この病変では難易度を難しくするのも，しないのも自分次第です．しっかりとした戦略が大事になります．

Case 6

【大腸】

直腸LST-GM

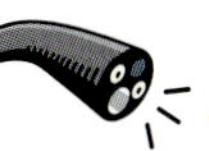

反転する？ しない？

症例

41歳女性．病変は直腸RaからRsにかけての50mmのLST-GM.

〈治療方針〉

この病変は直腸の病変なのでスコープは上部用スコープでも問題ありません．われわれは術前に操作性に問題ないと判断すれば，小回りが利いて操作性の良い上部用スコープで施行しています．

さて，まずは潜り込みをつくりたいところですが，口側からと肛門側からとどちらからやるのがよいでしょうか？

内視鏡写真だけ見れば，一見視野もとれている反転像がやりやすいように見えますが，反転操作はやや操作性が悪く，やや窮屈な操作となります．粘膜切開まではできますが，潜り込みまでは難しいかもしれません．順方向の操作では，きちんと脱気してみれば口側もしっかり視認できますし，局注で隆起をつくることで自ら視野もつくれます．であれば，スコープ操作に融通の利く順方向からの操作がよいでしょう．

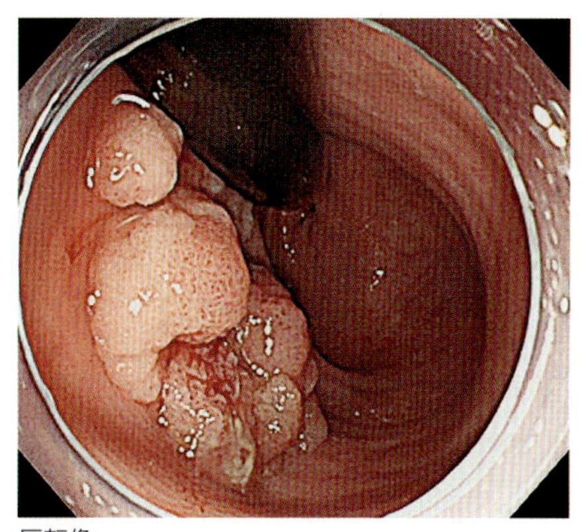

反転像

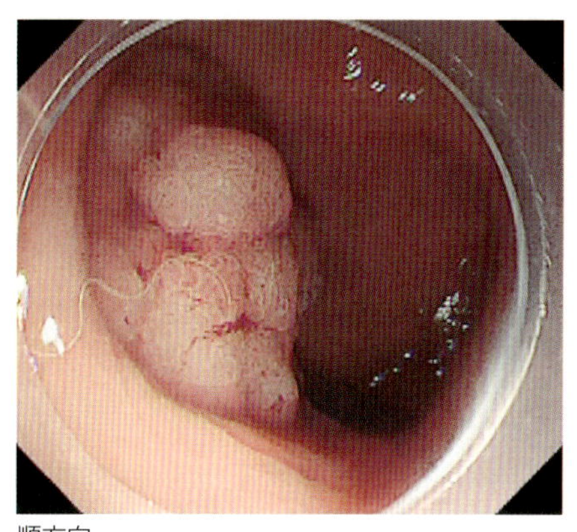

順方向

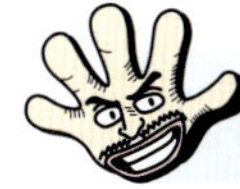

Hands On開始！

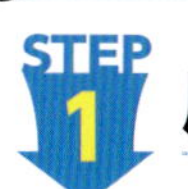

STEP 1 局注

参照 第2章-4

治療方針は決まりました．まず手前（肛門側）から局注をしていきます．

本症例ではスコープが触っていない状況では，病変は肛門側から口側にかけて下り坂です．そのまま局注針を刺そうと思っても，粘膜とも水平に近い角度になってしまいますし，なかなか良い層には入らないです．入ったとしても高い膨隆をつくることはできません（図1）．ここでは，フードをうまく利用して，手前側の粘膜を押し下げることで粘膜にテンションをかけて，粘膜と局注針の軸をなるべく垂直に近い角度にもってきて，そこから局注をするようにしましょう（図2）．

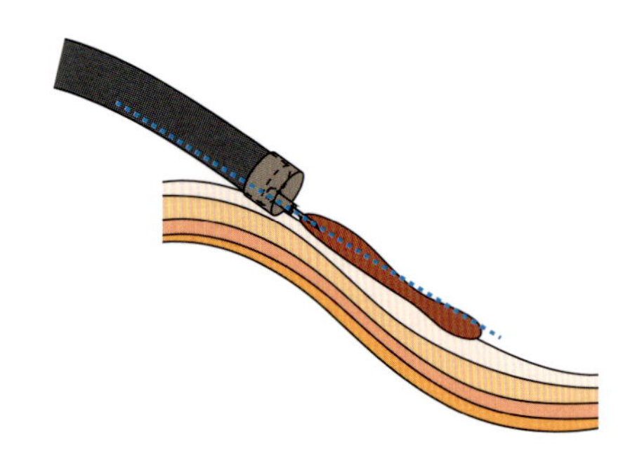

局注針の軸が粘膜下層に向かわず，浅い層になっています．針先も粘膜をかすってしまいます

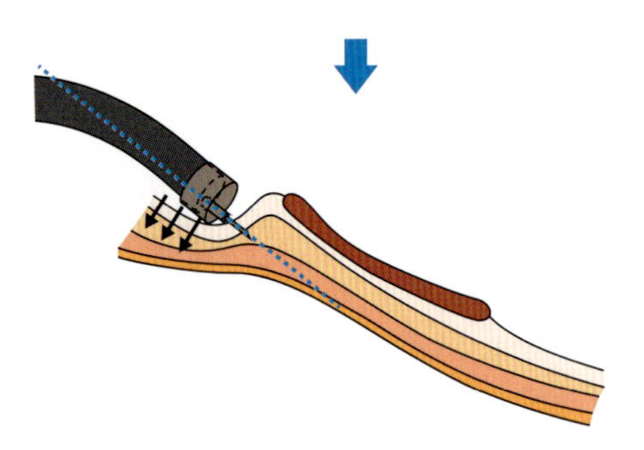

スコープで病変手前の粘膜を押し下げることで，局注針の軸が粘膜下層に向かいます．
針先も粘膜に対して垂直に近い向きになり刺入しやすくなります

図1　フードで手前を押し下げる

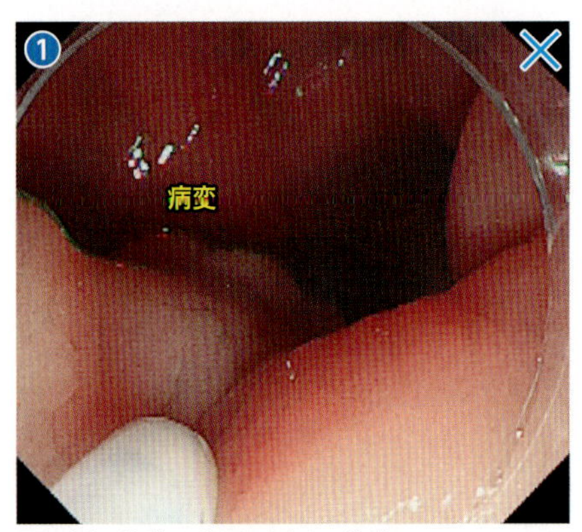

悪い例：粘膜と水平に近く，粘膜にテンションもかかっていません

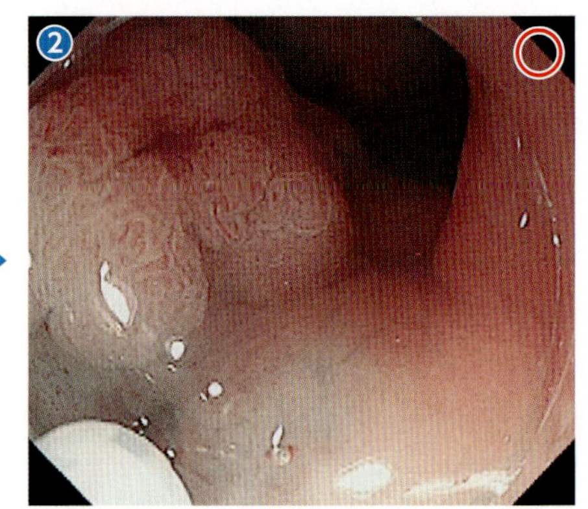

良い例：フードで手前の粘膜を押し下げることでテンションをつくっています

図2　粘膜と垂直に局注

しっかりと粘膜下層に局注液が入っていくのを確認できたら，さらに高い膨隆をつくるべく，脱気して針先を管腔の中心にもっていくようにします（図3）．ただし，意識するあまり針先にテンションをかけすぎないように気を付けてください．粘膜が破けると針穴どころか，針の長さ分破けますので（当センターであれば4 mm），せっかく入った局注液が漏れていくことになります．

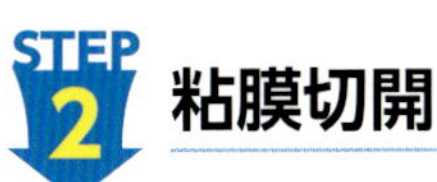

STEP 2 粘膜切開

参照 ▶ 第2章-7

では粘膜切開に移ります．潜り込みを意識しての粘膜切開を行う必要がありますので，潜り込みのスペースをつくるべく，最初の粘膜切開はフラップをつくるようにU字切開をするようにしましょう．また粘膜切開を開始する前は，一番局注液での膨隆があるタイミングでもあります．ですので，最初の切開でどれだけ剥離ぎみに切れるかもポイントとなってきます．ある程度しっかり押しつけて，粘膜，粘膜筋板，そして粘膜下層まで少し切れるように一太刀目をいれましょう．ではU字をつくるうえで，この病変はどこから切りはじめるのがいいのでしょうか．

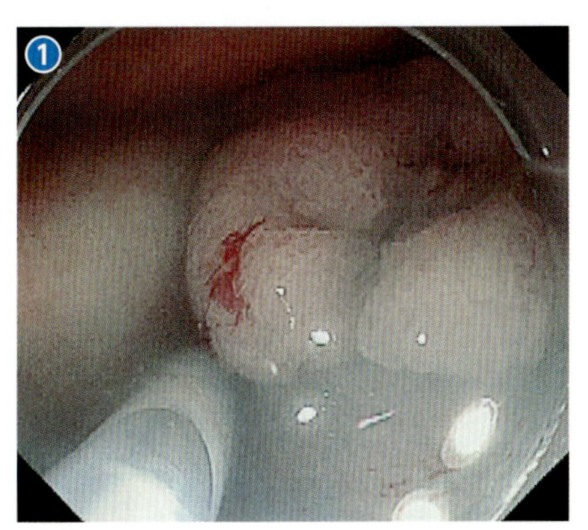

粘膜下層に局注液が入っているのを確認します

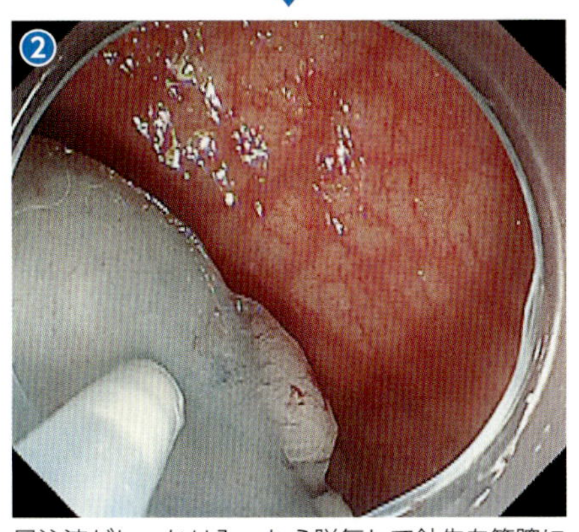

局注液がしっかり入ったら脱気して針先を管腔にもっていきます

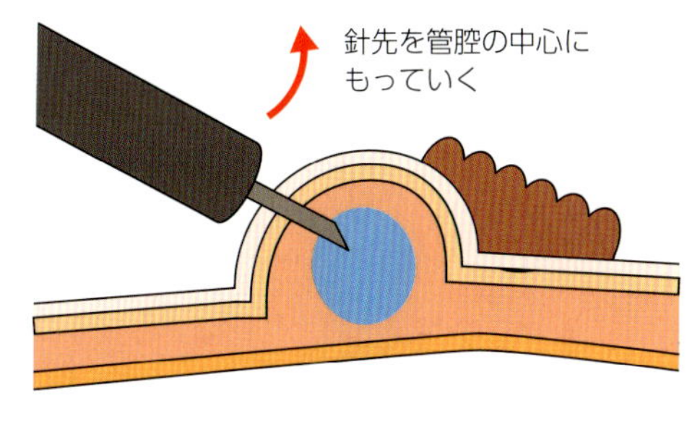

図3　高い膨隆をつくる局注

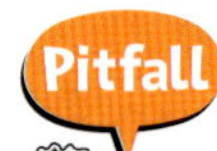

目の前でなく，全体を俯瞰しよう

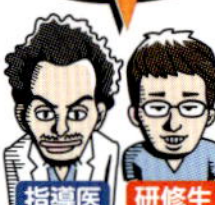

研修生：局注液が入っている今のうちに，粘膜切開に移ります（図4）.

指導医：どこから切開を開始するつもり？

研修生：手前からフラップをつくりたいのでU字ですよね？

指導医：（そうじゃなくて…）どこが切りづらそうなの？

研修生：重力側（❸の画面6時方向）が管腔もつぶれていてやりづらそうです

指導医：そうだね．上のほうはいつでも切れそうだから後回しでもいい．そっちを先に切ると余計重力側がつぶれてやりづらくなるよ．しっかり6時方向から切ったほうがいいね.

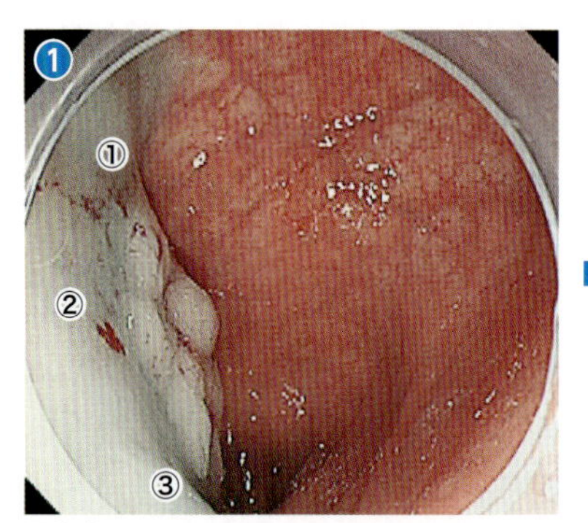

局注後

重力側の③の位置が管腔もつぶれていて一番難しそうです

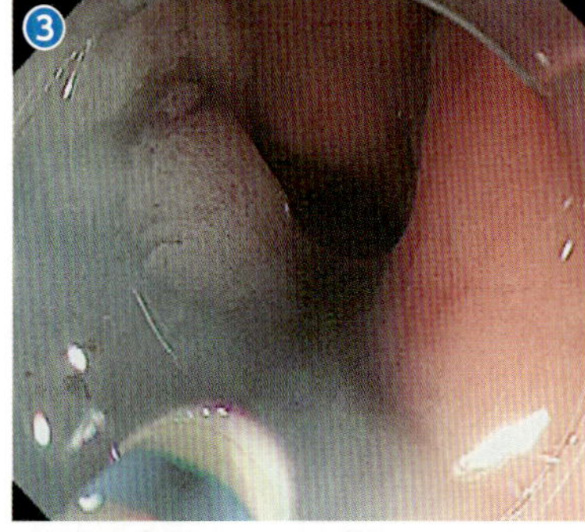

重力側の③から②→①の順に切開を開始しましょう

図4　切りづらいところから粘膜切開

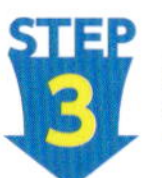

潜り込み

参照▶第2章-12

ではなるべく潜り込みをスムースに行いたいところです．粘膜切開である程度，粘膜筋板を越えて切るようにしていますので，そのまま潜り込み（剥離）に移りましょう．ここではQC method（Quick and Clean method）を使って潜り込みをしてみましょう（直腸であれば血管が豊富ですので，QC Methodの使用は注意しなければいけませんが，明らかに血管が少なそうであれば使用していいと思います．本症例は直腸S状部であり，血管も少なく，同方法で行っています）．しっかり押しつけて切っていれば，もし出血したとしても，出血点がすぐに確認できますので，十分止血は可能です（図5）．ここで躊躇して中途半端に浅く凝固モードで切ると潜り込みはできないし，出血点は見えないし，といったことになってしまいます．しっかりとエッジをとらえながら，フードで粘膜をそっと持ちあげるような感覚で粘膜下層を視野にとらえましょう．ここが勝負どころですので，使えるテクニックはすべて駆使しましょう．

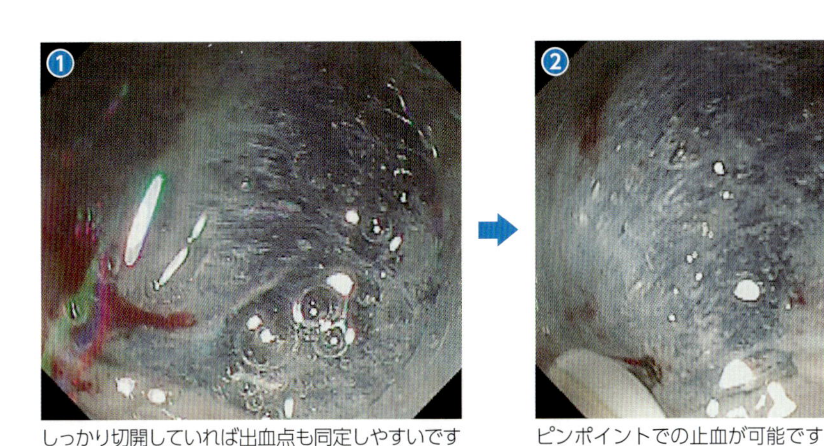

①しっかり切開していれば出血点も同定しやすいです　②ピンポイントでの止血が可能です

図5　QC methodであれば出血点も容易に同定

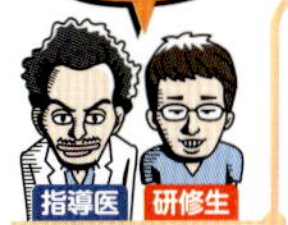

Quickっていうけど，ただ急いでもうまくいきません

movie 57

研修生：早くやりたいですけど，場所も悪いし，なかなかうまくいきません．

指導医：急いだからって，早く潜れるわけではないんだよ．的確にやっていくから，結果的に早いというだけなんだ．そこを間違ってはだめだよ．

研修生：エッジをとらえて，右手は離せないから，左手で鉗子を入れて，切りたいところにピンポイントで合わせて…潜り込めそうです（図6）．

指導医：まあ，まずまずかな（ちょっとは上手くなってきたもんだな）．

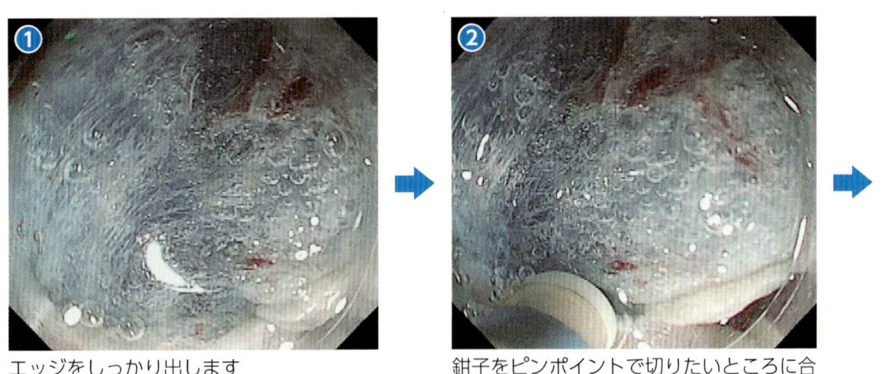

①エッジをしっかり出します　②鉗子をピンポイントで切りたいところに合わせます

図6　エッジ（辺縁）をしっかり出して潜り込み

（次ページにつづく）

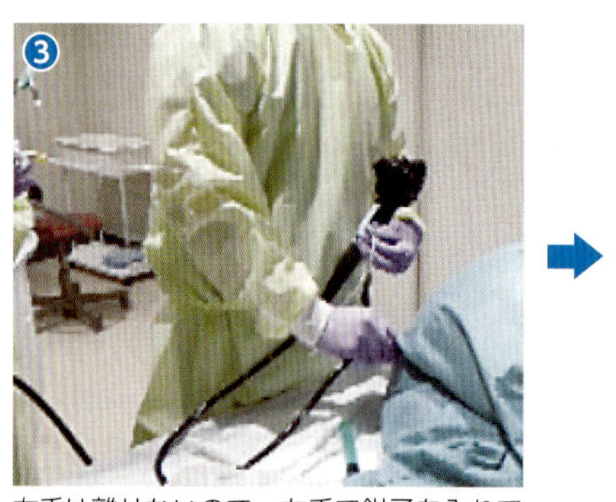

右手は離せないので，左手で鉗子を入れています

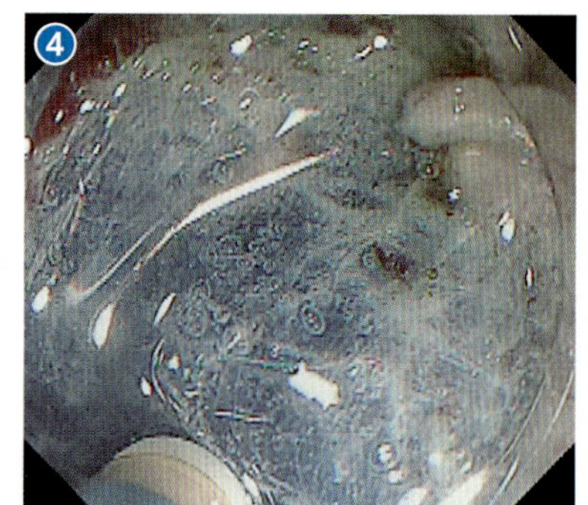

潜り込みが可能になりました

図6　エッジ（辺縁）をしっかり出して潜り込み（つづき）

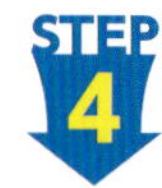

辺縁のトリミング，終点

参照▶第2章-13

手前が潜り込めるようになったら，次は辺縁のトリミングおよび終点をつくっていきましょう．粘膜によるテンションもまだ欲しいので重力と反対側（画面0時方向）は残すようにしました．しっかり粘膜筋板を突破して辺縁のトリミングを行っておくことで剥離の段階がうんと楽になります．

終点（口側）では反転操作，順方向での操作どちらもメリット・デメリットあるかと思います．そこを理解したうえで選択するのが大事です．知らないで一辺倒にやるのは意味がありません．

本症例では前述のように順方向で操作しています．そうすると終点では病変下の剥離ができません．では，トリミングはどこまでするべきでしょうか？ 文字通り終点ですから，きちんと設定しないとゴールがわからないだけでなく，終点は辺縁でもあるのでしっかりと外しておかないと，辺縁を残すことになってしまいます．健常粘膜側をしっかりトリミングすることで安全にかつ辺縁を処理してあげましょう（図7）．

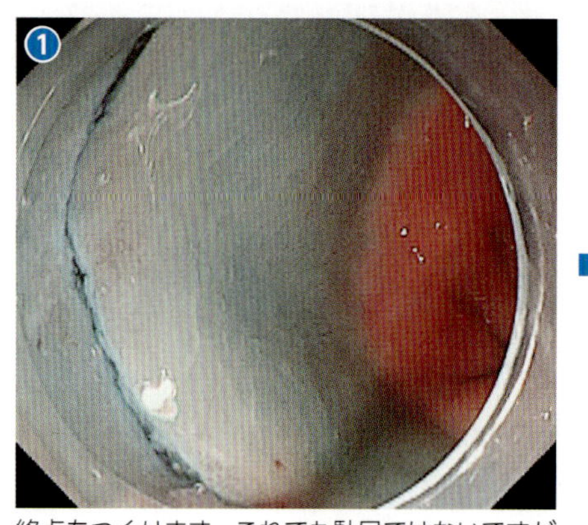

終点をつくります．これでも駄目ではないですが

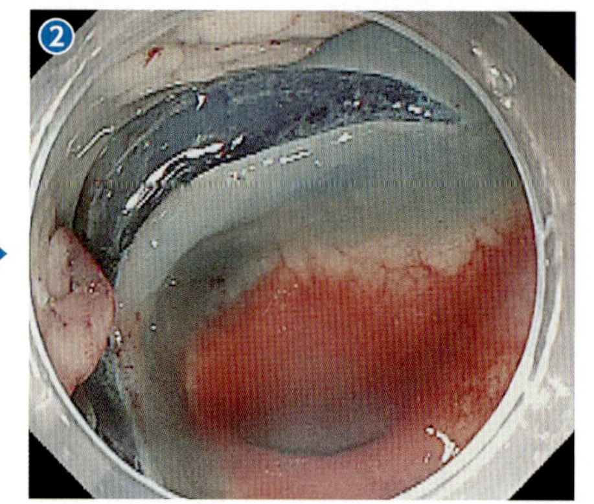

口側（健常粘膜）をトリミングすることでしっかりと終点をつくりましょう

図7　健常粘膜をトリミングし終点をつくる

STEP 5 全周切開，剥離

参照 ▶ 第2章-18

重力と反対側の粘膜切開を残している状況で，重力側のトリミング，剥離を十分に進めていきます（図8）．口側からの剥離も追従するように進めていきましょう．十分に重力側を処理して粘膜のテンションが不要と判断したら，全周切開します（図9）．あとは剥離をしていくのみです．ここでもしっかりとフードで線維を立てて，粘膜下層の線維の束にテンションを常にかけるように意識して効率よく剥離をしていきましょう（図10〜12）．

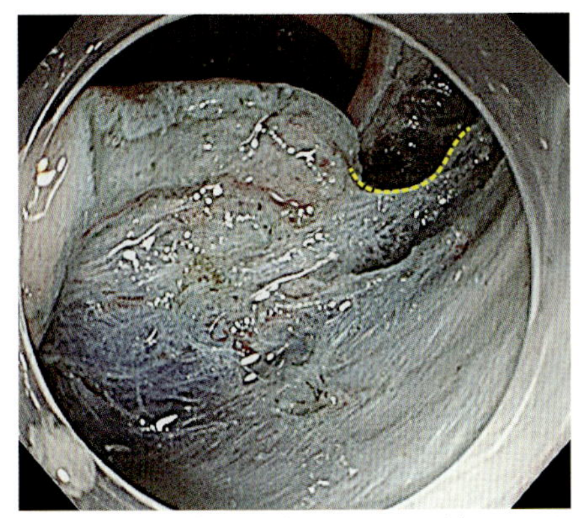

重力側のエッジ（▬▬）をしっかり外していきましょう

図8　重力側の剥離

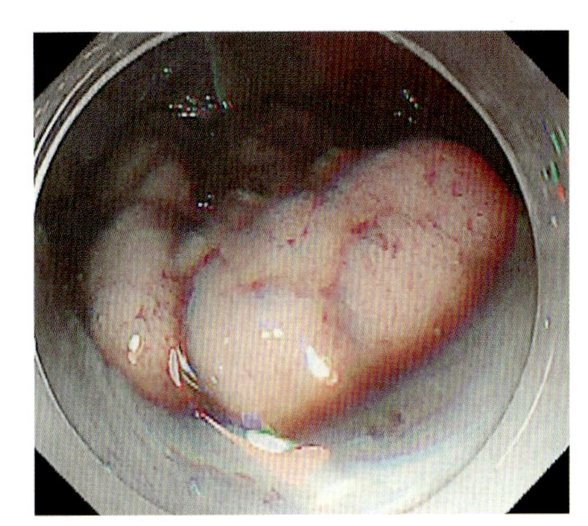

図9　全周切開

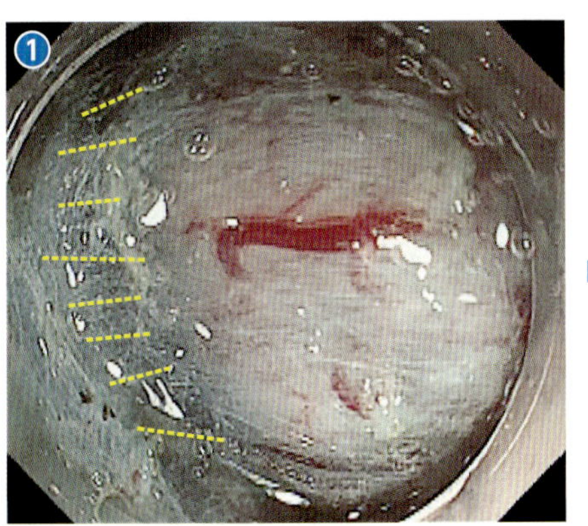

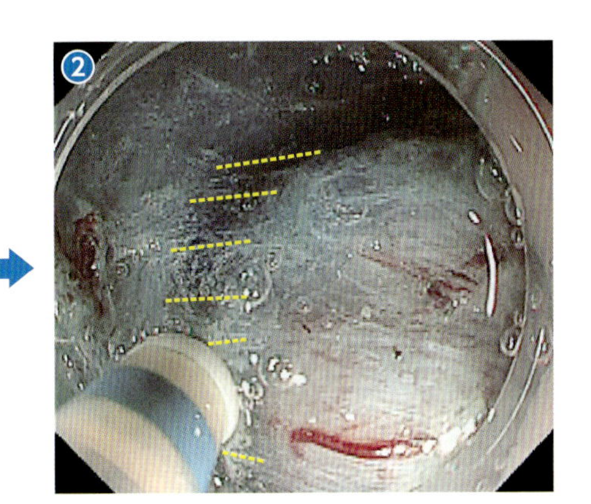

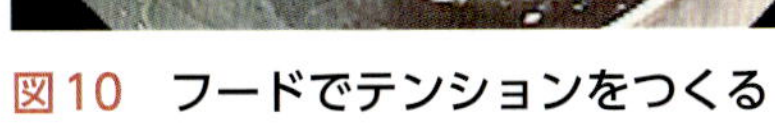

図10　フードでテンションをつくる

フードでしっかりと粘膜下層の線維の束（▬▬）にテンションがかかるようにします

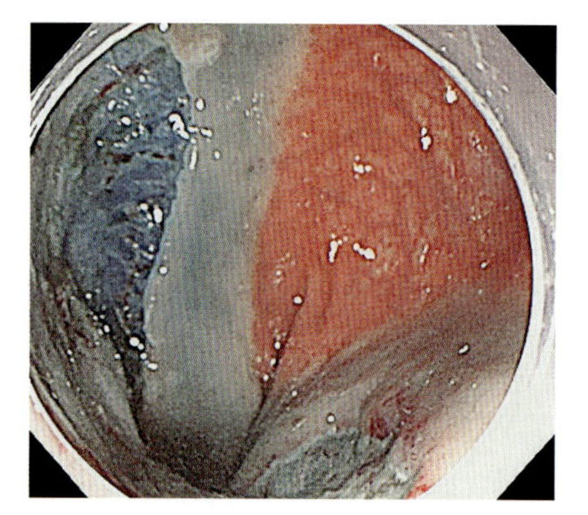
図11　一括切除

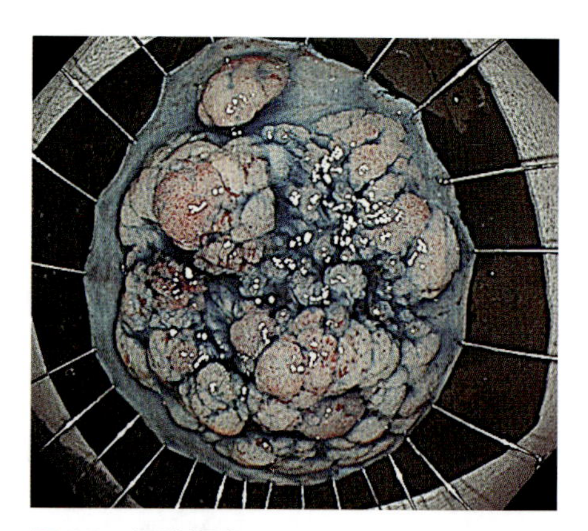
図12　切除標本

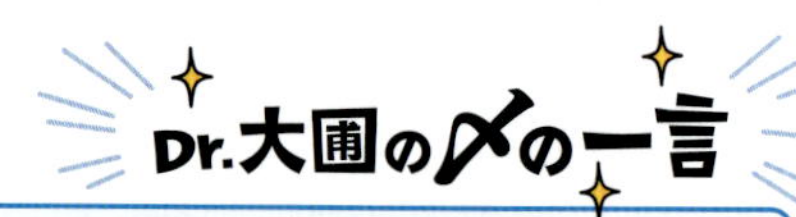

直腸の病変は大腸のなかでは操作性が悪くはありませんが，それでも屈曲があり，決して簡単な症例ではないと思います．潜り込みまでいかに早くできるかを心がけていますが，くどいようですが雑に急いでやるから早いのではなく，効率的に的確にやる結果早いだけなのです．

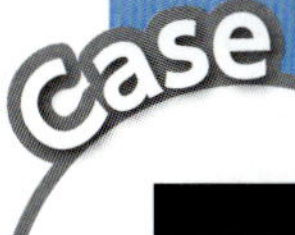

Case 7

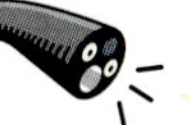

【大腸】

S状結腸LST-NG（PD）

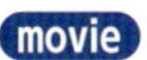

スコープが安定せずに右手が離せません

症例

66歳男性．病変はS状結腸の約半周性の40 mmのLST-NG（PD）病変

〈治療方針〉

この病変はS状結腸なので，スコープの安定感が得られません．視野を安定するためには右手は常にスコープを保持しておく必要があります．左手の操作が大事になってきます．

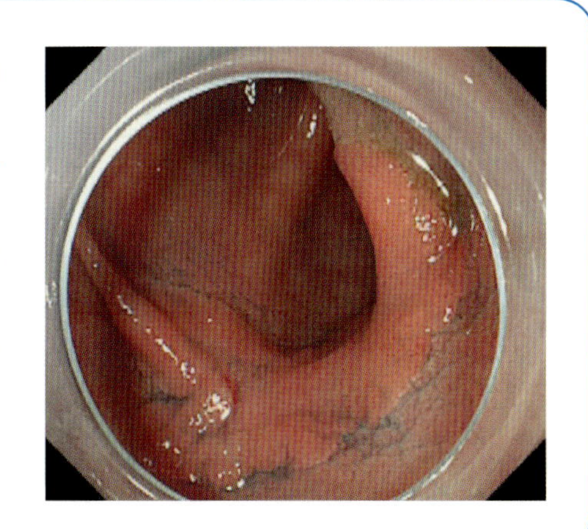

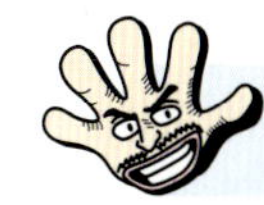

Hands On 開始！

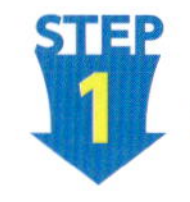

STEP 1 局注

参照 ▶ 第2章-3

まずは潜り込みを行いたいので，手前（肛門側）から局注をしていきます（図1）．しかし，この症例はS状結腸のS-topに相当する位置に病変があり，右手を離すと視野が保てません．スコープを押してそのまま局注針を刺すテクニックがありますが，粘膜を貫くに

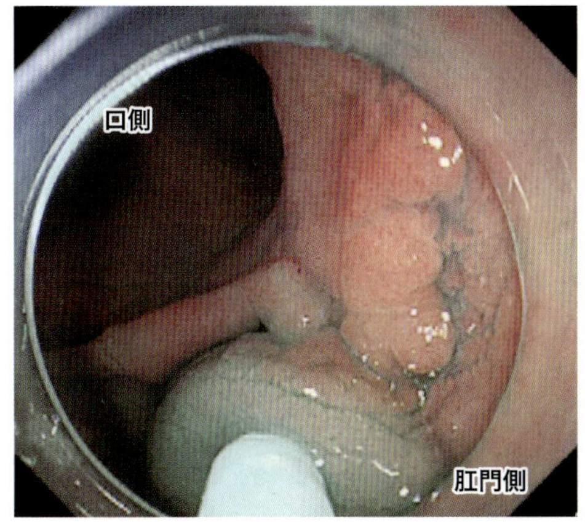

図1　肛門側に局注

はある程度スナップを利かせる必要があり，ここではその方法は向いていません．右手でスコープと局注針を同時に持つことで，局注を行います（図2）．

いったん局注液が入れば，追加の局注は簡単です．しかし，ここで雑にならないでください．しっかり裾野に打つようにして，なるべく局注の回数を最小限にするようにしましょう．“穴の数はできるだけ少なく”です！！ 局注の数だけ穴が増えて局注液が漏れる，血管を刺して出血のリスクが増えるなどといったことが起きてしまいます．

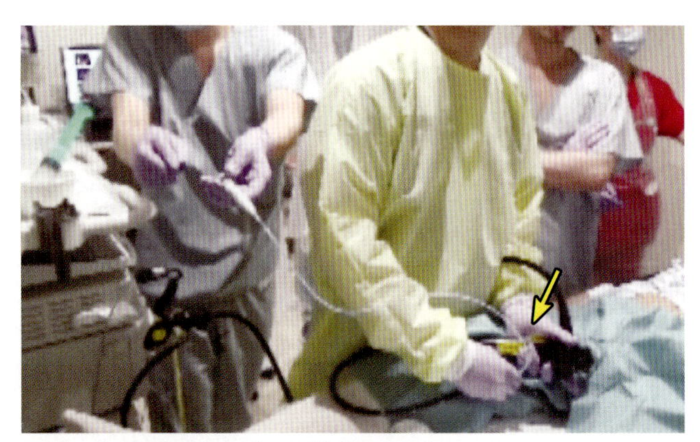

図2　右手でスコープと局注針を同時にもつ

右手でスコープ操作と鉗子操作を同時に行います（➡）

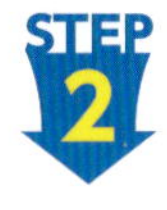

粘膜切開

参照▶第1章-3，第2章-10

食道では終点を先につくりましたが，大腸ではわれわれは，まずは潜り込みをつくることを優先しています．以前は，終点からつくっていましたが，たくさんの研修生を教えているうちに，皆さんが苦戦するのが，潜り込みであることに気付いたからです．さて，ここで鉗子を右手で出すと，どんどん病変からスコープが離れていきます．ここでは右手でスコープは保持したまま，左手で鉗子を出すテクニックを用います（図3，**第1章-3参照**）．

では粘膜切開をいざ開始しましょう．

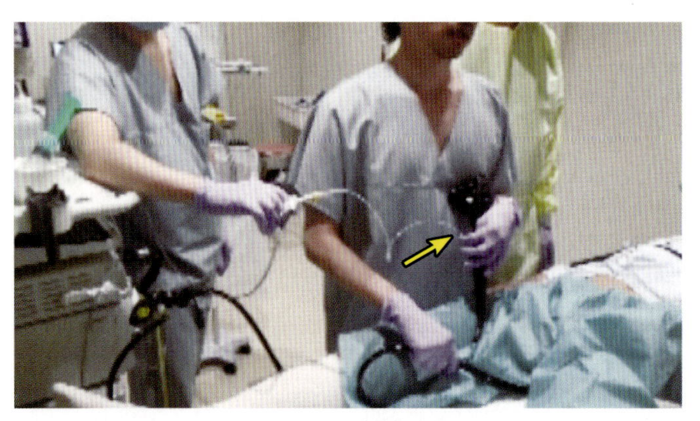

図3　右手でスコープ保持し左手で鉗子を出す

左手で鉗子を出すようにしましょう

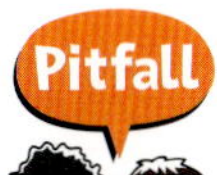
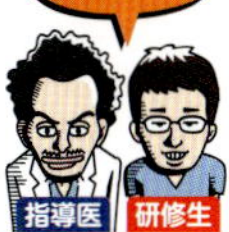

Pitfall 最初が肝心．粘膜切開

movie 58

研修生：局注がしっかり入ったので，粘膜切開始めます．

指導医：しっかりテンションかかってる？

研修生：そのつもりですけど…（図4）．

指導医：それだとなぞるように切るだけだよ．切開を始めるときが，一番膨隆が保たれているときなんだよ．最初にして最大のチャンスのシーンなんだ．ここでしっかり切開をすることが大事なんだ．しっかり粘膜に押しつける方向（デバイスの長軸方向）にもテンションをかけて（図5）．

研修生：筋層が怖い気がしますが．

指導医：最初は膨隆がしっかりあるから大丈夫．しかも押しつけている方向は筋層と平行な向きになっているでしょう．筋層に向けて押しつけているのではないからね．（ただし奥にしっかりテンションをかけていいのは最初のシーンだけだよ）

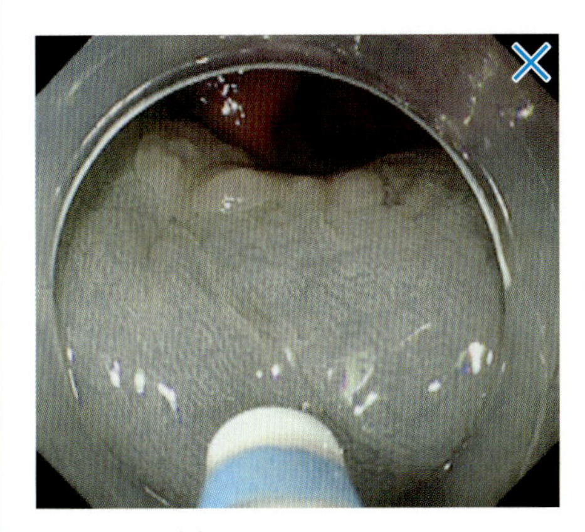

図4　悪い例
先端が粘膜にあたっているだけでテンションが奥（デバイスの長軸方向）にかかっていません．なぞるような切り方では駄目です

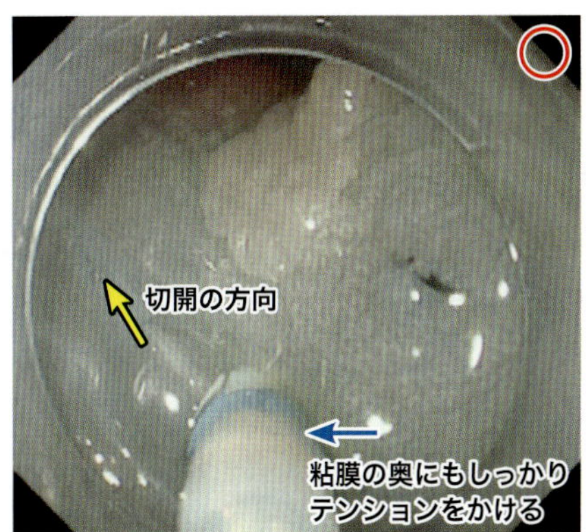

図5　良い例
先端は切開の方向にだけでなく奥（デバイスの長軸方向）にもしっかりテンションがかかっています

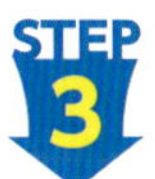

STEP 3 粘膜下層剥離

参照 ▶ 第2章-14

手前（肛門側）の切開をしましたがうまく病変を持ち上げることができません．鉗子でめくってどこの線維が残っているのかを確認しましょう．ここでも丁寧にしないと，線維がどこに残っているかしっかり同定できません．

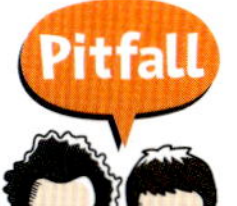
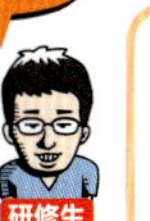

Pitfall どこの線維が残っている？

movie 58

研修生：なかなか潜り込めませんね．どこが切れていないんでしょうか？

指導医：鉗子でめくって確かめてごらん？

研修生：わかりません…（図6）．

指導医：まずは空気の調整．うまく脱気をして，針も出したままだと引っかかるから収納してやるんだ．ほら粘膜下層が見えただろ？（図7，8）

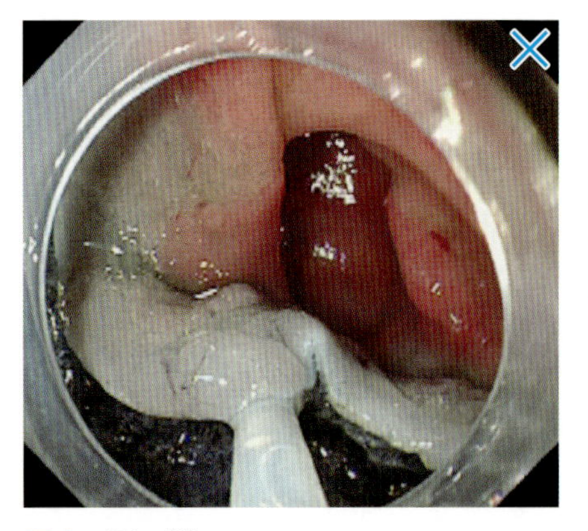

図6　**悪い例**
どこに線維が残っているのかわかりません

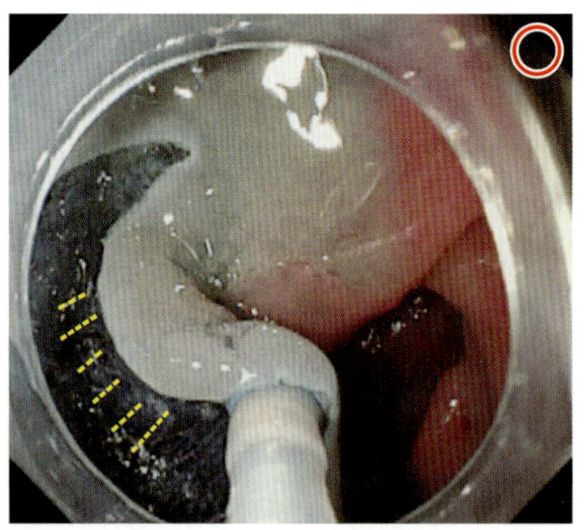

図7　**良い例**
残っている粘膜下層（------）がしっかり視認できます

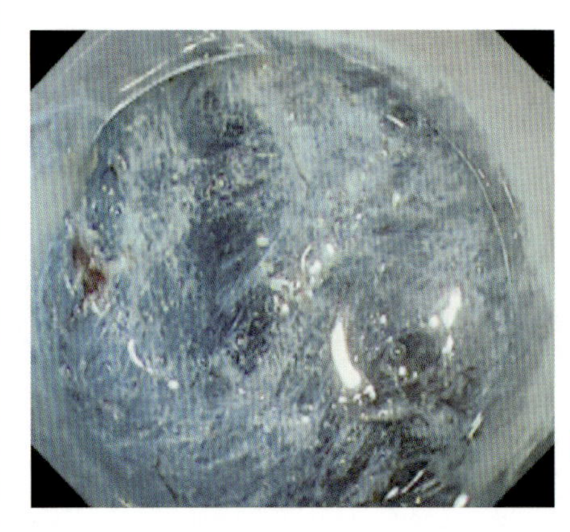

図8　**邪魔な線維を見つける**
同部位を剥離後，潜り込みが可能になりました

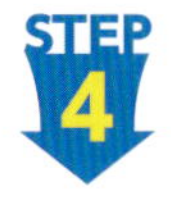

辺縁のトリミング（＋トリミングの延長としての剥離） 参照▶第2章-16

手前（肛門側）が潜り込めるようになったら，次は終点および辺縁の切開を行います．さてここで，ただ粘膜を切開するだけでなく，粘膜筋板までしっかりとること，さらには横方向もトリミングをしっかりしておくことが大切です（図9）．ここを怠り，取り残すと終盤痛い目に合います．終盤では局注液もしっかり入らないからです．さて，しっかりトリミングを終えていつでも剥離ができるようになったところで，全周切開に移行しましょう（図10）．

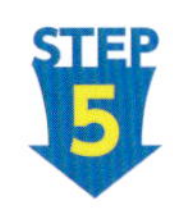

全周切開，剥離

さて全周切開を置いたら，あとは剥離をしていくのみです．ここまでしっかりトリミングをしていれば，もちろんこのままでも問題ないかと思います．

なお，大腸の場合は体位変換が非常に有効なことがあります．行き詰った場合は，ふと冷静になってみましょう．本症例では最後のシーンで剥離がやや難しく，体位を変えることで一気に視野が開きました（図11，12）．無事筋層を傷つけることなく一括切除にて切除できました（図13，14）．

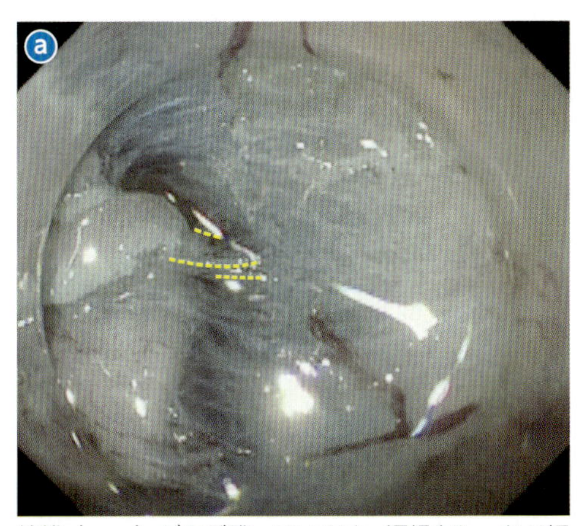

線維（▬▬）がまだ残っています．辺縁をしっかり切開しましょう

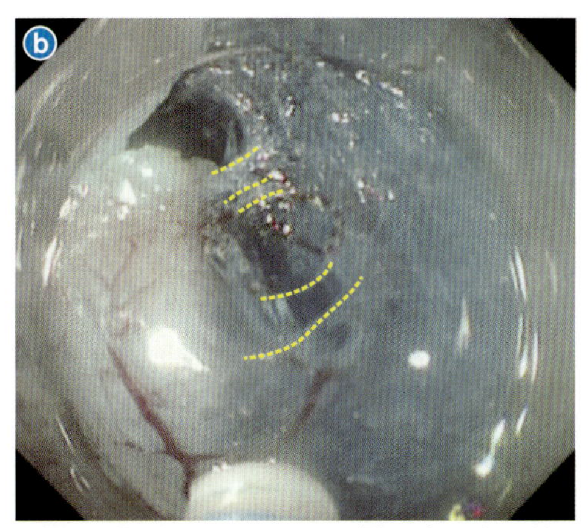

辺縁の一部は切開できていますが残り（▬▬）も落とすようにしましょう

図9　辺縁をしっかり処理

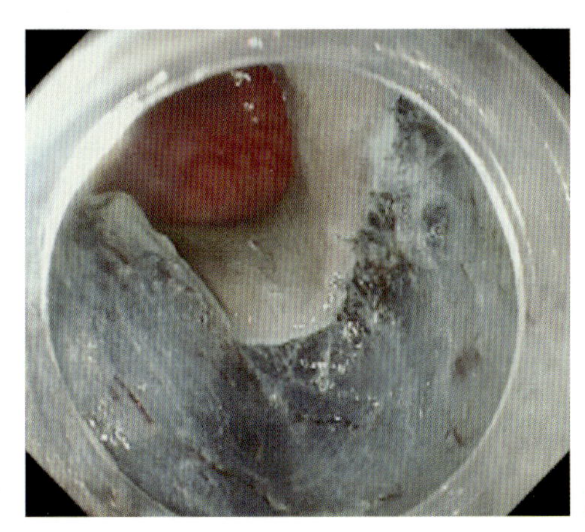

図10　いつでも剥離ができる状態

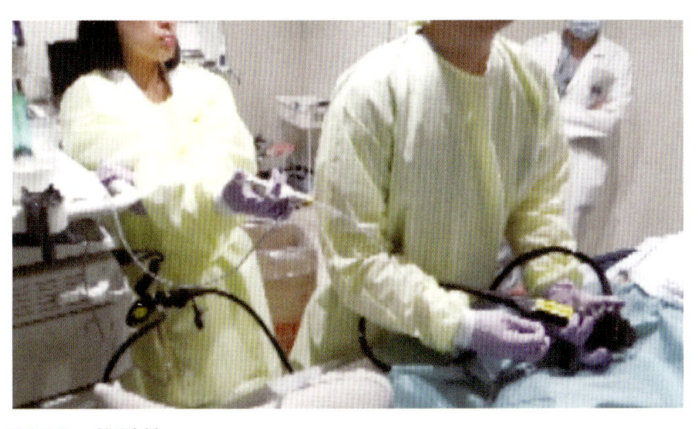

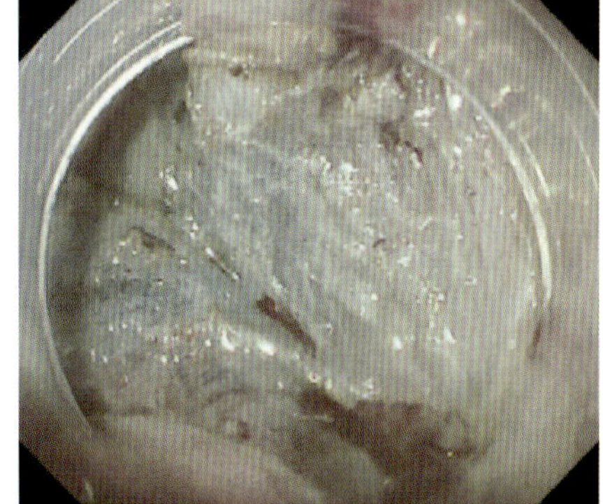

図11　仰臥位

粘膜下層にテンションがかかりづらく，残っている粘膜下層もわかりづらいです

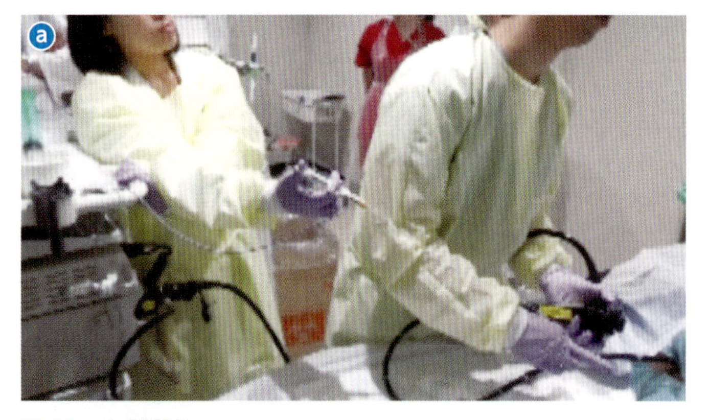

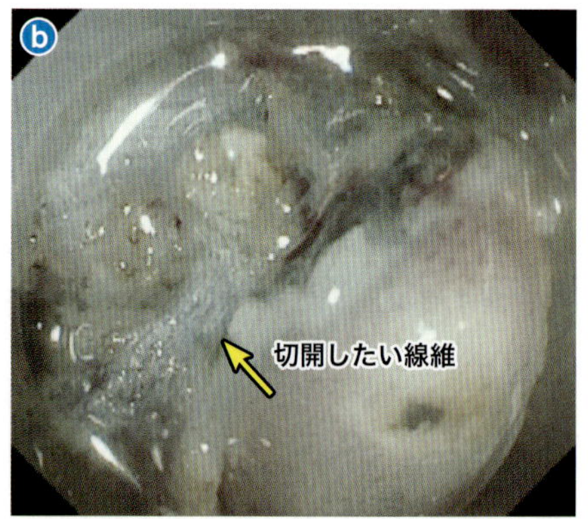

図12　左側臥位

体位変換が非常に有効でした

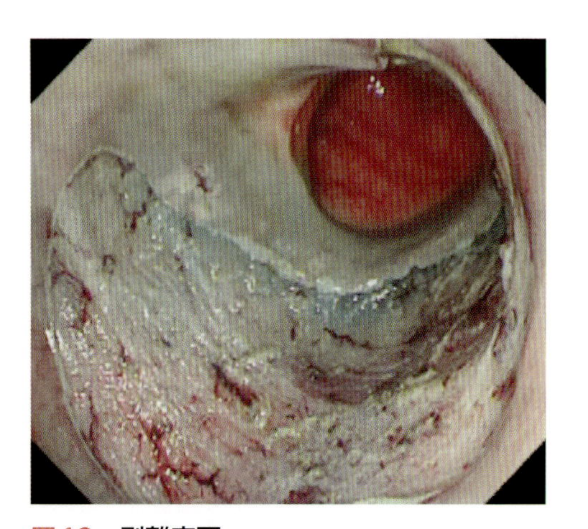

図13　剥離完了

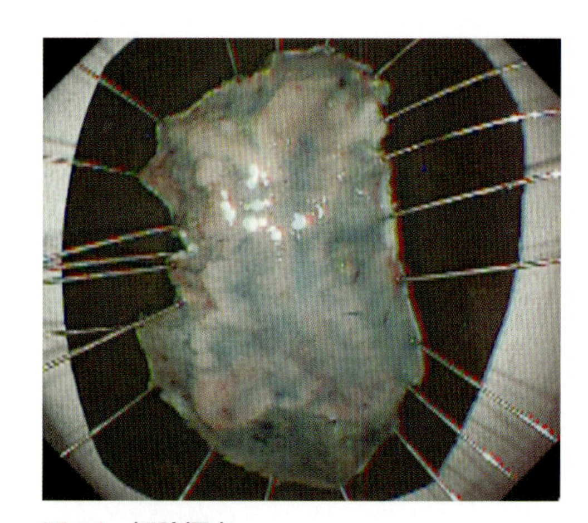

図14　切除標本

Case 8

【大腸】

盲腸LST-NG（PD） movie

腸管（筋層）が垂直にそり立つ病変．さあどうしましょう

症例

66歳女性．病変は盲腸の50 mmのLST-NG（PD）の病変です．

〈治療方針〉

この病変は盲腸の病変でバウヒン弁や虫垂開口部のちょうど間に位置しているようです．盲腸は腸管壁がどうしてもスコープと垂直になってしまう場所です（ⓑ）．術時間の経過とともに手前の管腔が伸びしていまい操作性が悪くなる可能性もありますので，それも念頭に置いておく必要があるでしょう．また，腸管壁も薄いため慎重にやる必要があります．操作性を考えると仰臥位でスタートするのがいいでしょう．適宜，体位変換も駆使していきましょう．

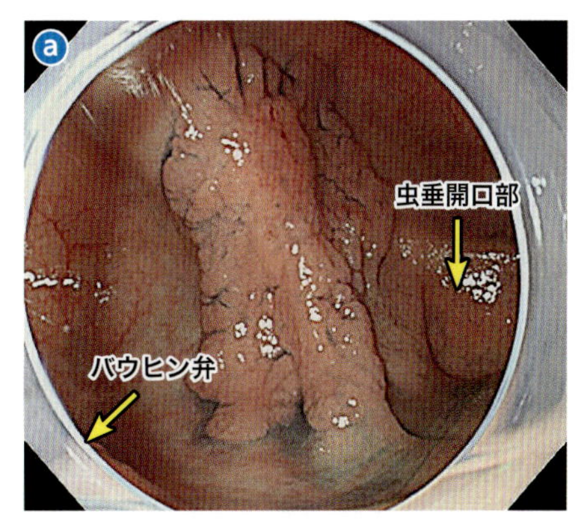

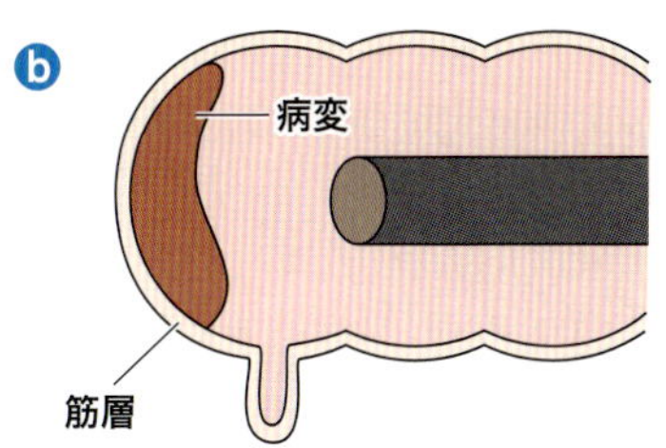

盲腸では筋層（腸管）が垂直にそり立っています

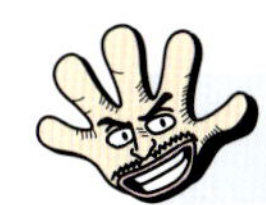

Hands On 開始！

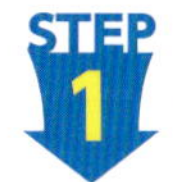

STEP 1 局注

参照 ▶ 第2章-3，4

ここでもやはり潜り込みをつくりたいので，6時方向から潜り込んでいけるように局注をしていきます．6時方向に重力がかかっていますので（図1），ここを残してしまうと，より重力方向に病変がずり落ちてきてしまい，最終局面でにっちもさっちもいかなくなる可能性があります．

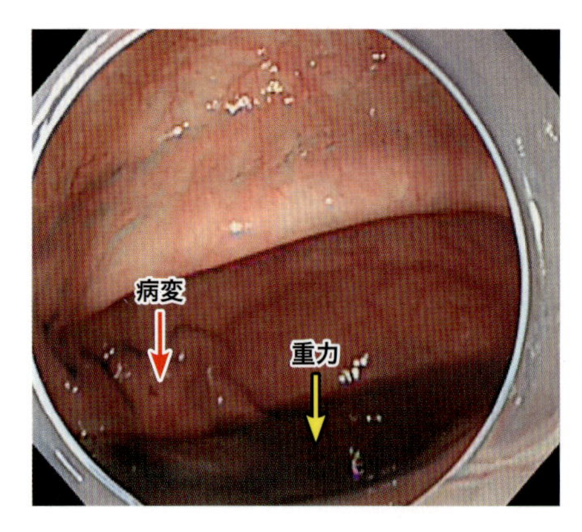

図1　盲腸での動方向を考える

6時方向に重力がかかっているので，12時方向の剥離を進めると，病変が6時方向にずり落ちてきてしまいます

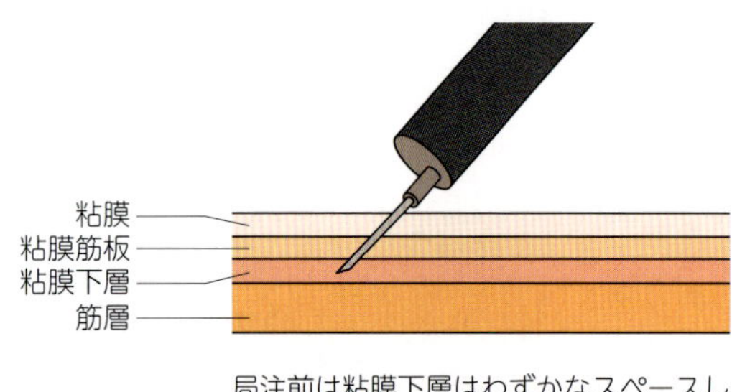

局注前は粘膜下層はわずかなスペースしかない

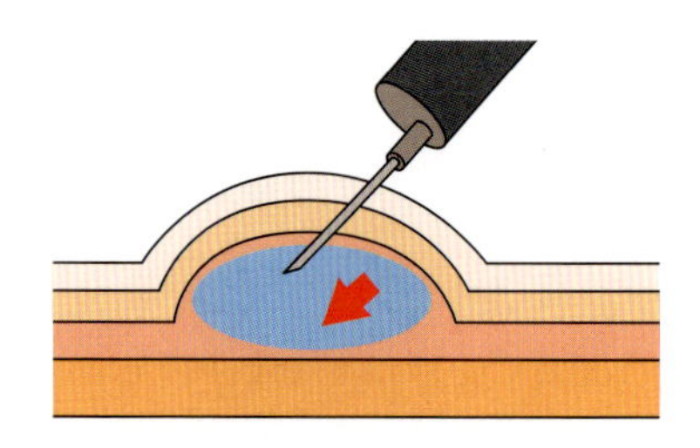

局注でスペースができたら，針先が抜けないように針を深く入れる（➡）

図2　針先が抜けないように局注をする

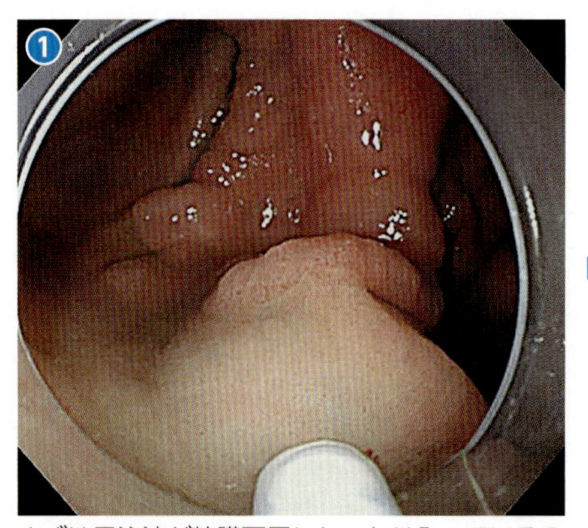

まずは局注液が粘膜下層にしっかり入っているのを確認します

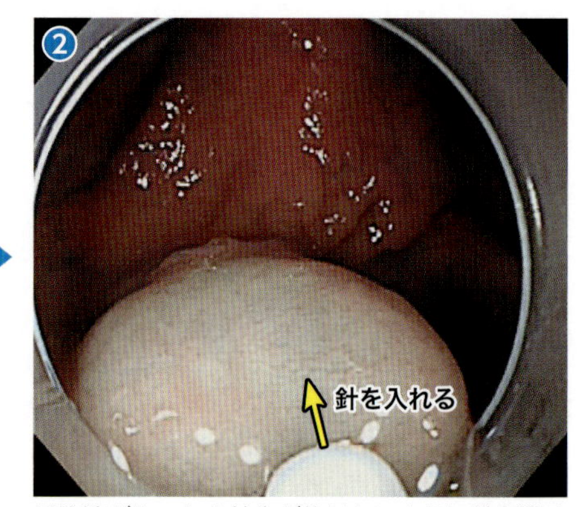

局注液が入ったら針先が抜けないように針を深く入れます

図3　1回目の局注後，針を深く入れる

盲腸では局注の膨隆の上がりが悪いことも多く，とにかく良い膨隆を得ることを意識しましょう．上行結腸や盲腸では局注が少し難しいです（皆さんEMRなどで経験していると思います）．どうしても，局注針を刺すときに，スコープは反作用で押し戻されるので，力が伝わりにくいからです．スコープで穿刺をすると，力が逃げることはないので局注を

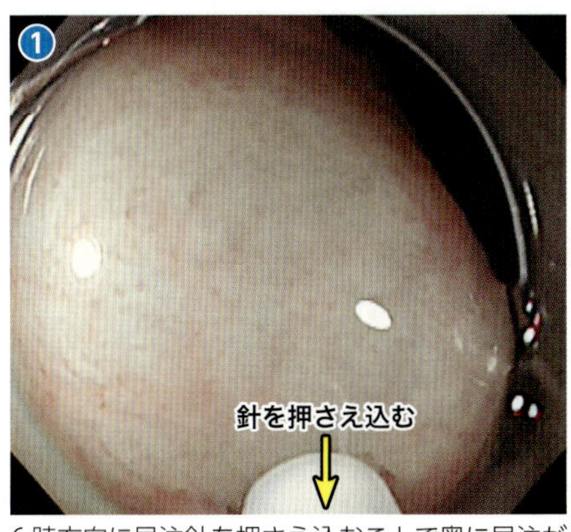

6時方向に局注針を押さえ込むことで奥に局注が広がります

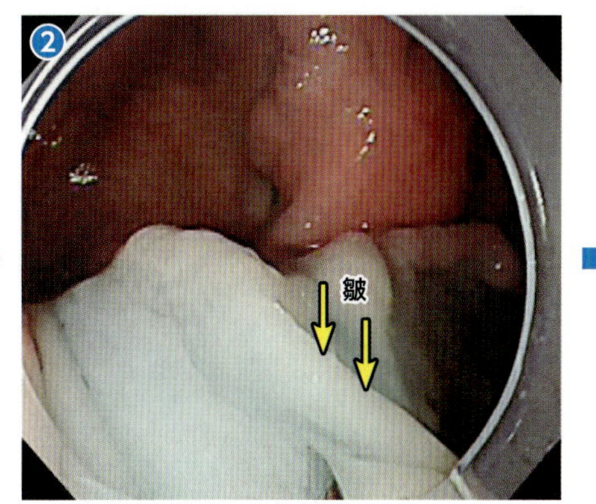

局注後に粘膜に皺（⇨）があると切開しづらいです．粘膜がピンと張った状態のほうが切開はしやすいので，局注は粘膜が張った状態を目指しましょう．追加で局注をしましょう

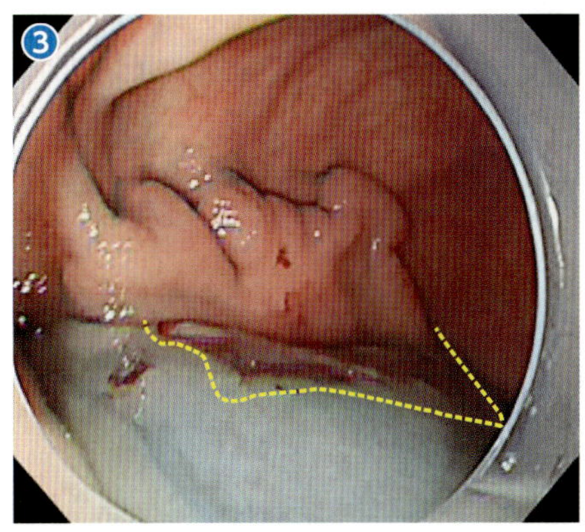

口側に張りのある膨隆が得られました（┅┅は病変の境界）

図4　膨隆をデザイン

成功させるのには有効です．粘膜下層に局注液がしっかり入り始めたら，ある程度きれいに局注液が入ってきたところで，いつも通り今度はすっと針を深いところに入れるようにして針先が抜けないようにしましょう（図2，3）．高くてテンションのかかった膨隆をつくるべく針先を調整することで膨隆をデザインしていきましょう（図4）．

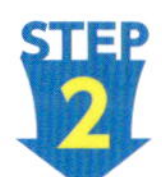

粘膜切開，潜り込み

参照 ▶ 第2章-10，11

では，粘膜切開に移ります．粘膜切開はこれまで同様にU字切開をするようにしましょう．水没する位置（6時方向）のうえ，腸管もスコープと垂直に立ちます．膨隆がしっかりある最初が肝心です．デバイスをしっかり押しつけて，粘膜，粘膜筋板，そして粘膜下層まで少し切れるように一太刀目を入れましょう（図5）．

U字切開をつくったらそのままフラップをつくるようにしたいのですが，この症例では，簡単に粘膜下層が開かず，粘膜下層を視認するのは難しい状況です．もちろん大原則は目の前で見えているところを処理していくのですが，潜り込むまでは必ずしも目の前に切るべき線維が視認できるわけではないのです．この場面では，ある程度のブラインド操作はやむをえませんので，より安全に切るためには鉗子を少し長めに出し，鉗子をやや持ち上

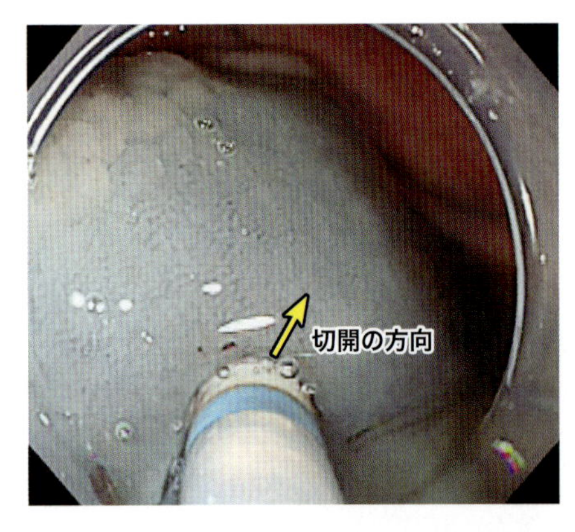

図5　粘膜切開

しっかり押さえつけて切開をします

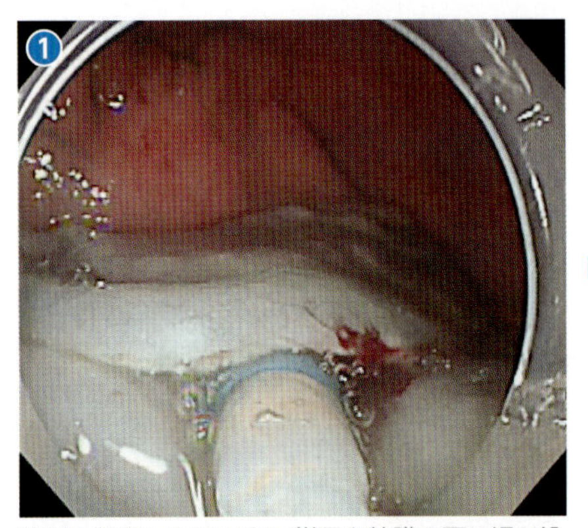

筋層と平行になるように鉗子を粘膜の下に滑り込ませます

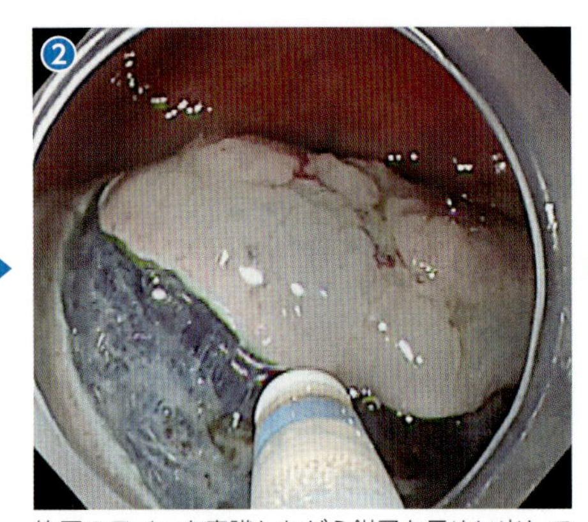

筋層のラインを意識しながら鉗子を長めに出してシースで粘膜をめくり上げながら，剥離を進めていきます

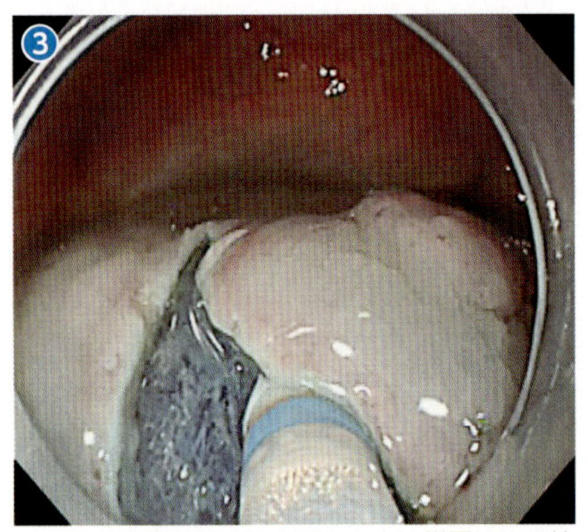

シースで粘膜をめくり上げるときは鉗子はやや持ち上げるようなイメージで．ただ粘膜は傷つけないように剥離は筋層に平行に

図6　筋層を意識し安全に切開

げるようにすることで先端が筋層に向かないようにします．もちろん筋層を傷つけないように，かつ粘膜側に持ち上げるときに剥離した粘膜を焼いてしまわないように気をつけながら，筋層と平行に鉗子を入れて線維を剥離していくようにしましょう（図6）．ある程度剥離していくと，無理なく潜り込むことができるはずです（図7）．

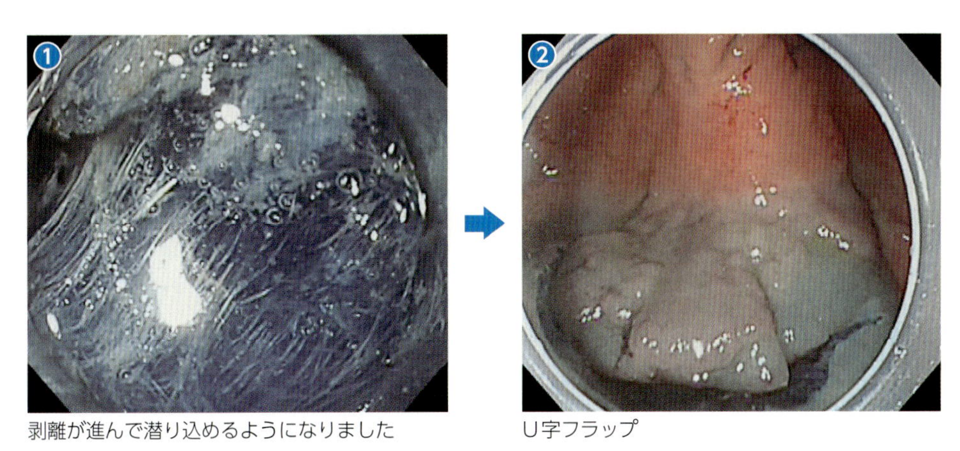

剥離が進んで潜り込めるようになりました　　U字フラップ

図7　潜り込みをつくる

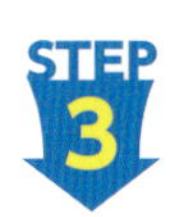

剥離

U字切開した分，剥離が終わりましたので両サイドの粘膜切開を追加して，剥離を進めましょう（図8）．

しかし，いよいよ病変中心部に近づくにつれて，筋層が垂直にそそり立ってきて，剥離を進めていくのが容易ではなくなってきました．さて，ここでは重力の方向を変えてみましょう．

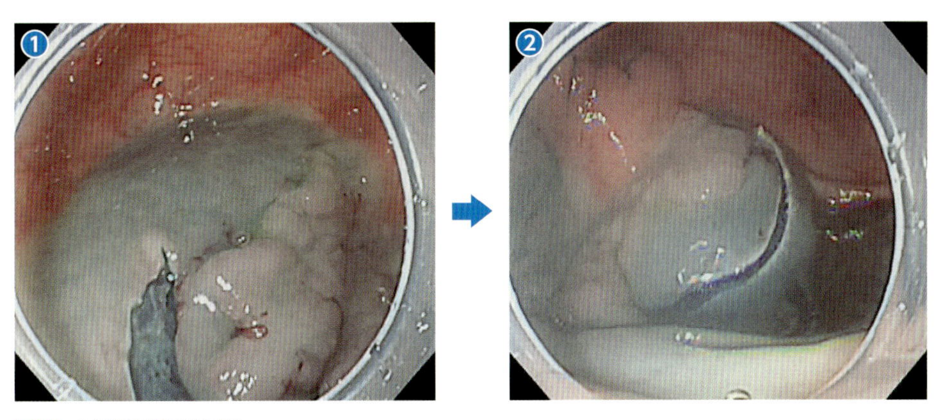

図8　U字切開を追加

Pitfall　大腸は重力を変えられます

movie 59

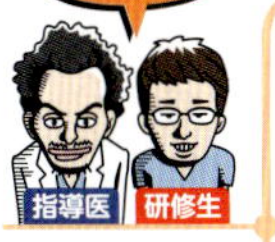

研修生：だいぶ病変の中心に来ましたね．ここから先難しいですね…

指導医：では体位変換してみたらどうだい？

研修生：（面倒くさいな）…でも操作性が悪くなりますよね．

指導医：操作性はもちろん悪くなるかもしれないけど，重力はだいぶ変わるはずだよ．どちらも良いとこどりとはいかないものさ（図9）．ここは急がば回れだね．

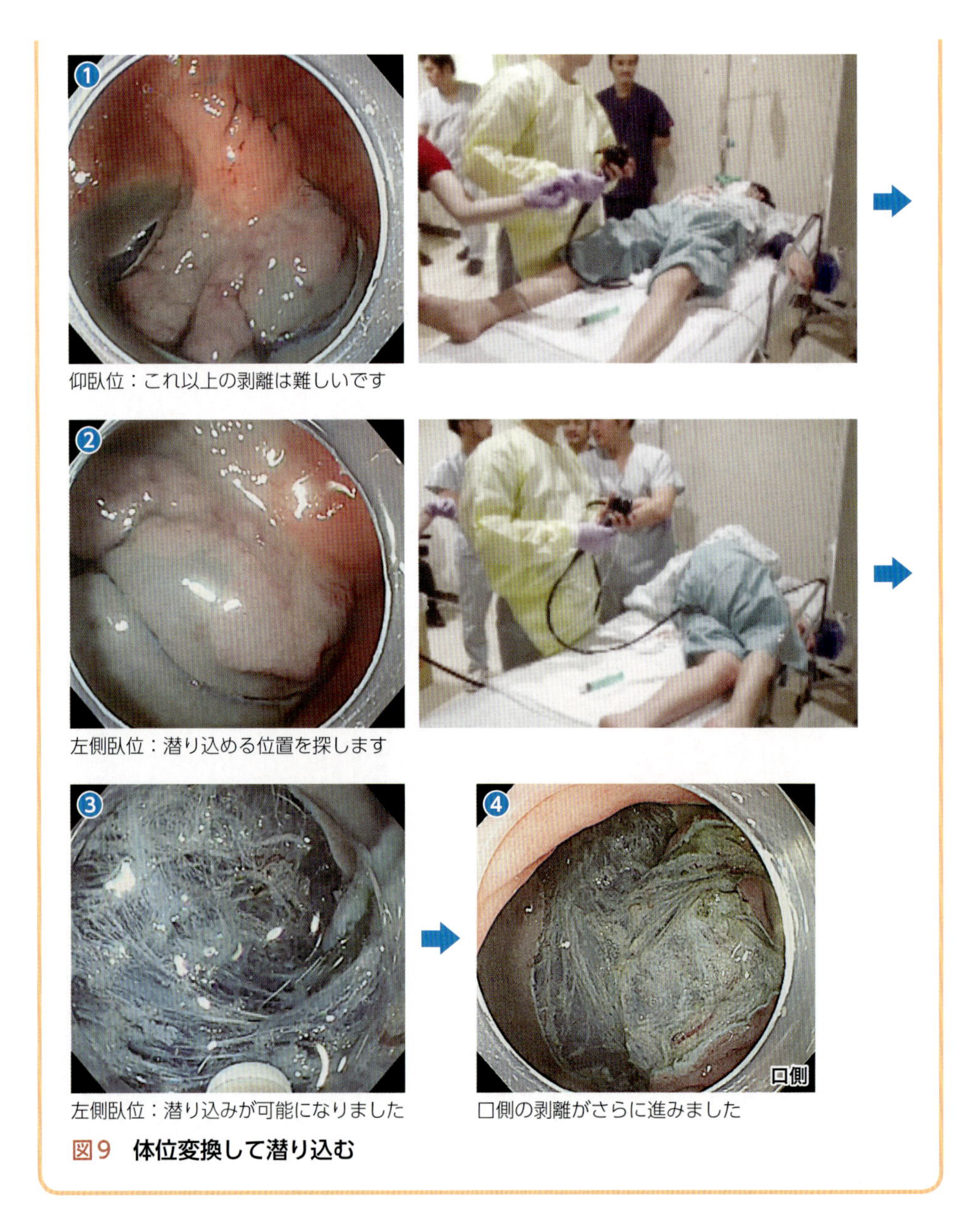

仰臥位：これ以上の剥離は難しいです

左側臥位：潜り込める位置を探します

左側臥位：潜り込みが可能になりました

口側の剥離がさらに進みました

図9　**体位変換して潜り込む**

もちろん仰臥位のままでもできるかもしれませんが，少し立ち止まって，体位変換を試みてみましょう．そんなに時間のかかることではありません．仰臥位から左側臥位にすることで，病変左側はより安全に剥離できそうです．ただ仰臥位に比べると操作性はあまり良くなさそうですので，十分口側（重力側）の剥離ができたら仰臥位に戻しましょう．

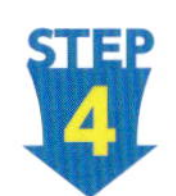

全周切開→剥離

参照▶第2章-25

では，仰臥位に戻してみましょう．口側（重力と反対側）の粘膜を残しておくことで重力側に病変が落ち込むことを防いでいましたが，ここまでくると口側の粘膜切開をしても大丈夫でしょう．ここまで確認してはじめて全周切開をおくべきです．全周切開は正直いつでもできますが，切開したことで失われる粘膜の緊張は戻ってきませんので，切開する場所は十分吟味するべきです．辺縁の処置が難しくならないようにトリミングを進めておくことも大切です．

さて，重力反対側12時方向の粘膜切開をすると，重力で病変が6時方向へ垂れるような形になりました（図10）．ここでは左右のどちらかから剥離を進めていってもいいのですが，病変が6時方向へ垂れることで，フードなどでテンションを自分でかけなくても，自然に粘膜下層にテンションがかかっている状況ですので，12時から6時方向へ病変を落とすようにして剥離していきましょう．いつもの視野は筋層が6時方向，病変（管腔側）が12時方向で，上下逆ですが，重力も効果的ですし，目の前にそびえ立つ筋層をしっかりと視野にとらえながら処置することができます．必要に応じてさらに病変（重力）側にダウンアングルをかけてアタッチメントで病変を押し下げることにより，より粘膜下層および筋層を視認しやすくなります．ただし，あくまで目の前には筋層がそびえ立っていますのでくれぐれも忘れないようにしてください（図11）．

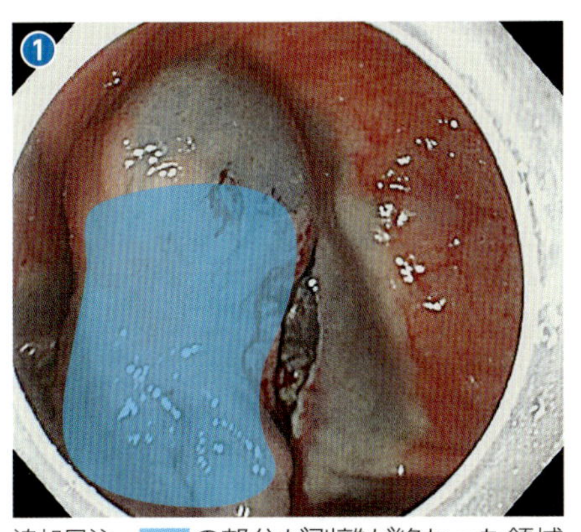

追加局注．■の部分が剥離が終わった領域です

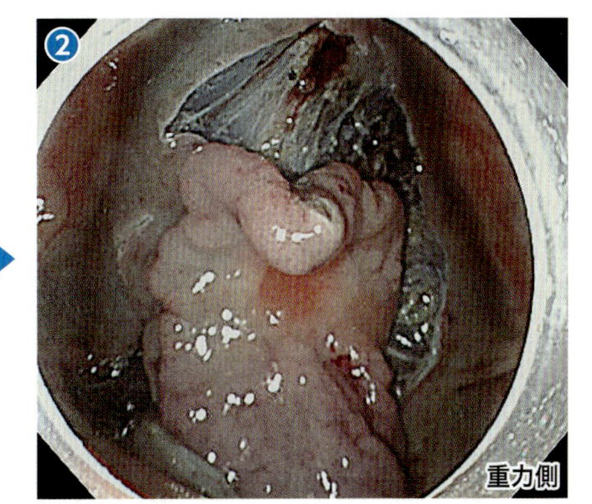

重力反対側を切開すると重力で病変が垂れ落ちるようになります

図10　全周切開

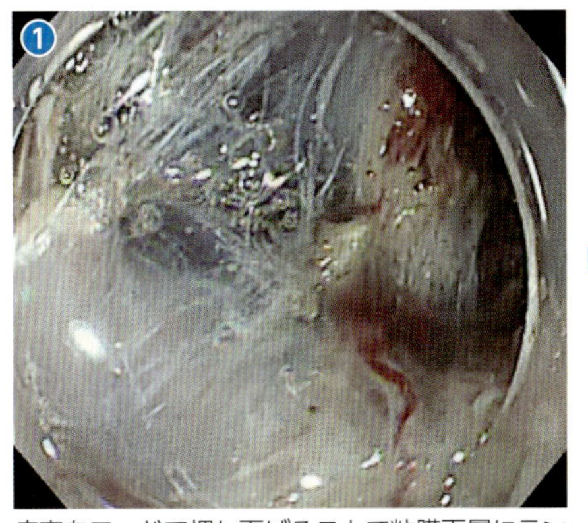

病変をフードで押し下げることで粘膜下層にテンションをつくります

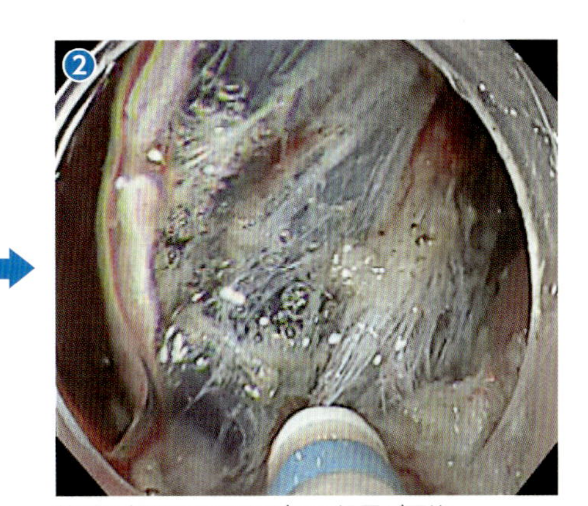

筋層も視野にいれながらの処置が可能

図11　粘膜下層と筋層を視認しながら処理

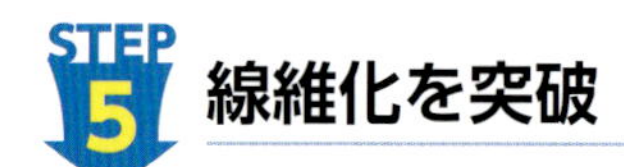

線維化を突破

参照▶第2章-27，28

本症例では中心に線維化を認めました（図12）．まだ最後まで気が抜けませんね．よっぽど広範囲の線維化でない限りは，線維化のない両サイドを剥離していくことで，筋層ラインが同定できるはずです．まずは線維化のない部分の剥離を継続しましょう．そして，両サイドのラインを目安に，そこをつなげるようにしましょう．線維化の部分はしっかり

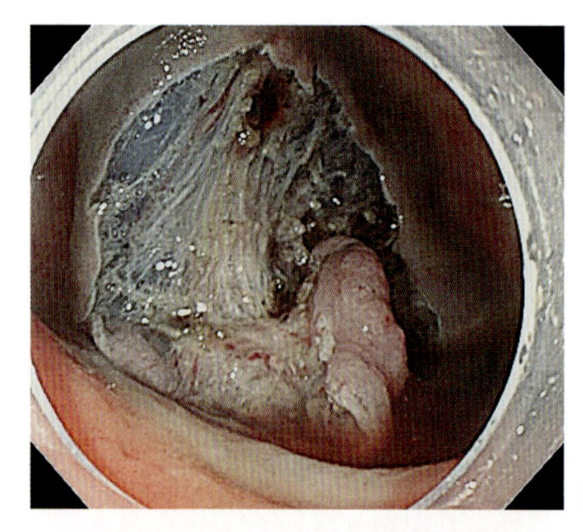

図12　中心に線維化を認めます

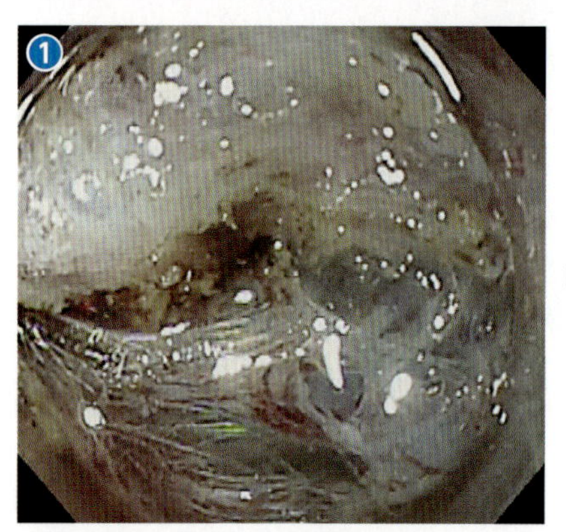

線維化のない両サイドを剥離します

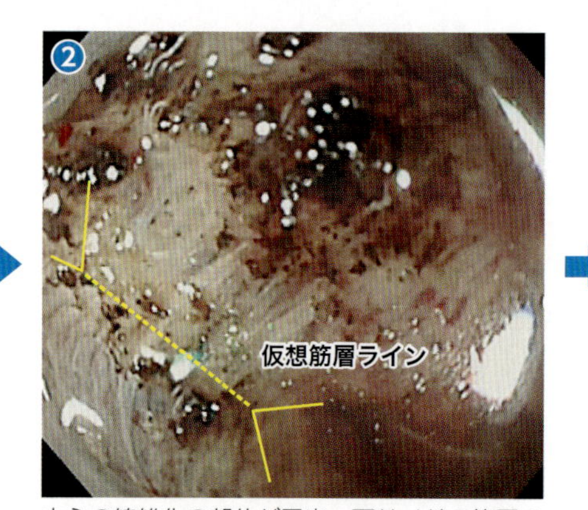

中心の線維化の部位が露出．両サイドの筋層のラインを目安に仮想ラインを同定します

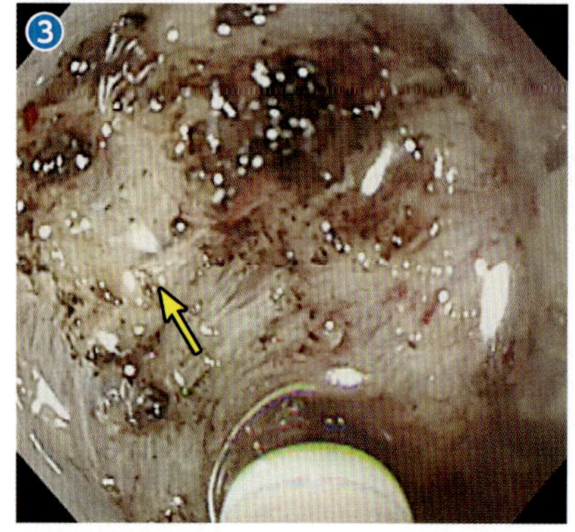

線維化の剥離（⇨）

図13　筋層ラインを見極め線維化を剥離

テンションをかけないと剥離が進みませんが，この病変は目の前は筋層です．ラインをしっかり見極めなければいけません（図13）．

Pitfall 常に筋層のラインを意識しましょう

movie 59

研修生：両サイドの剥離ができて線維化部分が露出されていますね．仮想ラインをもとに剥離していきますね．

指導医：どんどんいくのはいいが，目の前の線維化の奥は筋層だぞ．視野を広くもつことを忘れずに．

研修生：安全に進めていくにはどうすればいいですか？

指導医：急ぐ必要はない．線維を少しずつ引っかけて切るのが確実だね（図14～16）．筋層を傷つけてしまいそうだと思ったら，全方向フック（**第2章-28**）のテクニックで剥離しよう．盲腸では必須のテクニックだと思うよ．

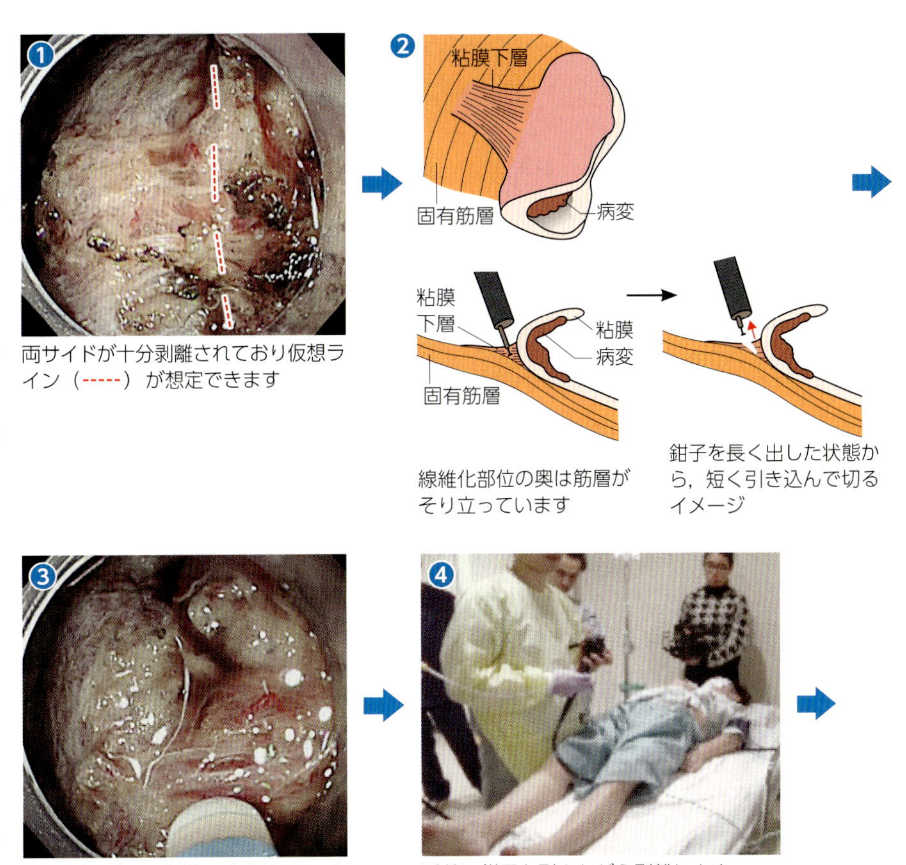

❶ 両サイドが十分剥離されており仮想ライン（-----）が想定できます

❷ 線維化部位の奥は筋層がそり立っています　鉗子を長く出した状態から，短く引き込んで切るイメージ

❸ Dual knifeの先端の突起をHook knifeのようにひっかけます

❹ 手前に鉗子を引きながら剥離します

図14　筋層を意識し線維を少しずつ剥離（全方向フック）　（次ページへつづく）

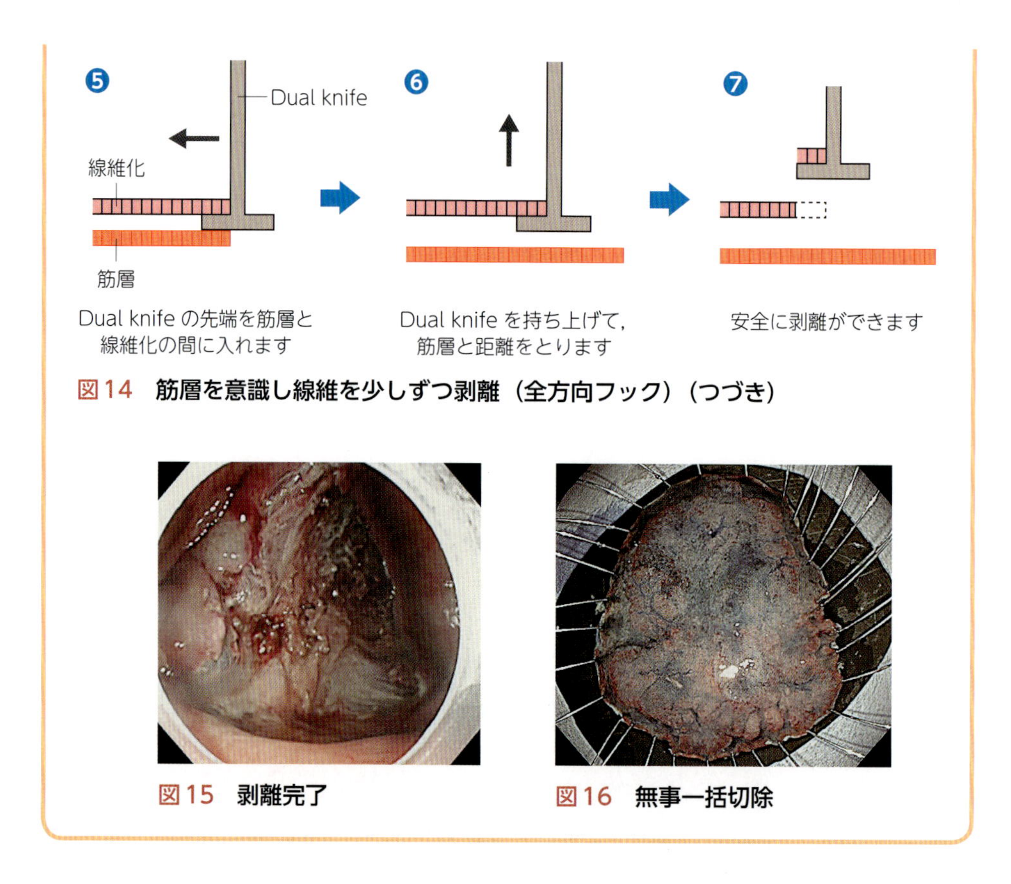

図14 筋層を意識し線維を少しずつ剥離（全方向フック）（つづき）

図15 剥離完了

図16 無事一括切除

Dr.大圓の〆の一言

盲腸は筋層が正面にくること，壁も薄く線維化も生じやすいことから，難易度が高い部位であり，全方向フックが随所に必要となります．大腸は体位変換で重力を変えることができますので，うまく利用しましょう．急がば…で，体位変換は面倒でも行き詰ったときに劇的な展開をすることが多いです．常に重力の方向，筋層のライン，粘膜下層の線維の束の向きを意識，すなわち広い視野で全体を俯瞰する心構えが必要でしょう．

索　引

INDEX

数　字

欧　文

和　文

あ行

か行

さ行

た行

な行

は行

ま行

ら行

著者プロフィール

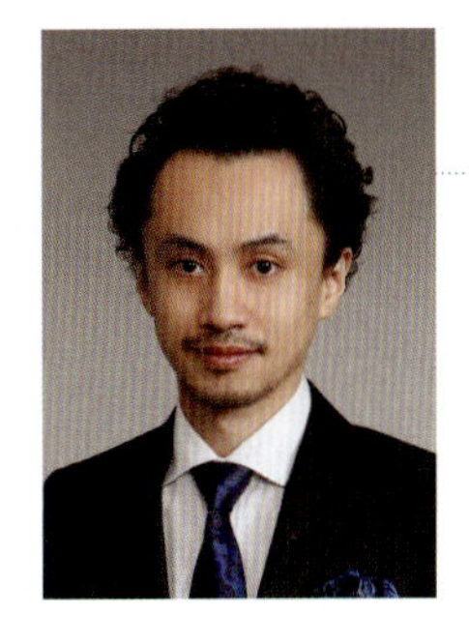

大圃　研（おおはた けん）
NTT東日本関東病院 内視鏡部 部長

1998年日本大学医学部卒業．JR東京総合病院で初期研修終了後，同院消化器内科へ入局．2000年からESDに携わり，独学で手技を磨く．以後10年あまり，万年非常勤職（いわゆるバイト）だったため，外来，点滴刺し，入院管理，治療とすべて独りで行ってきた．個人プレーに限界を感じ，またチームで仕事をすることへの憧れから，2007年NTT東日本関東病院に異動．組員3名と小さいながらも夢見ていた大圃組を発足．“圧倒的な症例数は誰も無視できない”を合言葉に，現在強力な組員10名を抱え，今なお勢力拡大中．

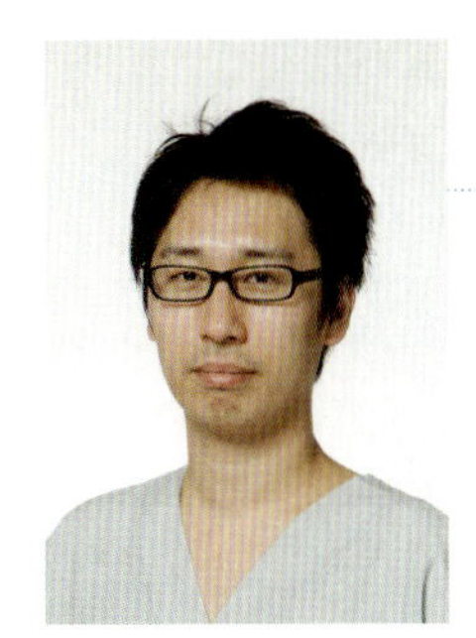

港　洋平（みなと ようへい）
Karolinska Institutet, Department of Clinical Sciences, Danderyd Hospital, Division of Surgery

2007年鹿児島大学医学部卒業．東京都立墨東病院で後期研修終了後，大圃先生のESDに魅了され弟子入りを決意．2013年よりNTT東日本関東病院消化器内科（大圃組）に入局．国内では珍しい大腸ESDからのトレーニングを積む．スウェーデンのDanderyd Hospitalより ESDおよび内視鏡の診断治療の指導のため招聘され，2016年より赴任し現在奮闘中．帰国後は，大圃組にて後進の指導および新たな内視鏡による低侵襲治療の開発に携わりたい．

より上手く！より早く！大圃流ESDセミナー

2016年11月15日　第1刷発行
2021年 3 月25日　第3刷発行

執　筆　大圃　研，港　洋平
発行人　一戸裕子
発行所　株式会社　羊　土　社
〒101-0052
東京都千代田区神田小川町2-5-1
TEL　03（5282）1211
FAX　03（5282）1212
E-mail　eigyo@yodosha.co.jp
URL　www.yodosha.co.jp/
ブックデザイン　羊土社編集部デザイン室
印刷所　永和印刷株式会社

ISBN978-4-7581-1061-7
